中國近現代頤養文獻彙刊·導引攝生專輯

第十九册

劉曉蕾　主編

外功龍虎訣
分行外功訣
怎樣調理使你身體强壯
深呼吸與冷水浴
萬病自然療法

廣陵書社

外功龍虎訣

清末刻本

外功

踏地龍

兩手牢拏兩肘中脚頭着實脚跟蹻力行三八朝皆落大地山河一瀉空

拏肘者所以斂筋骨也脚蹻者所以降血氣也益筋骨斂乃血氣不妄行氣血降而不妄動

擺尾龍

擺尾須令左右如膝依兩處莫令虛力行三八舒筋骨筋

骨能舒動尾閭

以腰扭向左而實其左膝所以左之筋骨舒扭向右而實其右膝則右之筋骨舒也左右力行之者所以動尾閭之筋骨也

旋風龍

左拳陽左右陰隨右亦如之左也回俯首力行因其事毋令徧體骨筋㝎

以左拳向左而右拳隨之俯首力行無非動一身之筋

骨使血氣周流不衰也

交足龍

兩足當胸兀坐開手又抱膝膝撐灣左来右去俱三八夾脊双開透上關

身坐虛則蟠其膝撐于兩肘然後以左肩向前右肩向後左右如之則夾脊双關可以透過矣

撞關龍

又手擎天着力齊身躬氣撞頂門回力行三八泥丸透透

得泥丸笛可吹

兩手擎天而力撞以一身就鞠而氣衝衝則泥丸透透則笛可吹自然有風生之妙矣

閉氣龍

閉息工夫不可無不能閉息盡成誣若行九九能純熟此是修行大丈夫

取水龍

夾脊双關路已通鼻中吹氣水隨龍龍吞香水升騰後效

驗馨香到口中

龍降地而取水水隨龍而升天全憑鼻吸之功以致通玄之妙馨香功到始合鉛汞致驗既通方可下手

降丹龍

既濟泥丸頂上來却將葱管鼻中栽喉中吸涕頻催墜頃刻無為自降腮

志剛曰栽葱入鼻開孔竅之不通吸涕喉中使靈丹之不脱死為自降恐吸重而傷丹有作相呑莫臟轉而失

取先師此詩但言無有降不言有相呑者自然孔竅中行故也

拍火龍

巍然靜坐意須存兩手更相拍頂門一百數周安血氣遍身涼冷爽如神

志剛曰不靜坐則意不存不拍頂則火不降故于身體勤動之後氣血甚盛之時須默然存至更拍頂門使火降而氣血安則無妄符之患

摩頂龍　定欲為本

左手拏龍做甚麼却将右手頂中摩前輕後重無多少但使心酸没奈何

以左手水中拏龍之頸以右手摩龍之頂前輕無甚畏也後重使其頑也無多少者心酸方止既止而復磨使其魂劳無知如數行之永無夢遺之患

躍山龍

立在南山躍北山兩山往復莫令閑力行三八山門闢好

使青龍接虎顔

志剛曰人不躍山則山門不闢龍不接虎而虎體不来也欲開其門必籍往来則自然振動矣

出洞虎

先把身如四足形前伸後屈力而行後伸前屈依前法三八功夫各莫停

志剛曰以手為足故曰先把身如四足形前伸後屈者此身坐定伸手着地也後伸前屈者此身向前伸其足

也前後如之如虎出洞之狀則筋骨舒暢臟腑安然脉血調也

飛虹虎

直伸兩手悉飛虹轉向西來東也同左右可行三百數自然舒暢美心胸

志剛曰以兩手飛向左而轉向右飛如長虹之狀則筋骨安舒心胸美暢而疾病何由生哉

舒筋虎

形體須令四足然左前右後直如弦右前左後仍如此筋
骨安舒疾病痊

志剛曰前左足後右足後左足前右足直舒如弓弦之
狀數過二十四次則筋骨安舒而疾病可除

懸梁虎

把手懸梁着力伸仍令左右各分明一升一降同三八疾
病蠲除氣血行

志剛曰兩手懸梁將身極力懸起一力起梁左一力起

梁右須以肩至梁如是行之則氣血和暢四肢舒泰五臟安逸而疾病蠲除矣

獨立虎

曲令一足在其髖兩手舒如舉重難左右力行三八就自然遍體骨筋安

志剛曰以一足曲于股間兩手如提物左右如之遍身調暢疾病除矣

養靜虎

陳搏睡功寅卯時仰面直卧左手胸中連併臍輪擦摩一百五十度右手亦然自然胸膈寬舒五谷自消積聚不滞謂之寬中和胃利小水能除水瀉痢疾等症

反躬虎

反手巴肩務到家力巴不着處偏巴昂頭蟠膝功當九九九行持效可誇

子丑時蟠膝昂頭身先坐定反手巴肩三百度巴不着處愈加巴之自然胸膈寬舒血氣調暢起陰助陽順三

焦破積聚消五谷如數行之方有功效

桃花虎

挺身蟠膝手來呵呵十呵兮搓十搓面上力摩令火熱自然皺少與紅多

十呵十搓欲待如何晨昏摩面皺少紅多

納泉虎

心火那堪盛上升一身氣血妄流行聚精噏納惟三八火降神安五臟寧

勞身之後氣血妄行心火上升故先師作此詩納精嚥之引納泉之妙者降心火以安神也神安火降五臟定矣

分行外功訣

清末刻本

分行外功訣

心功

一凡行功時必先冥心息思慮絕情欲以固守神氣

身功

一盤足坐時宜以一足跟抵住腎囊根下令精氣無漏

一垂足平坐膝不可低腎子不可著在所坐處（凡言平坐高坐皆坐於榻椅上）

一凡行功畢起身宜緩緩舒放手足不可急起

一凡坐宜平直其身豎起脊梁不可東倚西靠

首功

一兩手掩耳即以第二指壓中指上用第二指彈腦後兩骨作響聲謂之鳴天鼓却風池邪氣

一兩手扭項左右反顧肩膊隨轉二十四次除脾胃積邪

一兩手相叉抱項後面仰視使手與項爭力去肩痛目昏爭力者手著向前項即著力向後

面功

一用兩手相摩使熱隨向面上高低處揩之皆要週到再以口中津唾於掌中擦熱揩面多次凡用兩手摩熱時宜閉口鼻氣摩之能令皺斑不生顏色光潤

耳功

一耳宜按抑左右多數謂以兩手按兩耳輪一上一下摩擦之所謂營治城郭使人聽徹

一平坐伸一足屈一足橫伸兩手直豎兩掌向前若推門狀扭頭項左右各顧七次除耳鳴

目功

一每睡醒且勿開目用兩大指背相合擦熱揩目十四次仍閉住睛輪轉眼珠左右七次緊閉少時忽大睜開能保鍊神光永無目疾一用大指背向掌心擦熱亦可

一用大指背曲骨重按兩眉旁小穴三九二十七遍又以手摩兩目顴上及旋轉耳行三十遍又以手逆乘額從兩眉間始以入腦後髮際中二十七遍仍須嚥液無數治耳目能清明

一用手按目之近鼻兩眦（即眼角）閉氣按之氣通即止（常行之能洞觀）

一跪坐以兩手據地回頭用力視後面五次謂之虎視（除胸臆風邪亦去腎邪　地一作牀）

口功

一凡行功時必須閉口

一凡口中焦乾口苦舌澁嚥下無津或吞唾喉痛不能進食乃熱也宜大張口呵氣十數次鳴天鼓九次以

舌攪口內嚥津復呵復嚥候口中清水生即熱退臟涼又或口中津液冷淡無味心中汪汪乃冷也宜吹氣溫之候口有味即冷退臟煖

一每早口中微微呵出濁氣隨以鼻吸清氣嚥之

一凡睡時宜閉口使眞元不出邪氣不入

舌功

一舌抵上腭津液自生再攪滿口鼓漱三十六次作三口吞之要汩汩有聲在喉謂之漱嚥灌溉五臟可常行之

齒功

一叩齒三十六遍以集心神

一凡小便時閉口緊咬牙齒（除齒痛）

鼻功

一兩手大指背擦熱揩鼻三十六次（能潤肺）

一視鼻端默數出入息

一每晚覆身臥暫去枕從膝灣反豎兩足向上以鼻吸納清氣四次又以鼻出氣四次氣出極力後令微氣

再入鼻中收納

手功

一兩手相叉虛空托天按頂二十四次（除胸膈邪）

一兩手一直伸向前一曲迴向後如挽五石弓狀（除臂腋邪）

一兩手相捉為拳搥臂膊及腰腿又反手搥背上各三十六次（去四肢胸臆邪）

一兩手握固曲肘　頓掣七次頭隨手向左右扭（治身上火丹疙瘩）

一兩手作拳用力左右虛築七次除心胸風邪

足功

一正坐伸足低頭如禮拜狀以兩手用力攀足心十二次去心包絡邪

一高坐垂足將兩足跟相對扭向外復將兩足尖相對扭向內各二十四遍除兩脚風氣

一盤坐以一手捉脚指以一手指脚心湧泉穴濕風皆從此出至熱止後以脚指畧動轉數次除濕健步

一兩手向後據牀跪坐一足將一足用力伸縮各七次左右交換治股膝腫

一徐行手握固左足前踏左手擺向前右手擺向後右足前踏手右前左後除兩肩邪

肩功

一兩肩連手左右輪轉為轉轆轤各二十四次先左轉後右轉曰單轆轤左右同轉曰雙轆轤

一調息神思以左手擦臍十四遍右手亦然復以兩手

如數擦脇連肩擺搖七次嚥氣納於丹田握固兩手復屈足側臥（能免夢遺）

背功

一兩手據牀縮身曲背拱脊向上十三舉（除心肝邪）

腹功

一兩手摩腹移行百步（除食滯）

腰功

一閉息存想丹田火自下而上遍燒其體

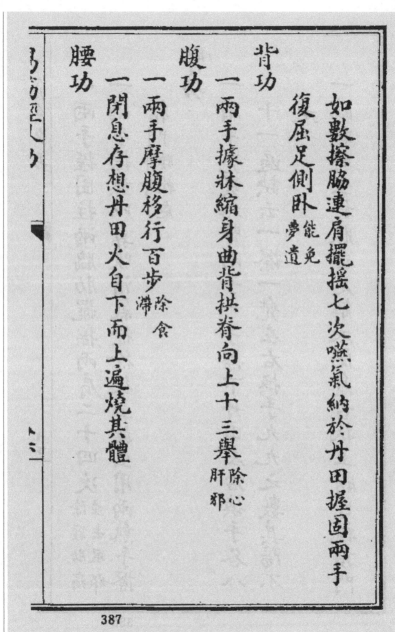

一兩手握固拄兩脇肋擺搖兩肩二十四次（除腰肋痛並去風邪）

一兩手擦熱以鼻吸清氣徐徐從鼻放出用兩熱手擦精門（即背下腰軟處）

腎功

一用手兜裹外腎兩子一手擦下丹田左右換手各八十一遍訣云一擦一兜左右換手九九之數其陽不走

一臨睡時坐於牀垂足解衣閉息舌抵上腭目視頂門

提縮穀道如忍大便狀兩手摩擦兩腎腧穴各一百二十次能生精固陽除腰痛稀小便

以上分列各條隨人何處有患即擇何條行之或預防無患之先者亦隨人擇取焉大抵世人以經營職業者既不暇行倚恃壯盛者又不肯行直至體氣衰憊終不及行為可惜也

易筋經外功　十八

前列按摩導引之旣行之於外矣血脉俱已流暢肢體無不堅強再能調和氣息運而使之降於氣海升於泥丸則氣和而神靜水火有旣濟之功方是全修眞養其他玄門服氣之術非有眞傳口授反無益而有損今擇其無損有益之調息及黃河逆流二訣隨時隨地可行以助內功附錄於右

此為分行外功者指出內功知所選擇其實已備十二段中每日於暇時不必拘定子午擇一片刻之閒使心靜神

間盤足坐定寬解衣帶平直其身兩手握固閉目合口精專一念兩目內視叩齒三十六聲以舌抵上腭待津生時鼓漱滿口汩汩嚥下以目內視直送至臍下一寸一分丹田之中

再以心想目視丹田之中彷彿如有熱氣輕輕如忍大便之狀將熱氣運至尾閭從尾閭升至腎關從夾脊雙關升至天柱從玉枕升泥丸少停即以舌抵上腭復從神庭降下鵲橋重樓絳宮臍輪氣穴丹田

按古仙有言曰夾脊雙關透頂門修行徑路此為尊以其上通天谷下達尾閭要識得此為心腎来往之路水火既濟之鄉欲通此竅先要存想山根則呼吸之氣暫次由泥丸通夾脊透混元而直達於命門蓋謂常人呼吸皆從咽喉而下至中脘而回若至人呼吸由明堂而上至夾脊而流於命門此與前說稍異然嚥津為自己之氣從中而出故存想從尾閭升至泥丸而古仙則吸天地之氣由山根而泥丸直達命門也

凡五臟受病之因辨病之悞免病之訣分類摘錄俾於未病之先知所儆懼方病之際知所治療而脾胃為養生之本當於飲食間加慎焉

心臟形如未開蓮蕊中有七孔三毛位居背脊第五椎各臟皆有係於心屬火旺於夏四五月色主赤苦味入心外通竅於舌出汁液為汗在七情主憂樂在身主血與脉所藏者神所惡者熱面赤色者心熱也好食苦者心不足也怔忡善忘者心虛也心有病舌焦苦喉不知五味無故煩躁口

生瘡作臭手心足心熱

肝臟（形如懸匏有七葉左三右四位居背脊第九椎乃背中間脊骨第九節也）屬木旺於春正二月色主青酸味入肝外通竅於目出汁液為淚在七情主怒在身主筋與爪所統者血所藏者魂所惡風肝有病眼生蒙翳兩眼角赤痒流冷淚眼下青轉筋昏睡善恐如人將捕之面色青者肝盛也好食酸者肝不足也多怯者肝虛也多怒者肝實也

脾臟（形如鐮刀附於胃運動磨消胃內之水穀）

屬土旺於四季月色主黃甘味入脾外通竅於口出汁液為涎在七情主思慮在身主肌肉所藏者志所惡者濕面色黃者脾弱也好食甜者脾不足也脾有病口淡不思食多涎肌肉消瘦

肺臟形如懸磬六葉兩耳共八葉上有氣管通至喉間位居極上附背脊第三椎為五臟華蓋屬金旺於秋七八月色主白辛味入肺外通竅於鼻出汁液為涕在七情主喜在身主皮毛所統者氣所藏者魄所惡者寒面色淡白無血色者肺枯也右頰赤者肺

熱也氣短者肺虛也背心畏寒者肺有邪也肺有病咳嗽氣逆鼻塞不知香臭多流清涕皮膚躁痒

腎臟（形如刀豆有兩枚一左一右中為命門乃男子藏精女子繫胞處也位居下背脊第十四椎對臍附腰）屬水旺於冬十十一月色主黑鹹味入腎外通竅於耳出汁液為津唾在七情主慾在身主骨與齒所藏者精所惡者燥面色黑悴者腎竭也齒動而痛者腎炎也耳閉耳鳴者腎虛也目睛內瞳子昏者腎虧也陽事痿而不舉者腎弱也腎有病腰中痛膝冷脚痛或痺蹲起發

旨體重骨酸臍下動風牽痛腰低屈難伸

神仙起居法

行住坐臥處手摩脇與肚心腹痛快時兩手腹下踞踞之徹膀腰背拳摩腎部纔覺力倦来即使家人助行之不厭頻晝夜無窮數歲久積功成漸入神仙路

怎樣調理使你身體強壯

丁福保 編著

醫學書局 民國三十七年五月再版

怎樣調理使你身體強壯目次

怎樣調理使你身體強壯

無錫丁福保仲祜

緒言

吾人若於閑暇時，一考察自己半生之遭際，必可覺察曾有若干次可死之危機。或又回想幼年時之同伴，陸續先我而夭折者甚多，可見吾人之四周，均感到死之威脅。且人之身體，實在極其軟弱，逢大火可燒死，逢大水可溺死，從高處墜下可跌死，而此等可死之機會皆近在吾人之身側，可不懼哉。

此種意外死傷，大多數由於注意不足而起，吾人欲免此種意外，必須時常有十分之注意方可。然吾人雖常十分注意，仍不免有逢到意外者，可見現在做人，欲保持生命之安全，確非一件易事。

尙有在產下地時早已死者，謂之死產，在衛生不進步之國，死產之爲數甚多，而開化之國則較少。吾人能活着產下，全靠母親在懷胎時對於養生之注意，故吾人之能安全產下，實非偶然。

吾人雖幸而不致以死產產下，然其產下後之環境，對於小生命，仍有不少之威脅，其未能養大者，每千人中，約有一百餘人之多，吾人幸而不在此一百餘人之中，其故一則由於其先天體質之強健，一則由於父母對於養育之注意。所謂養育上之注意者，或對於天時寒暖而增減其衣服，或對於喂乳及飲食注意其榮養，或對於居住，求其能與氣候水土適合，吾人在此時期中未曾夭折，應當感謝父母及社會。吾人幸而未加入夭折者之羣，應當自己欣幸。

今已離開上文所述之種種可死之機會，居然已成爲一大國民矣。所謂大國民者，其一生祇是連續計畫向前追求幸福，有追求財色者，有追求權勢者，有追求理想者。有因追求財色，不惜以身殉之，有因追求權勢，不惜犧牲幾百萬生靈，亦不惜犧牲自己，使世界遍地是火藥氣。有因追求理想，懸擬一烏托邦世界，以爲一生之歸宿。各人有各人追求之目標，目標雖不同，而其追求則一。財色權勢未必即能使人得幸福，有時獲得相反之結局。惟追求理想，則可謂之超人。

無論吾人所追求者，爲財色，爲權勢，抑爲理想，均先需要身體之強健，若身體不強健，則一切計畫，將成虛設，故強健實爲人生首先需要之事。

世間無人不欲獲得強健，然每因缺少衛生醫學智識，致其所行，常與強健之道相反，不但於其身體無所裨益，反而常致損及壽命。有人因迷信醫藥而作種種無意識之終年服藥及打針，致受經濟上健康上之損失。有人由於誤信報紙上宣傳之種種新出補品及雞汁牛汁等，而浪費其巨額資財，仍未能脫離病苦。然則果用何法而使身體日趨於強健乎。

夫衛生醫學智識之指導，乃今日醫界應負起之義務，亦醫學報國之一道也。本書共分三編，第一編爲健康生活，第二編爲鍛鍊及不服藥之自然療法，第三編爲疾病之豫防與療養，此卽使身體日趨強壯之法也。拙著如能於社會上有些微之貢獻，則著者已於精神上獲得鉅大之報酬矣。

第一編 健康生活

自名公碩學下至販負種樹者流品類雖有千百，或努力爲社會服務，或焦心苦慮，以謀一人一家之溫飽，雖事有鉅細，成就有大小，而由少而壯而老，無一人不在奮鬥之中則一也。然一般世人，對於如何可使身體強壯之法，頗缺少智識，因此在日常生活上，事事違背自然，每受到無謂之病苦，在事業上，學問上，經濟上，皆有意外之損失，往往未到中年，形容憔悴，衰竭已如六七十歲人，安能出任艱鉅，發明一切之新理新法，創造偉大事業，爲一生奮鬥之大豪傑乎。此健康生活之所以不可少也。

人身中最不可傷損者爲各種之內分泌素，卽所謂賀爾蒙是也。今人大抵酷嗜香煙，而不知中香煙毒後，則使人易於衰老，又害及賀爾蒙，以大損其健康，故先以賀爾蒙，冠於篇首。發育身體之主要榮養質爲蛋白質、脂肪、炭水化合物、無機物及各種維他命之五種，爲飲食之根源，卽爲健康生活中之不可缺一者，故以榮養總論次之。此外如衣食住及睡眠齒牙眼睛皮膚等各種衛生，與夫工作休養排泄嗜好品運動旅行及休假等事，皆與日常生活息息相關，本編皆詳述而論次焉。

一　賀爾蒙(Hormon 激動素)

內分泌腺

動物身體之生理機能，各有適宜之調節器官以調節之。主持此項調節者，爲神經系統及化學調節器官。此化學調節器官係以內分泌腺爲主體。人及動物之身體，皆有許多分泌腺。有種分泌腺，如分泌唾液、胃液、膽汁等消化液之分泌腺，均有輸送管、使所分泌之消化液流出消化器官，以供消化之用，名曰外分泌腺。有種分泌腺，則未有輸送管，其所分泌之分泌物，係直接流入血中。此種未有輸送管之分泌腺，即名內分泌腺。　現時醫生所視爲內分泌腺，其性較比較明瞭者，有下列各種內分泌腺：即松果腺、腦下垂體、甲狀腺、副甲狀腺、（亦呼表皮體）胸腺、副腎、胰肝、（膵臟）生殖腺等。其中之胰肝及生殖腺，兼有外分泌與內分泌。此外尚有視爲有內分泌之各種臟器及組織，如脾、心、肝、腸管、以及筋肉等，亦視爲有內分泌。　此等內分泌腺所分泌之物質，各腺不同，各有特殊之性質及作用。有種分泌物，能激動生理機能，使之興奮。有種分泌物，能將生理機能，控制抑壓。各分泌物，又互有密切微妙之關係。此等分泌物名爲賀爾蒙，亦呼激動素，或呼內分泌素。　名此等分泌物爲賀爾蒙者，爲英國生理學大家史太林氏。此賀爾蒙一名詞，源出希臘語，其意義爲刺激興奮，故賀爾蒙亦可意譯爲激動素。

賀爾蒙初次受人注意

在昔時，人已常用動物之各種器官，作爲醫藥。在當時，當然尚不知有所謂賀爾蒙，祇係從經驗上，知可用其器官以治病而已。對於賀爾蒙首先注意研究者，爲十九世紀（一八四九年）德國之貝爾托爾特氏。氏將雄雛雞之睾丸剔出，使與神經全然脫離，再將此睾丸移植於該雞之身體他部位，照常飼養，見雛雞仍如常狀發育具備雄雞之一切特徵，與常雞無異。彼由此而知身體與睾丸之神經連繫雖完全切斷，睾丸仍有一種分泌物流入血中，循環全身，發生微妙作用。 其次在一八八九年，有七十二歲之老翁塞加爾氏，係法國生理學大家，取出動物睾丸，取其液就自己身體，試行皮下注射，覺到食慾增加，筋肉加粗，精神活潑，精力大增，有返老還少之概。氏將此項試驗公開發表，引起全世界之注意。以後全世界醫生，對於賀爾蒙之研究，一時風起雲湧，乃有今日之成就。現時賀爾蒙一物，仍爲現今醫家極有興味之研究問題，正在進行種種研究及試驗。

賀爾蒙之性質及作用

由各種分泌腺及組織等所產生之賀爾蒙，其作用及相互關係，甚爲複雜。有種互相輔助其作用，有種則互相拮抗。賀爾蒙之分量極微，但却能顯出顯著之作用。在正常身體，賀爾蒙不絕由各分泌腺產生，流入血中，藉血流而輸送至全身諸臟器，發生其作用。賀爾蒙在健全之正常身體，頗能保持其相互之作用關係，而調節生理之機能，故賀爾蒙對於吾人之生活，實爲不可缺少之重要物質。此等賀爾蒙對於新陳代謝機能，血行、發育、神經系等，或加以刺戟，或加以抑制，其相互間之關係，極其微妙。如產生賀爾蒙之分泌腺，發生輕微障礙，則致破壞生理機能之平衡，並引起顯著之病態。此等賀爾蒙之性質及作用，經近年學者之研究，雖已逐漸明瞭，但仍有未能取出其純粹者，又有其化學性質尚不明瞭者。此等祇能用動物試驗，由其反應而認識其作用而已。現時能用人工製成之賀爾蒙，有副腎之副腎素(Adrenalin)其化學性質，已完全明瞭，人工所製成者，與天然產生者作用完全相同。其他各種賀爾蒙，將來當亦可用人工製成之。

各內分泌腺賀爾蒙之生理上作用

(一)松果腺　此分泌腺生於中腦之下部，爲一極小之分泌腺，重量祇有〇・一五公分左右，此分泌腺之賀爾蒙對於生殖腺有抑制作用。此分泌腺如發生病變，則致身體發育迅速，性器官早熟。

(二)腦下垂體　此分泌腺生於腦之下方，重約〇・六三公分左右，分爲前葉及後葉，其微細構造各不相同，其所產生之賀爾蒙，其作用亦各不相同。腦下垂體前葉之賀爾蒙其作用尚待研究，其已明瞭之生理上作用，爲(1)促進發育，(2)刺激生殖腺，(3)促進乳汁分泌，(4)對於甲狀腺，發生作用，(5)對於副甲狀腺發生作用(6)對於副腎之皮質發生作用，(7)對於胰肝，發生作用，(8)與脂肪之新陳代謝有關，(9)與炭水化合物之新陳代謝有關，(10)有發生糖尿之作用等。就以上之所舉者觀之，可見此腦下垂體對於吾人之生理機能有重要作用。設此腺發生病變，則致身體上引起各種障礙。此分泌腺賀爾蒙之主要作用，爲促進身體發育及刺戟生殖腺，故由其機能失常所引起之病態，對於身體發育及生殖腺方面，（受胎、懷孕生產等）最爲顯著。

（三）甲狀腺　此腺生於頸部之前方，在頸結之下方。重約二十公分至廿五公分。時常稍腫大可以見到其所在。婦女在月經時尤屢有顯著之腫大。此係一時性腫大，有時亦長久腫大。　甲狀腺所分泌之賀爾蒙名甲狀腺素（Thyroxin）含有多量之碘，其化學性質已經明瞭。此賀爾蒙對於全神經系及新陳代謝機能，有顯著之作用。對於新陳代謝機能（1）能使呼吸之新陳代謝亢進，（2）能使炭水化合物、蛋白質、脂肪、水、鹽類之新陳代謝亢進，（3）能影響體重。甲狀腺之機能亢進，則致新陳代謝及溫熱發生機能亢進，食慾增加，身體發育，心悸亢進，總之，許多生理機能，均現出亢進狀態。白死掠氏病（Basedow's Krankheit）即現出此種病狀。反之，甲狀腺之機能減退，則新陳代謝及溫熱發生機能減衰，食慾減退，體重減輕，體溫降低，脈搏數呼吸數均減少，頭腦遲鈍，總之，一切生理機能均變遲鈍，終而現出粘液浮腫之病症。　此賀爾蒙對於形態之作用，可從蛙之蝌蚪見到。於水中加此賀爾蒙，以飼養蝌蚪，則蝌蚪之發育速，組織之分化速，與用常水飼養之蝌蚪比較，均較早長大，早生脚。　此賀爾蒙對於哺乳動物及雞類之羽毛獸毛發育亦有顯著之影響。例如綿羊剔出其甲狀腺，則羊毛逐漸脫落減少。長大之白老鼠，給吃多量此種賀爾蒙，則身體處處脫毛。　甲狀腺賀爾蒙能促進身體之發育，上已言及。小孩缺乏此賀爾蒙則致發育受阻。正在發育之動物，剔出甲狀腺，其發育即停止。如給吃甲狀腺賀爾蒙，或施行注射，即再發育。其促進發育之作用，固遍及全身，而對於骨之發育，更爲顯著。　甲狀腺賀爾蒙，又有對於生殖腺之作用。甲狀腺與婦女月經，有密切關係。甲狀腺之機能減退，則月經現出障礙。甲狀腺之機能亢進，則現出月經過多症狀。正在發育之動物，剔出甲狀腺，則致生殖腺退化。生殖腺發育，受到阻礙，與腦下垂體機能減退時所見情狀，大略相同。甲狀腺賀爾蒙對於卵巢之作用，爲一抑制作用。雌鼠注射此賀爾蒙，則長期間不發動情慾。可見此賀爾蒙有抑制生殖腺機能之作用。用甲狀腺飼養動物，則動物之睪丸及精系退化。此外甲狀腺賀爾蒙又有對於植物性神經系之作用。能刺激此神經系統，使之興奮。

（四）副甲狀腺　此腺生於甲狀腺近處，有一對，極小，重量約〇・一〇公分至〇・一八公分。有種動物，其副甲狀腺包含於甲狀腺之中。副甲狀腺之賀爾蒙，與甲狀腺者，其作用全然不同。此腺之機能減退或剔出此腺，則致肌肉發生急激發作性之痙攣狀態。手足發生痙攣，名爲痙攣症。（Tetanie）近時已知此副甲狀腺能調節血中之鈣及燐酸鹽含量。此腺之機能減退，則血中之鈣量減少，燐酸鹽之含量增加。昔時醫生施行開刀手術，剔出甲狀腺時，每連副甲狀腺剔出。因此而發生劇烈之痙攣。昔時對此尙莫名其妙，以爲係剔出甲狀腺所致。現時已知此兩腺之作用，全然不同。

（五）胸腺　此腺生於胸骨背後。人及哺乳動物，在正發育時，胸腺頗大。過發育期，即逐漸退化縮小，喪失其機能。小孩之胸腺約重廿六公分，老人者約重六公分。此腺視爲與動物之發育有關。幼稚動物剔出此腺，其發育即受阻礙，尤以骨之發育爲然。現時對於此腺之機能，尙多不明瞭之處。

（六）副腺　此腺生於腎之上方，有一對，此腺之構造，分為皮質及髓質。不但其組織構造不同，其分泌之賀爾蒙作用亦不同。髓質所分泌之賀爾蒙名為副腎素。（Adrenalin）在公元一八九四年，英國生理學大家荷里末氏及賽化氏，即用動物之副腎髓質，製成浸液，就動物試驗，見其能增高血壓。一九〇一年日本化學家高峯讓吉氏從牛羊之副腎，提鍊出一種純粹物質，即此副腎素。此物現時已明瞭其化學性質及化學構造，可用人工製成。健康之副腎，不絕分泌此副腎素，流入副腎之靜脈中，而分配於身體之各部位。血中之副腎素含量甚微，約為二千萬倍之稀薄量。　副腎素概作用於交感神經系統。刺激交感神經而使種種之生理機能亢進，或者抑制其機能。副腎素對於心臟及血管，能使血管收縮，使心臟機能亢進，使血壓增高。副腎素對於消化器系，能促進唾液、胃液、膽汁等之分泌，抑制胃腸之筋肉蠕動，使胃之噴門部緊張。對於其他臟器，能使腎臟血管收縮，使輸尿管擴張，（貓猴）或使輸尿管收縮。（兔狗）能增強子宮之筋力，能減弱氣管枝筋力，用副腎素點於蛙之眼睛，則瞳孔散大。此外與新陳代謝亦有關。用副腎素注射，則血中之糖量增加，惟祇止於一時而已。除上所述者外，尚有種種作用。　副腎皮質之賀爾蒙，經近時學者之研究，其作用亦逐漸明瞭，但不明瞭之處尚多，今就所已知者述之。將動物之副腎皮質剔出，則動物現出極度衰弱，不久即死。先筋肉極衰弱，不能行動，體溫降低，呼吸艱難，終而現出麻痺狀態而死。對於人所發生之病象，亦與動物相同。有曰愛迪遜氏病，即由於副腎皮質之機能發生障礙而起。此皮質賀爾蒙與新陳代謝機能亦有關。與呼吸之新陳代謝，蛋白質，炭水化合物，脂肪等之新陳代謝，均有關係。與硫黃之新陳代謝，尤有關係。此外與他內分泌腺，亦有密切關係。副腎皮質賀爾蒙與髓質賀爾蒙二者作用之相互關係，現時尙未明瞭。皮質賀爾蒙亦與生殖腺有關。皮質賀爾蒙分泌減退，則致生殖腺發生變化，及退化。用卵巢賀爾蒙注射動物，則致副腎皮質增殖。此外副腎皮質，與甲狀腺，胰肝，胸腺，均有密切之關係。

（七）胰肝　胰肝亦呼膵臟，生於腹部之上部，在胃之附近處，爲比較稍大之分泌腺，此腺有二種分泌。一爲分泌胰液，爲重要之消化液，流入腸中以消化食物，屬於外分泌。一爲分泌胰島素（Insulin）由胰肝中之藍氏島分泌，屬於內分泌。此胰島素與身體中炭水化合物（糖類）之新陳代謝，有重要關係，能調節糖類之氧化分解。胰肝有正常胰島素分泌，則身體中糖之氧化，可以順調進行。設其分泌減少或停止，則致糖氧化發生阻礙，血中之糖量增加，有多量之糖，排洩出尿中，是爲糖尿病。在五十餘年前，有德國醫生閔可司基氏及梅令氏將狗之胰肝剔出後，見狗之尿中有糖排洩，即知胰肝與糖尿病有關。如將多量胰島素注射入身體中，則致血中之糖量大減，現出危險症狀。胰島素近年經多數專家研究，已能製成近於純粹之製品，爲治重症糖尿病之一重要內分泌劑。

（八）生殖腺　生殖腺有外分泌及內分泌。近時研究生殖腺之賀爾蒙者甚衆，頗多發明。其他內分泌腺之賀爾蒙，並不因性別而異。獨此生殖腺賀爾蒙，則由性別而異。男性生殖腺賀爾蒙與女性生殖腺賀爾蒙，其性質作用，各不相同。對於女性生殖腺賀爾蒙，今日所知較多，有種種極有興味之事實發現。對於男性賀爾蒙，其性質亦逐漸明瞭，但仍多不明之點。女性賀爾蒙，係在卵巢分泌，今日所已知者有二種。卵巢中之卵，至懷春期，則作周期成熟。此卵細胞成熟處，爲卵巢濾胞，在此處產生特殊之賀爾蒙名曰濾胞賀爾蒙。卵細胞既成熟，卽離開卵巢而入子宮，假如在子宮受胎，則停留於子宮，逐漸發育，成爲胎兒。在其間，卵細胞所從脫出之卵巢濾胞，組織發生變化，變成黃體。向來分泌濾胞賀爾蒙者，轉而分泌黃體賀爾蒙。二種賀爾蒙之作用，各不相同。總之，卵巢在未受孕時，係分泌濾胞賀爾蒙。在受孕時，則分泌黃體賀爾蒙。

尙未長大成熟之雌鼠，用濾胞賀爾蒙注射，則其卵巢、子宮、異常發育。將長大成熟雌鼠之卵巢剔出，則其子宮漸萎縮。如用濾胞賀爾蒙注射，子宮卽再發育並充血。雌鼠用濾胞賀爾蒙注射，可使隨時發動情慾。懷孕之動物，注射濾胞賀爾蒙，胎孕卽中絕或流產。

黃體賀爾蒙爲懷孕時所需要之賀爾蒙。有孕時，如少此賀爾蒙，（例如將卵巢剔出）卽致胎孕中絕。如注射此賀爾蒙，可以防流產早產。故黃體賀爾蒙之作用，與濾胞賀爾蒙略相拮抗。

男性賀爾蒙爲睾丸之內分泌。睾丸通常約重十七公分至二十公分。首先取睾丸浸液試驗者，卽前述之法國生理學大家瑟加爾氏。由此人之試驗開其端，內分泌問題，乃引起全世界醫界之注意，而獲有今日之進步。根據試驗，知割去睾丸之動物，仍可移植睾丸，而彌補其缺憾。又知衰老之動物，可以移植少壯動物之睾丸，而使之返老還少。從此等試驗而推知此生殖腺，能產生某種物質，具有刺戟作用，由此而知生殖腺不但有外分泌，尙有內分泌。此項事實雖發現較早，然而男性賀爾蒙之性質，今日依然未甚明瞭。去勢之動物，用睾丸浸液注射，可使恢復其男性性質。幼時閹割之雄雞，雞冠甚小，有如雌雞。用此賀爾蒙注射，其雞冠即再發育與成熟之雄雞相同。此男性賀爾蒙固然係在睾丸分泌，但成年男子之血中尿中，亦含有此物。二十歲至六十歲男子之尿中含此物頗多，六十歲至八十歲老人之尿中，則已甚少。又成年男子之大便中亦含有此物。與男性賀爾蒙具有同樣作用之物質，在動物以外，亦含於有種植物，（柳之一種）酵母等。現在藥房所出售之男性賀爾蒙，乃係取動物睾丸或取青年男子之尿提鍊而成者。

二　榮養總論

人體之榮養

人爲維持生活及使身體發育，必須有飲食以榮養身體。由飲食榮養，以補充身體每日所消耗之物質及力氣，並生長新組織。人生下後，即由吃乳而獲得榮養。嬰兒單吃乳即可維持其生活並發育。故乳乃嬰兒唯一之榮養品。食品之主要榮養質爲蛋白質、脂肪、炭水化合物、無機物（鹽類）及維他命。此爲食品之五大要素。人體之成分，即構成人體之物質，自化學上言，爲水分六〇%至六六%，有機物（蛋白質、脂肪、炭水化合物）二五%至三〇%，無機物（鹽類）五%至一五%。自原質言，人體之成分，有氧、炭、氫、氮、鈣、燐、鉀、硫、鈉、氯、鎂、鐵、碘、氟、錳、鉛、鋅、鋁、砒等。其中之炭、氮、氫、氧，爲人體之四大要素。此四原質與硫燐等爲蛋白質、脂肪、炭水化合物之主要成分。　吾人對於人體成分之消耗，欲有相當之補充，必須由飲食獲得之。此等成分，在食品中之分布，大略如下： 動物性食品，多蛋白質及脂肪。動物之一切細胞，均含有蛋白質。例如骨、皮膚、毛髮等，亦含有蛋白質。筋肉中之蛋白質尤多。動物之肉體，普遍含有脂肪。皮下結締組織，筋纖維間，腎及腸之周圍組織，尤儲積有巨量之脂肪。炭水化合物，以葡萄糖及肝粉（肝糖）之形態含於動物體中。葡萄糖概在血中，肝粉概在肝中及筋肉中。無機鹽類以骨中爲最多，筋肉中、血中、及其他部份亦有此物。 植物性食品所含蛋白質脂肪甚少，但富於炭水化合物及無機鹽類。

蛋白質與榮養

蛋白質分布於動植物界甚廣，爲其細胞之主成分。蛋白質乃極複雜之化合物，由炭、氫、氧、氮、硫等化合而成。有時含有燐、鐵、鹵質(Halogen)等。自然界之蛋白質，種類甚多，現在所已知者，約有五十種。各種蛋白質，其組成各不同。如用強烈之酸煮沸，或用消化素使之分解，則分解爲各種氨基酸，使各種氨基酸結合，則產生類似蛋白質之物質。故蛋白質，乃數種氨基酸之結合體。

蛋白質與氨基酸 由蛋白質分解之氨基酸，其種類亦甚多，今日所已知者，約有二十餘種。各蛋白質所含之氨基酸種類及分量，各不相同。有種氨基酸甲蛋白質祇含少許，乙蛋白質則所含甚多。或甲蛋白質，二十餘種氨基酸均備，而乙蛋白質則缺其中某種氨基酸。氨基酸有爲榮養上所需要者，有爲榮養上所不需要者。由此等氨基酸之含量，蛋白質之榮養上價值，亦因此而不同，有爲榮養上極有價値者，有爲榮養上無甚價値者。　蛋白質在消化器內爲消化液所分解，大略分解爲二十種之氨基酸。此等氨基酸由腸吸收再化合而爲身體之蛋白質。故吾人所吃之蛋白質食品，必須含有身體所需要之氨基酸，能化合成爲身體之蛋白質方可。今日吾人所知之氨基酸有二十餘種，其中在榮養上特別重要者爲色氨酸(Tryptophan) 鬆氨酸(Lysin)組氨酸(Histidin)胱氨酸(Cystin)等。例如玉蜀黍中之蛋白質，缺少鬆氨酸及色氨酸等，如專吃玉蜀黍無論吃如何多量，仍不能化合成爲身體之蛋白質，身體必致消瘦，不能發育。

榮養價　蛋白質有含硫黃多者，有含硫黃少者。由其硫黃含量之多寡，其榮養亦大不相同。例如玉蜀黍之蛋白質含硫黃甚少，如用此飼白鼠，無論如何增多其分量，白鼠仍不能生育且不能長毛。蓋以硫黃之供給少，則爪毛之發育均不佳。吾人所吃之蛋白質，必須多硫黃（即多胱氨酸者，）者方佳。含硫黃較多之蛋白質，爲牛乳卵白等。植物性蛋白質，概含硫黃甚少。除含硫黃外，更視有無含有其他各種重要氨基酸及其分量多寡，其榮養價大不相同。植物性蛋白質所含氨基酸種類及分量，多不適於構成身體之蛋白質，故植物性蛋白質其榮養價較少。要之，蛋白質之榮養價高低，一視所含氨基酸種類及分量之多寡而定。

炭水化合物與榮養

炭水化合物種類甚多，其主要者，爲糖類及澱粉。炭水化合物，以植物性食品所含爲最多，爲發生體溫及氣力之主要物質。動物性食品所含炭水化合物甚少，祇肌肉中及肝中等所含肝粉，爲炭水化合物。構成炭水化合物之原質，爲炭、氫、氧。凡葡萄糖、蔗糖、澱粉、纖維素等，均屬炭水化合物。炭水化合物在口中及腸中受消化素之消化分解，則變爲葡萄糖，從腸吸收入血而成爲身體之榮養。吾人日常飲食品中，以炭水化合物，占最大部分，如米飯、麵包、麵、薯類等是。自經濟上言，爲最經濟之部分，以炭水化合物食品，市價均較蛋白質及脂肪爲廉。

脂肪與榮養

脂肪含於各動物性及植物性食品中。吃下之脂肪，一部分補充身體中之脂肪，大部分可發生熱量。脂肪所發生之熱量，倍於炭水化合物及蛋白質，（炭水化合物及蛋白質，每公分發生熱量四·一加洛里，脂肪每公分發生熱量九·三加洛里。）爲發生熱量之重要榮養品。油脂之種類甚多，由所組成之脂肪酸種類，其榮養價亦大不同。例如將牛脂（牛肉脂肪）與白脫油（牛乳脂肪）比較，則白脫油之榮養價，遠較牛脂爲高。蓋白脫油之脂肪，分子小，作半消化形態故。其他油脂，其榮養價均較白脫油爲低。鯨油極有害。魚肝油之脂肪亦不佳。吾人雖爲獲得維他命甲及丁，而吃魚肝油，却不可多吃。

脂肪中含有微量之膽脂，（Cholesterin）爲類似脂肪之物質。此膽脂爲膽汁及腦神經之一成分，其他組織中亦略含有此物。小孩腦髓約含有膽脂三%，年愈長，其含量亦愈增多，成人腦髓約含有一〇%。身體中之膽脂過多，則能害及新陳代謝，使細胞活力減退，使人早衰老。

、維他命

維他命一物，爲近時所發現之重要榮養素。現時所發見之維他命，不下三十餘種，其中主要者，爲下列之五種，即維他命甲、維他命乙、維他命丙、維他命丁、維他命戊是也。

維他命甲　飲食物中，缺少維他命甲，則致發生眼乾燥症，角膜軟化症，夜盲症等。所謂夜盲症者，有處地方名曰「雞目」，晝間能見物，薄暮及夜間則不能見物，與雞同。此夜盲症，乃因食物中缺少維他命甲而起，如服維他命甲或吃含有維他命甲之物（魚肝油，肝等）即愈。兒童飲食缺乏維他命甲，則致身體發育不良，對於傳染病少抵抗力。　維他命甲溶於油脂。魚肝油、白脫油、卵黃、牛乳等，均含有維他命甲，但植物油則不含此物。惟植物之含有黃色素者，如胡蘿蔔、南瓜、番茄等，則含有維他命甲。此黃色素與維他命甲，頗有淵源，或謂維他命甲可從黃色素生成。

維他命乙　維他命乙，現時更分有維他命乙一、維他命乙二、維他命乙三、維他命乙四、維他命乙五、維他命乙六等各種。　維他命乙一，爲抗脚氣維他命。飲食物中，缺少維他命乙一，則發脚氣狀病症。單用白米飼養動物，約二星期，動物即無食慾，體重約減三分之一左右，逐漸衰弱而死。在動物衰弱時，祗用純粹維他命乙一微量（〇・〇〇二瓩）注射，其病立愈。人患脚氣，用維他命乙一注射，亦可治愈之，蓋以白米中缺少維他命乙一，故致發生脚氣。不僅吃白米能致患脚氣，如吃多量不含維他命乙一之炭水化合物，亦可發同樣症狀。維他命乙一，與炭水化合物之新陳代謝，有密切關係。　身體對於維他命乙之需要量由食物而異。如吃多量澱粉及糖，則需要多量維他命乙。米糠中，穀類胚芽中，及啤酒之酵母中，均含有多量維他命乙，又卵黃牛乳亦含有此物。　維他命乙一溶於水，酒精，對於酸、鹼、熱等，尙安定。惟久煑，則致破壞。在普通烹調，尙不致有多大喪失。

維他命乙二，爲促進發育之維他命。幼稚動物之飲食，如缺少此物，則其發育卽受阻礙，後且發生一種皮膚病。此維他命乙二通常與維他命乙一，一同存在。穀類胚芽中、米糠中、酵母等，均含此物甚多。豆、牛乳、蔬菜等，亦含有此物。吾人如吃通常飲食物，概不致缺少此物。乙二之性質，大略與乙一同，惟對於熱，更較爲安定。

維他命丙　維他命丙，爲抗壞血病之維他命。飲食物中如缺少此物，則致患壞血病、齒齦、皮膚、皮下、肌肉等、易出血、尤以齒齦爲甚。近時已知此維他命卽抗壞血病酸。(Ascorbin-säure)抗壞血病酸，除可治壞血病外，近時又用以治療各種病症。桔子、檸檬等，均含維他命丙甚多。又豆芽中亦含此物甚多。維他命丙，極不安定，易爲酸、鹼、熱等所毀壞。故含有維他命丙之食物，（牛乳、水果、蔬菜等）如經長時間之燒煑，則致喪失維他命丙。

維他命丁　維他命丁，爲抗佝僂病之維他命。所謂佝僂病者，爲骨發育不良之病。少日光照射之處，及居住少日光房屋之人民，多患此病。佝僂病如服維他命丁，或用紫光照射，可治愈。麻油、橄欖油、棉子油等油脂中，含有麥角醇(Ergosterin)經紫光照射，能變化爲維他命丁。人之皮下脂肪，亦含有麥角醇，經日光或紫光照射，卽變化爲維他命丁。 維他命丁，有沈積燐酸鈣之作用。身體中及飲食物中缺少維他命丁，則骨軟化，四肢骨及齒牙發育均不良。身體中缺乏維他命丁，則身體虛弱，對於病菌少抵抗力。身體缺乏維他命丁，可藉日光浴、或照射紫光，使之產生維他命丁，亦可用此法治佝僂病。 維他命丁多與維他命甲一同存在。白脫油、卵黃、魚肝油等，均含此物甚多。維他命丁對於鹼及熱頗安定，但易爲酸所毀壞。

維他命戊 維他命戊，爲妊娠之維他命，與動物之生育有關。飲食物中如缺少此物，則動物之生殖細胞退化，不能生育。其輕度缺乏之時，雌者縱能受孕，胎兒仍不能完全發育，每致中途流產。母乳中如缺乏之維他命戊，則致嬰孩夭折，或變成不具。 維他命戊，含於米麥胚芽中。捲心菜、萵苣亦含此物。易溶於油脂。對於酸、鹼、熱等均安定。

食物之熱量

吾人體中所吸收之種種滋養物質，歷經各種變化後，卽由氧化作用而分解爲水及炭酸，（二氧化炭）此時其化學力轉變爲熱，成爲吾人之體溫。各滋養質由氧化作用所生之熱量，各有一定。 各滋養質由氧化（亦呼燃燒）所生之熱量，可用熱量計測量之。熱量之單位曰加洛里。(Kalorie) 一加洛里，指能使一公分之水，昇高攝氏一度之熱量，是爲一小加洛里。能使一公斤（一千公分）之水，昇高攝氏一度之熱量，爲一大加洛里。榮養學上所謂一加洛里者，乃指大加洛里。蛋白質、炭水化合物、脂肪等之熱量如下：

蛋白質每公分平均	四・一加洛里
炭水化合物	四・一加洛里
脂肪	九・三加洛里

脂肪每公分所發生之熱量，倍於蛋白質及炭水化合物，爲發生溫熱之最佳物質。如欲獲得同等熱量，脂肪有蛋白質及炭水化合物之一半已足。 吾人對於日常所吃之食品，應知其有幾多之熱量，其食品之榮養價，卽可用數字表示之。吾人可由化學分析而知各食品之成分，以各成分之分量乘各成分之熱量，卽爲該食品之熱量。例如：

	蛋白質、	脂肪	炭水化合物	每百公分熱量
牛肉（脊肉）	二〇・五四%	一・七八%	——	一〇〇加洛里
雞卵	一二・五五%	一二・一一%	——	一二三加洛里

牛肉熱量計算法20.54×4.1+1.78×9.3=100加洛里

但單憑熱量以定榮養價，實尙不完全。在熱量之外，尙有種種成分，對於生活上亦極重要。例如維他命等，亦應計及。 吾人每日之飲食，假如熱量不足，勢必不能獲得充分之榮養，而致榮養不良。由榮養不良而致不能充分活動，對於疾病少抵抗力，甚者損及健康。反之食量過大，榮養過剩，對於身體亦有害無益。

吾人在日常生活上之各種動作，均須消耗若干之熱量，卽在安靜不動時，仍須消耗若干熱量，此等熱量乃消耗於發生體溫及心肺等各器官之張縮，名爲基礎代謝量。在飯後十四小時至十八小時，保持絕對安靜，並不睡眠，測量其熱量之消耗量，卽得基礎代謝量。 成年男子（體重百斤）之平均基礎代謝，每日爲一千三百四十七加洛里。 成年男子（體重百斤至一百十斤左右）從事輕易工作者，每日所需要之飲食熱量，約爲二千加洛里至二千五百加洛里。（連同基礎代謝量在內。）從事筋肉勞動者，所需要飲食熱量亦較多，每日約爲二千五百加洛里至三千加洛里。軍士每日平均約需飲食三千二百加洛里。戰時每日約需飲食三千六七百加洛里至三千七八百加洛里。女子所需要熱量約爲男子之八〇%。兒童每日所需要之飲食熱量，由年齡而異。兒童較成人概需要更多之熱量，年漸長，所需之熱量亦漸減。兒童之活動力極其旺盛，故其新陳代謝，亦較成人爲高。

榮養物之需要量

吾人每日所需飲食熱量，大略如上文所述，但吾人每日所吃之蛋白質，炭水化合物，脂肪等榮養物，應各若干，方爲支配得宜，亦可研究。對於此種研究，各家見解不一，茲將歐美各專家所定之保健食量列表於下：

歐美人之保健食量（以從事中等程度工作者爲標準）

研究者姓名	蛋白質	炭水化合物	脂肪	全體熱量

福易托氏	一一八公分	五〇〇公分	五六公分	三〇〇〇加洛里
毛爾蕭托氏	一三〇	五五〇	四〇	三一六〇
藍格氏	一〇〇	二四〇	一〇〇	二三二四
福爾司太氏	一三一	四九四	六八	三一九五
施密特氏	一〇五	五四一	六三	三二三五
阿托荷太氏	一二五	四〇〇	一二五	三三一五

蛋白質之需要量　蛋白質除補充每日之消耗外，又爲生長肌肉所必需，不能用他物代替，故每日必須有相當蛋白質之食品方可。吾人每日所需要之蛋白質，大約爲體重每公斤（每公斤合二市斤）日需要蛋白質一公分左右。據吉登甸氏之研究，謂榮養所需之熱量，如能由炭水化合物及脂肪獲得充分之供給，則每日所需要之蛋白質，大約體重每公斤有〇・六三公分至〇・七五公分已足。以此而言，體重五六十公斤（百斤至一百二十斤）之成人，日有蛋白質三十五公分至四十公分已足。但食物中之蛋白質，吃下後，並不即能全部吸收。又有一種蛋白質，缺乏榮養上所需要之氨基酸，勢必致蛋白質不足，爲保持健康計，日應有蛋白質六十公分至九十公分，使占全體食物熱量之一〇%方佳。吾人日吃三餐米飯，米飯之蛋白質，約有三十公分。其餘三十公分至六十公分，應從副食物獲得之。兒童正在發育長大之時，所需要之蛋白質，較成人爲多。一歲半至六歲之兒童，體重每公斤日需蛋白質

三公分半。六歲至十二歲之兒童，體重每公斤，日需蛋白質二公分半。十二歲至十八歲之兒童，體重每公斤，日需蛋白質一公分半。

炭水化合物及脂肪之需要量　吾人之飲食熱量，大部分係由炭水化合物及脂肪獲得之。脂肪價昂，且多吃則對於身體有害，故以少吃脂肪，多吃炭水化合物，較爲合宜。日常飲食，如注意蛋白質及維他命勿使不足，炭水化合物及脂肪，可隨各人之嗜好，隨意吃之。假如每餐吃米飯三碗，日吃三餐，已有一千八百加洛里之熱量。

無機鹽類之需要量　各種鹽類，雖然與熱量無關，却爲健康上所不可缺之要素，必須常由食物獲得補充方可。鹽類之中較重要者，爲燐、鈣、鐵等。通常食品中含有各種鹽類，吾人吃各種食品，同時自然可獲得各種鹽類，不致缺欠。惟有時由土地關係，致缺欠所需要之鹽類，須加注意。

維他命之需要量　日常飲食，如缺少維他命，則致患各種病症，必須加以注意方可。現在吾人尚無法規定各維他命之需要量，惟大抵有些微分量，已足供健康上之需要。日常飲食宜注意吃含有各種維他命之食品，以免缺欠。

食物之選擇

日常選擇食品，應注意下列各點：　一、應有充分之熱量。　二、脂肪及炭水化合物，除補充熱量外，應有吾人可以有效使用之種類及分量。　三、應有相當分量之蛋白質，並含有榮養上所需要之氨基酸。

四、應含有榮養上所需要之鹽類。 五、應含有各種維他命。 六、食物之各榮養素，宜爲容易消化吸收之形態者方佳。 七、分量不可太多。 如注意以上各項以選擇食物，自然對於榮養上，不致有何妨礙，但吾人欲對於日常飲食一一計算其熱量，實際將不勝其煩，祇須按照吾人向來之習慣與經驗略加以注意已可。 由於時勢之轉變，食物之生產及供給，常不免發生變動。個人之生活，亦常不免由環境之轉變而發生變化，如對於飲食，仍照向日老習慣老規矩，不加注意，有時健康上難免受到意外之損害，故吾人必須略有一般榮養上之常識，對於日常飲食有無缺點，略加以注意，並知如何設法補救，

三 飲食

吾人之飲食狀況，大體由其所生長土地之風俗民情、家庭習慣、嗜好、環境等而定。有人慣吃麥飯及麵食，有人慣吃白米飯，有人慣吃麵包。各種人由其幾千年世代相承之生活習慣，大體知何物可吃，何物不可吃，每日應吃幾餐，每餐應吃幾多。 通常人對於飲食，大都祇憑習慣及嗜好，其對於食品及分量並未多發考量而自然成爲其合適之飲食，對於生活上亦無甚多大影響。但有多數人因飲食不適宜而致榮養不足者。又有多數人，因飲食太過，吃得太飽，所吃分量，超出其榮養之所需要者。近代交通便利，各民族互相接觸，各種不同之食品及烹調，隨之而俱來，因此在飲食上發生急激之改變。此種飲食之改變，對於各人之身體，頗有影響。故近代人欲注意身體之健康，對於飲食，不可不多加注意。 吾

人應吃何種食品？應如何選擇？飲食分量需要若干？已於上文「榮養總論」內詳述之，此處僅述關於飲食之一般注意事項而已。

飲食次數　通常人每日之飲食次數，大略爲朝、午、晚三餐。但亦有人日吃二餐，有人日吃一餐。又有人日吃四五餐。通常日吃三餐，頗覺合適，但有時亦不可固執日吃三餐。在正在發育之兒童，不妨日吃四餐或五餐。身體虛弱之人及病後之人，每餐分量宜少，但進餐次數可增多，亦可日吃四五餐。將三餐飲食分量，分作五次吃，對於兒童身體虛弱之人，病後之人實較合適。　飲食有規定時間，最爲切要。每日餐時，必須規定時刻，不可隨便。飲食無一定時間，最易損害胃腸，患不消化病。兒童進餐，尤須有規定時間，此不但有益於兒童之榮養，並有益於兒童之發育成長。

食物要細嚼　每餐進食，必須細加咀嚼。每口食物，必咀嚼二三十次，不但可使食物多滋味，並可使食物易於消化及吸收。飲食不宜如風捲殘雲，狼吞虎嚥，蓋以此種吃法，食物不能充分消化，滋養料不能充分吸收，徒增糞便而已。故在用膳時，必須從容不迫，細加咀嚼。齒牙爲咀嚼食物之重要工具，平生應注意齒牙之健全，方能充分咀嚼。　食物放在口中細細咀嚼，其大部份卽在口中消化。口中有涎液腺能分泌涎液，以消化米、麥、薯等澱粉類食物。涎液中含有消化澱粉類之涎液酵素(Ptyalin)當食物在口中多咀嚼時，此酵素卽消化澱粉類食物，將澱粉分解爲糊精(Dextrin)及麥芽糖。　當吾人吃飯時，且勿卽吞下，必含在口中咀嚼，卽可覺到甘味，此卽澱粉分解爲麥芽糖故。經過充分咀嚼，變化為麥芽糖之澱粉類食物，吞下後，經胃入腸，再經腸之消化，分解為葡萄糖。而從腸吸收。在口中細加咀嚼，實可減輕腸之消化力。涎液中雖未含有消化蛋白質之酵素，但充分咀嚼，仍可幫助植物性蛋白質之消化。植物性蛋白質，每為纖維素等包住，不易消化，如經充分咀嚼，將此等纖維質嚼破，使蛋白質呈露，則吞入胃腸後，自然易在胃腸消化。

食慾與消化　在進餐前，宜暫時停止工作而休息。少食慾之人，身體虛弱之人，病後之人，從事腦力工作之忙人等，在餐前尤宜小憩，可以增加食慾，促進消化。進餐時，宜帶快樂之心，甘美之心，感謝之心而食。精神宜專注於飲食，領略其滋味，不可一邊吃，一邊心想他事。進餐時，心中不快、心中憂鬱、心中悲哀、心中憤怒、精神局促、或疑菜肴不甘美，器皿不潔淨，均能害及食慾，害及消化。此等不快憤怒之感情，能抑制胃液之分泌，抑制胃之機能。在家庭中，主持中饋之主婦，宜致力使飲食甘美，使家人能愉快進食，使同桌飲食之人，皆善於消化以增進其健康。若抱不滿意之感情而進食，兒女且哭且食，對於消化上，榮養上，均極不宜。在精神不樂時或悲傷時，總以不食為是，待至精神甯靜而後進食為佳。引起食慾，極能增進食物之消化，因食慾亢進，能促進胃液之分泌。故在進食時，佐以各種甘美小吃，極能引動食慾。有種食品，雖然少滋養質，在滋養上甚少價值，但却能提高人之食慾。對於少食慾之人，用各種甘美小吃佐食，可以增進其食慾。

飯後之休息　飯後宜有暫時之休息。飯後至少半小時，以閒坐談天為最佳。飯後不宜即睡眠。但身體虛弱之人，老人，病後之人等，不妨躺在床上休息。有胃病之人，胃弱之人，飯後極宜躺在床上休息。兒童每爲嬉戲，匆匆進食，飯後即作劇烈運動，殊不相宜。最妙兒童在進餐前，宜使暫時休息，使其心甯靜而後洗手進食，進食宜使徐徐而食，飯後又使暫時休息，飯後之時間，不可作爲運動時間，應以休息爲主。兒童之手，最易致不潔，餐前必須使洗手。成人在餐前亦須洗手，方免將各種汚垢或病菌由碗筷媒介，吃入口中。無論勞心勞力，多擔任繁重工作之人，飲食之分量宜稍多。在劳力從事工作之人，尤宜有愉快之進餐時間。進餐時間，爲替換工作時間，又爲休息時間，不但不妨害勞力工作，勞心工作，更可由此提高工作之效率，增加工作之興趣。有種種疾病，可由飲食調攝而治，故對於病人之飲食，尤當注意。宜使吃適合其病情之飲食，而避免有害之飲食，關於此項，另於他編詳論之。

飲料與所飲分量　吾人在進食時，又需要相當之飲料。如佐飯之有菜湯是。吾人如吃通常飯菜，大都飯菜中已含有相當水分，自無庸另吃他項飲料。菜蔬水果中所含水分甚多，約爲八〇至九〇%，如多吃蔬菜水果，亦與同時吃下多量之水無異。飢思食，渴思飲，乃動物之自然本能。但人人所需要之水分分量，由個人而異，故亦無從規定其一定分量，祇須於口渴時，飲下相當飲料即可。渴乃生理上對於水之自然要求，故在覺到口渴時，略飲相當飲料，作適宜之調節已可。如口並不渴，亦無飲下飲料之必要，有人視飲下多量之水，爲一種健身法，實則不渴而飲，徒增加體中水分，多勞胃腸吸收，多勞腎臟排泄。

飲料之適宜與不適宜　吾人之飲下各項飲料，多由於求慰安而飲，或爲嗜好而飲，又有許多人爲習慣而飲，或爲習性而飲。實際在吃飯時，另飲下多量飲料，殊不適宜。此不但多勞胃，將胃液冲淡，妨害胃之消化，並可引起胃擴張。　在進餐時，稍飲酒，對於一部分人可以增加食慾。身體虛弱之人，病後之人，有時爲使身體迅速恢復健康，亦可於餐時飲少量葡萄酒、啤酒等。若多飲則有大害。

肥胖之人，在餐時，多飲飲料，將使其身體愈益加胖。以勿飲爲佳。在餐時以外之空腹時，飲下飲料，可迅速到腸，立即排泄。在有病時，爲冲洗肝、腎、膀胱等，有時可於空腹時，飲下飲料。爲治病而飲下多量飲料時，應於餐時以外飲之。在溫泉療養地飲溫泉以治病時，亦概於餐時以外時間飲之。

飲料過多之害　除特別情形外，通常終日飲下多量飲料，超出身體之所需要，確有害無益，對於心臟及腎臟，有惡影響。對於循環系有病及心臟衰弱之人，尤爲有害。老年人及中年以後之人，以勿多飲飲料爲佳。關於酒、咖啡、茶等飲料，後另詳述。　要之，在進餐時，除菜湯外，無庸另飲飲料，兒童在進餐時，飲下多量汽水，亦有害無益。牛乳不可視爲飲料，乃液狀榮養品。牛乳中含有多量蛋白質及若干食鹽，多飲牛乳，對於有胃病及腎臟病之人，亦每有害。

飲食物之適宜溫度　對於飲食物之溫度，亦宜加以注意。其溫度，以不過熱，不過冷爲宜，過熱過冷，均不可。乳孩對於些微溫度之差，亦能銳敏感覺。成人對於溫度之差，則不甚感覺。　食物及飲料之溫度，在攝氏七度至五十五度左右之間，其些微之差，通常不易覺到。因此對於胃之機能，每有有害影響。

燙熱之飲料，雖較燙熱食物害處較少，但亦非全然無害。

四　衣服

衣服衛生　吾人之着衣服，非爲外觀炫耀，乃欲以保持身體之體溫，但吾人雖藉衣服以保持體溫，一面須注意勿使衣服妨礙皮膚之機能，（皮膚呼吸及發散）及妨害身體之運動。欲衣服不妨礙皮膚之機能，故衣服以透氣者爲佳。衣服宜寬闊，其材料以粗鬆者爲佳。自透氣一點言，衣服亦如居室，以空氣善於流通爲佳，但自保持體溫言，自不可專注重空氣流通。衣服不可緊束，密貼身體，身體無論何部位，受衣服緊束均屬不宜。橡皮布因不透氣，故着之使人感覺不適。近時有各種橡皮製品，用於服裝各部分，如衣帶、衣領、襪帶、以及婦女之緊身馬甲等，對以此等橡皮製品，宜注意勿使將身體緊束，致妨礙血液之循環。因其緊束，不但使靜脈鬱血，並致發生靜脈瘤。襯衣褲，夏季用麻紗或棉布，冬季以用羊毛者，較爲溫暖。惟如着羊毛衫褲，其內必須另襯一棉布衫褲方佳。因此可免羊毛衫褲直接刺戟皮膚，又可時常洗滌，保持清潔故。有人皮膚每不堪受毛織物之刺戟，如着棉布，則可不刺戟皮膚。

衣服與保持體溫　着衣服之主要目的，爲保持體溫，故對於其材料，必須加以選擇。自溫暖之點言，當以毛織物最爲溫暖，棉布絲綢次之。自重量言，絲綢最輕，則較毛織物爲優。毛織物質量頗重，爲其缺點，以西裝言，每套西裝重量約爲六七市斤，夏季西裝與冬季西裝材料厚薄不同，重量亦自不同，自不待言，上乃指其大體平均重量。

吾人除由四季氣溫變化而更易衣服外，又由年齡、體質、以及職業，而改易其衣服。老年人當然比少年人應略着較厚之衣服，瘦弱之人，易受冷之人，應比肥胖之人，衣服較暖。 保持身體溫暖，在健康上甚爲重要，身體過於喪失體溫，則致全神經系興奮變成敏感，尤以兒童爲甚。對於神經質兒童，宜使着適宜溫暖衣服，及溫暖襪子，有時祇着溫暖襪子，即可治愈其一切神經質病態。對於衣服，應注意清潔，尤以襯衣及襪子，最易汚垢，宜按時更易，以保持清潔。 衣服除合於衞生外，尙須勿妨礙身體之動作方佳。故衣服以行動便利，工作便利爲最佳。自此點言，西裝實較長袍爲優。

鞋子及襪子 皮鞋布鞋，均以合自然足形爲佳，鞋頭過尖及婦女之高跟鞋，均不合宜。鞋子最易爲流行式所支配，自衞生上觀，常多不合適者。過小過緊之鞋子，不但使足形變成不自然，且每致足變成畸形。鞋子亦以透氣者爲佳，鞋跟以高低合度爲宜。

頭寒足熱，爲健康上之一重要條件，故足以保持溫暖爲宜。足最易汚垢，宜常注意清潔，除洗足外，襪子亦宜常洗滌清潔。

五 住宅及寢室

住宅衞生 選擇住宅，不比選擇飲食簡單，除注意衞生條件外，尙須顧及其他種種條件，例如各人之職業、交通、財產、便利、時間等、均須顧及。多數人每爲顧及其他種種條件而將衛生上條件，置在其次，此在社會上雖有不得已之處，但自衛生上觀之，則殊不相宜。光線、空氣、溫度、都市之塵埃等。對於人之健康有重要影響。故選擇住宅，必須選擇其向陽，有日光射進室中者，環境清靜者，空氣清靜者。室中之溫度，以攝氏十六度左右最爲適宜。居室之溫度以十七度至十九度爲宜。寢室之溫度，則以十度至十五度爲宜。各家庭宜備有寒暑表，懸於各室中。

室中之光線，各室皆以有充分光亮爲佳。光線最佳爲日光，如不能由日光獲得充分之光亮，則不得已須用電燈。但電燈光線如過於強烈，則多發出熱氣，對於此點，應加注意。

關於取暖之注意　冬季爲保持室中溫暖，多裝置火爐及水汀等。若熱度過強，每致室中空氣乾燥，在此種乾燥空氣中，吸入多塵埃之空氣，最易致鼻、咽喉、氣管等上氣道發生炎衝。欲防空氣乾燥，以流通空氣爲佳，如能完全流通空氣，自然不必發散水蒸氣以使空氣濕潤。火爐水汀等，不但在冬季可用以取暖，即在晚秋及初春多雨多陰濕之時，用以保持室中溫暖，對於健康，亦極適宜。

喧鬧聲及塵埃　對於喧鬧聲及塵埃，宜有適宜之方法，以遮斷之。喧鬧聲能使吾人變成劇烈之神經質，吾人雖覺對於喧鬧聲習之已慣，然仍不免變成神經質。久居都市之人，對於日常喧鬧市聲，雖多不甚覺到，但一旦離開都市，而至鄉村，必覺鄉村極其清靜。故都市人雖以爲喧鬧聲聞之已慣，實則仍在不知不覺之間，常受喧鬧聲之擾亂。故在選擇住處時，宜充分調查近處情形，至少宜避免近車站、工廠、汽車房等處。　都市之喧鬧聲，實際能使人不甯，故都市應區分爲住宅區與工廠區，方爲合適。住宅區宜多種植樹木，多闢草地使成爲田園都市方佳。　都市空氣中之煤烟塵埃最多，假定田園空氣一立方糎（一西西）中之塵埃爲五百，則都市空氣中之烟塵約有五千至一萬，室中之烟塵，約爲七萬五千，多人麕集之室中空氣中之烟塵更多，約爲二十萬至四十萬，可見都市人日常所吸入之塵埃，爲數不少。久居都市之人，其肺多作灰黑色，即由於肺中充滿煤烟塵埃等之粉末所致。故吾人所居室中，必須常灑掃清潔，以減少空氣之塵埃。　室中之地毯家具裝飾品等，皆極易積塵埃，其不需要者，及各種雕刻易積塵埃者，以勿用爲佳。尤以寢室及兒童居室爲然，但注重衛生及實用太過，使室中變成一片沙漠，亦殊不可，對於此點，可適宜加以折衷。

臭氣及惡空氣　與喧鬧聲及塵埃同樣對於吾人之健康上有害者，尚有臭氣，及惡空氣。大都市狹隘街市之臭氣，不但對於呼吸器有害，對於全身亦極有害。不幸多數都市人之嗅覺，對於許多臭氣感覺極鈍，或竟不感覺。設吾人之鼻管，較爲靈敏，對於街市之各種臭氣有銳敏之感覺者，必一刻亦不能耐，將不能安居於大都市矣。　同時吾人應加以注意者，爲日常吾人所呼吸之空氣，氧氣減少，而炭酸氣增多。通常空氣百立方糎中，含有氧氣二〇・七分，炭酸氣〇・〇三分，吾人所呼出之呼氣，祇含有氧氣一六・〇四分，而含有炭酸氣四・三分。爲免呼吸惡空氣，各人宜常注意呼吸新鮮之空氣。　向來以爲室中置盆栽盆花等，可使室中空氣淨化，近時則謂室中置花卉有時對於敏感之人，不甚適宜。

有種花香，並能使人頭痛發疹。寢室及病房，夜間尤不宜置花卉之類。

室中之燈光　最宜於室中之燈光，爲光線不帶色彩者，在其側不覺有熱氣者，不發生有害氣體者，光線不動搖者，管理便利者，費用廉省者等。合於此等條件者則爲電燈。　對於電燈，首應注意者，爲對於眼睛之衛生。電燈光線過暗，則使人變成陰鬱，使工作進行延緩，使工作加重困難，但電燈光線過強，亦不適宜。若棧房、浴室等，燈光之光線稍暗，亦無妨礙。　電燈光線之照射，可分爲直接照射，間接照射，半間接照射諸種。直接照射，係直接使用電燈所發出之光線，對於光線之利用率最大，惟光線刺戟強烈，使人眼眩。間接照射，係於燈光下面，置不透明之反射罩使光線反射於屋壁及天花板，再分散於室中者。此種光線，對於眼睛，甚爲柔和，但光力祇有前者之一半。如裝設不得宜，更易致室中光線黑暗。半間接照射，係將上二者折衷用之，燈光用半透明之燈泡或燈罩遮住一部份光線爲反射光線。兼有前二者之長處，而其光力之利用率，在前二者之間。對於眼睛衛生，此種最爲合適。　電燈之光線，如有明暗之差，對於眼睛，亦不合宜，以散光照射爲宜。桌上之電燈，如燈罩之緣，與眼睛及光源成一直線，將致眼眩，宜較低爲宜。

室中之色彩　室中之天花板、壁、窗簾、地毯等之色彩，對於日常居住其中之人，極有影響，亦不可忽視。欲使室中光亮，以白色及帶黃色爲宜，但強烈之白色，能刺戟眼睛，使精神興奮，反而不宜。故不可過於光亮。如用淡黃色，則色彩較柔和，而又光亮，實較爲合適。大抵赤色及與赤色相似之色彩，能使人與簾，綠色及與綠色相似之色彩，能使人沈靜，故書齋及寢室等之色彩，宜以綠色爲主。寫字檯用綠色檯氈罩於檯面不但對於眼睛適宜，又不刺戟精神。窗簾以日間最能透過光線者爲佳。夜間以能遮斷光線而色濃者爲佳。

對於寢室之注意 寢室以清靜爲佳，最佳爲日間能射進日光，以南向或東南向爲合適。假使日間祇有短時間射進日光，仍以日有一次日光射進爲佳。又對於空氣之流通，亦宜加以注意，勿使室中發生惡臭，或有臭氣從外面吹進。惡劣之腐敗空氣，不但妨礙睡眠，且對於健康有害。寢室之室温，以較低爲佳。在冬季亦以攝氏十度至十五度左右爲適宜。據至北極探險之南森氏言，温度雖降至冰點下甚低，仍不妨礙睡眠，但自普通而言，在酷寒之處睡眠，對於健康，殊不適宜。睡中張口呼吸之人，空氣未經鼻管充分發暖吸入，直接將寒冷空氣，吸入咽喉及氣管等，故每致咽喉氣管發生炎衝，對於此點，必須加以注意。床不可太短太狹，須有充分長度及闊度方佳，但亦不宜過大。枕宜有適度之大小及柔軟，大抵以勿使頭太温暖爲佳。被宜稍大，使睡中翻身，不致將肩足露出，能蓋住全身方佳。被如另用一被套套住，用鈕扣扣住，則便於時常取下洗滌，保持清潔。

六 睡眠

睡眠所需時間 睡眠爲最佳之休養，一切疲勞，可在睡中恢復。初生嬰孩，在其產下後第一年間，除吃乳啼哭外，幾全部在睡中及後漸長大，其睡眠時間亦漸短。正在發育之嬰孩及兒童，均須有多時之睡眠。其睡眠時間大略如下：

初生時	二十小時至廿二小時（包括晝間睡眠時間）
產下後半年	十六小時至十八小時（同上）
滿一歲	十四小時至十六小時（同上）
二歲至五歲	十三小時至十五小時（同上）
六歲至七歲	十二小時左右
八歲至十歲	十一小時左右
十一歲至十二歲	十小時至十一小時
十三歲至十五歲	十小時至十二小時

小學兒童及中學學生等，夜間宜早寢，以得充分睡眠，使其學業成績及效率提高。成人之睡眠時間，平均爲七八小時。有人夜間祇睡三四小時，對於精神上工作或肉體上工作，均能照常應付。此類人雖然精力較強，但爲保持心身健全，維持心身效率，仍以有七八小時之充足睡眠爲佳。農家夏季祇有少時間之睡眠，冬季有長時間之睡眠，乃屬於本能。從事腦力工作之人，概較筋肉勞動，更多需充足之睡眠。但在精神過勞時，每有不能安眠者，故許多人之不能安眠，乃由於神經之興奮。不但多勞精神時，多

需睡眠，或有某種非常努力之後，亦多需睡眠。設不能得充分之睡眠，必致損及健康。

睡眠不足　缺少睡眠，決不能長久繼續。人如不眠或睡眠不足，即致食慾減退，新陳代謝機能發生障礙，大便不通暢，身體消瘦，體重減輕，同時腦力減退，精神不適，思考力遲鈍，精力衰弱。如長久不眠或睡眠不足則致人早老。　最能使人安眠者，爲午夜以前之睡眠，最妙夜間九時以後即就枕。若夜深不睡，每致不能安眠。就寢有一定時刻，可使人易於入眠，並能熟睡。　睡眠對於體溫，極有影響。通常晝間從事工作之健康人，體溫之最高時刻，爲下午五時左右，最低時刻，爲朝間五時左右，但健康人如夜間不眠，其體溫高低即發生變動，體溫最高時刻，爲朝間五時，最低時刻，爲下午五時。故吾人如睡眠未有一定時刻，則致擾亂體溫之平衡，以害及健康。

睡時現象　睡眠在健康人，乃係一自然現象，多數人能作極深熟睡，非有非常聲音，將其驚醒，不易即醒覺。在睡時，神經作用，與晝間醒時全然不同。神經之興奮性在睡時大形減低，由此而使其機能得有轉換機會。此種事實，可由種種內臟器官、筋肉、腺等機能發生變化而證明之。心臟及血管，在睡中，雖仍照常搏動，却亦有同樣變化之轉換。例如脈搏減少，血壓大形降低是也。即使未睡，如祇吃極少量飲、食，絕對安靜仰臥，脈搏亦同樣減少，與睡時同。

鼾聲　在睡時張口而睡之人，由軟口蓋及懸雍垂之振動，而發出鼾聲。此鼾聲頗不易使之消除。用所謂治鼾聲帶將下顎吊起繫住，亦祇有一時效果。有時改易頭之位置，可不發鼾聲。小孩之鼾聲，往往係由咽頭扁桃腺腫大而起，如由醫生將扁桃腺割除，其鼾聲亦自愈。

不眠與催眠法　就寢前之工作及行動，有時能促進睡眠，有時則反而妨礙入眠。在睡前不宜多觀小說，多談天，不宜吸煙飲酒，此等均能妨害入眠。一切酒類雖不多飲，仍易使人興奮不能熟睡。或雖能入睡，不久則因欲小解而又醒覺，故在寢前，不可飲酒。　睡前如能在新鮮空氣中，略作輕易運動，例如散步等，極能使人易於入眠。但散步過久，則不相宜。如不能外出散步，作呼吸運動亦佳。例如（1）以直立姿勢，徐徐從鼻吸入空氣，將空氣深深吸入。次張口呼出空氣，同時增強腹壓。（2）以直立姿勢，從鼻深深吸入空氣，次張口呼出空氣，同時將兩手按於胸部兩側力壓。（3）端坐椅上，從鼻深深吸入空氣，呼氣時，將上半身向前俯，同時兩手指交叉力壓肚皮。（作橫隔膜呼吸。）此外作短時間之空氣浴，或用乾手巾、刷子、磨擦皮膚、亦能使人易於入眠。有許多人，在不能入眠時，每喜觀書以引睡魔。如觀深奧難解之書，頗有催眠效果。但如觀富於興趣之書，則反而致神經興奮不易安眠。短時間之觀書，固無妨礙，長時間觀書則不合宜。在床中觀書，有傷眼力，且爲一種惡習，仍以避免爲佳。　一度睡後，於中夜醒覺，不易再入眠者，可用各種方法，使之重行入眠。在此種時，用自己暗示，即可再睡去，或計算數目，或默誦詩歌之一節，亦有催眠功效。　對於睡眠障礙，在青年人，如非由於疾病，並無可慮。在老年人，雖非疾病，仍多不易熟眠。但老年人如了解不能熟眠，乃係一般老年者入人如此，並不限於本人，自然心安意得，易於安眠。　睡眠對於健康，極其切要，『人當睡眠，人當常開笑口。』此爲健康生活之基礎，故吾人平生須養成易於入眠之好習慣，使夜夜能得安眠。 欲用安眠藥以求睡眠，此不可爲訓，總以避免爲佳。通常人如在睡前，不吃嗜好品（酒、咖啡或吸香煙）略進飲食作輕易體操，（如上述之呼吸運動。）作短時間散步或用熱湯洗脚，或用自己暗示方法等大都可以易於安眠，無庸乞靈於安眠藥。

七 齒牙之衛生

刷淨齒牙 對於口腔之衛生，以漱口及刷淨齒牙，最爲切要。用牙刷刷牙，不限於朝間起身後，最妙每飯後及就寢前亦爲之，尤以在寢前刷牙，最爲重要。因粘附在齒間之食物殘片，將於夜間睡中在口中分解，細菌任意蕃殖，致齒牙齲蝕故。如以每飯後刷牙爲麻煩，可以漱口代之。 牙粉不一定需要，不用亦可。惟用牙粉磨刷，可以促進涎液分泌，又易將齒牙刷淨，故牙粉牙膏亦不妨用。刷牙時，應將齒牙內外面及齒齦全部刷到，不可祇刷外面。對於兒童，宜教以如何刷牙，方能刷淨齒牙。

注意齲齒 設有齲齒，宜早就牙醫生診治充塡。最妙每年就牙醫生檢查齒牙一次，查看有無齲齒，並由牙醫生洗牙，剔除齒石。鑲補金牙磁牙之人，宜常漱口，以保持清潔。用牙籤剔除齒間食物殘片，不甚合適，但齒列凹凸不齊之人齒牙多空隙之人，亦不妨用之，以免食物殘片嵌在齒間。齒列齊整，齒間狹細之人，可用細絲線穿過齒間，清掃齒間食物殘片，以代牙籤。 對於兒童之齒牙，尤宜加以注意。在長出乳齒時，如有齲齒，亦宜速就牙醫生充塡之。並施行治療。在長出永久齒時，宜注意其齒列之齊整。

如齒列不齊整，可就牙醫生加以矯正。齒牙之健全，對於全身之健康，有重要關係，應特加注意。

八　眼睛之衛生

視覺與光線　人之眼睛，係用以接受外界現象之一重要器官。吾人欲求生活滿意，欲求工作完善，均須注意保護眼睛。眼睛爲身體之一部分，與身體之健康息息相關。身體不健康，每致眼睛發生障礙。或眼睛有異狀，則於身體他部位發生障礙。眼睛亦如身體之其他重要臟器，爲極微妙器官之一，其機能爲司視覺。但眼睛之有視覺，須藉光線之力，方能感覺。設吾人閉住眼睛，遮斷光線，則不能視物。又設吾人爲盲人，則光線對於吾人，將無何價值。故視覺與光線，關係密切，不可分離。光線照射於一物體，則從物體反射。吾人視一物體時，其反射之光線，即穿過吾人之瞳孔，而感受於眼。瞳孔之後方，有一水晶體，水晶體能調節光線，使之映於眼底之網膜。眼底之網膜，感受光線，發生化學變化，而現出物體影像。此等機能，恰與普通之照相機相同。映於網膜之物體影像，由視神經而傳至腦，腦感受其印象而知所見者爲何種影像。吾人欲得清晰之視覺，必須射入眼之光線，恰能將該影像映於網膜方可，否則視覺必致模糊。正常成人，其眼睛之水晶體球面，與眼球大小相配合，恰能將距離三十五生的米突（一尺零五分）或更遠之物體影像，映於網膜上，故視物能清晰。在視三十五生的米突以內距離之物時，例如觀書、寫字或縫紉等時，則水晶體周圍之微細筋肉收縮，使水晶體前面之曲線增加彎曲以屈折光線，使物體之影像，恰能映在網膜上。此爲水晶體對於光線之調節。使用眼睛，過於勞力，或眼睛本身有缺陷，致調節筋過勞，則失去調節作用，視物不清晰。

不良之光線　吾人欲視物清晰，不傷眼力，必須有合適之光線方可。光線黑暗，或搖幌不定之光線，對於觀書、寫字、縫級等近距離工作，皆不適宜，有傷眼力。又直射眼睛之光線，或從閃光紙面、檯面反射之光線，亦對於眼睛有害。　燈光如充分光亮，則吾人在燈光下工作，可以快意進行，但燈光，必須置於適宜之位置，使適合吾人之眼睛方可。假如祇工作地點局部光亮，而室中四周黑暗，則眼睛對於光暗兩方，不能同時調節，極有傷眼力。　光線以從頭上照射爲佳，尤以從背面稍後方照射爲宜，如此則最不勞眼力。又勿使有物影及手影礙及視線。觀書及工作時之燈光，以距離三十五生的米突左右爲佳，因正常眼睛之調節筋，對於近距離工作，燈光在此距離中，最容易調節故。　臥而觀書，如未有特別設備，多不合適。在床中觀書，身體宜坐起，使頭、眼睛、燈光、書之位置，與坐在椅上觀書時相同方佳。

如何保護眼睛　在有病時及病後，勿多勞眼睛觀書，或作其他工作。眼睛乃身體之一部分，身體有病，眼睛亦不免受其影響。在眼睛疲時，勉強觀書或勉強作其他工作，皆不合適。　如所做工作，須多勞調節筋，又須長時間使用眼睛者，宜時時使眼睛離開工作，望向遠處，如此則可使眼力有休息機會。在觀書及作其他工作時，姿勢宜端正，注意勿使眼睛與物體之距離過近，如患近視、遠視、亂視等時，宜用適宜之眼鏡補救之。　戴不適合眼睛之眼鏡，或眼睛並無何種缺陷，而戴眼鏡，對於眼睛，均有害。在動搖之車中觀書、寫字、作精細之工作，均不適宜。眼睛必須常保持清潔，注意勿使有塵埃、煤灰飛入眼中。如有煙塵等飛入眼中時，宜卽用清水或硼酸水洗眼。不可用他人之毛巾手巾揩眼，以免傳染眼病。

眼病與其補救　父母對於兒童之眼睛衛生，應自幼時卽加以注意。父母使幼孩學步，使幼孩學語，亦宜使之學習如何使用眼睛。兒童身體正在發育，兒童之眼睛亦正在發育，在眼睛正在發育之際，勿使兒童觀過纖細之物，觀過近之物，以至於眼疲。　眼睛之毛病，或由眼睛之構造有缺陷，或由眼睛本身有病，或由身體他部位有病，或由缺乏榮養質（例如缺乏維他命甲。）或由眼睛過勞等而起。眼睛有病，則發生頭痛、眼痛、流淚、羞明、炎衝、眼睛疲勞等種種症狀。　凡人蹙額縐眉，將書本及物體取至極近視之，或置遠處視之，或眼睛有何炎衝症狀等時，宜注意其眼之健全，早就眼科醫生診治。治愈眼之疾病，可以增進一般健康，並避免視覺上之不快及疲勞，提高工作能率。　眼睛構造之缺陷，大都可用適宜之眼鏡補救之。最常見之眼睛缺陷，爲近視及遠視二種。又有患亂視者，亦可用眼鏡補救之。患亂視者，其眼睛角膜球面或水晶體球面作不規則形態，因此射進眼中之光線不能集結於一處，而致影像模糊。　又有患斜視者，乃由於用兩方眼睛，不能同時看清一物體而起。因用兩眼不能看清一物體，故祇用能看清之一眼，而不用另一眼，以免發生複視。有此種缺陷者，屢患斜視。患此種斜視者，多在幼時已發現，可早就眼科醫生診治。　戴眼鏡，必須由眼科專門醫生驗光，戴合適者方可。又眼鏡框如不能將鏡片保持合適位置，亦可致視覺發生障礙。眼鏡宜常揩拭清潔，不用時，宜置於眼鏡匣中。放置眼鏡於檯上等時，宜注意勿使鏡片與檯面摩擦，致鏡片損傷，或致鏡片粗糙。 有時驗光戴眼鏡後，經過長久期間，須再行驗光。或眼睛發生變化，須再行驗光。如須另易新鏡片，自應另易眼鏡。 眼之疾病，除由他病而起，及由於眼睛構造有缺陷外，又有由於傳染者。例如眼瞼發炎，及沙眼等。係由種種徑路，由他人傳染。欲避免此類傳染性眼病，各人宜注意勿用污垢之指尖揉眼，勿用污垢之手巾揩眼，勿用他人之毛巾洗面。 如眼睛發生炎衝，或覺眼澀，不可放置不治，亦不可在家庭濫行醫治，宜早就眼科醫生診治為佳。如早得適當醫治，多數發炎眼病，大都即可醫愈，不致使視力留下障礙。患眼病時，不斷流出眼淚，有洗淨眼睛功用。患眼病時，用洗眼藥洗眼，用點眼藥點眼等，須遵照醫生指示。

中年後之眼睛　人過中年以後，身體漸趨向衰老，眼睛亦發生生理上變化，宜勿多勞眼睛，以使多得休養為佳。向來視力極佳之人，年過四十以後，觀書報時，近看即漸不清晰。但遠看則較清晰，因之觀書報時，其書報與眼睛之距離，即漸距漸遠。此蓋因眼睛水晶體之彈力逐漸減退，在觀近物時，其調節筋不能迅速調節所致。故中年以後及老年人在觀書報及作其他工作時，必須戴老光眼鏡以補救其眼睛之缺陷。此外老年人眼每患白內障病，亦係水晶體之病，可由眼科醫生施行手術治愈之。

九　皮膚之衛生

皮膚之機能　皮膚包護吾人全身，一以使吾人身體不受外界之輕度刺戟，二以防護微菌及毒物之侵入身體，三以保持身體之體溫，使勿受氣候變化之影響。當吾人肌膚感覺寒冷時，則皮膚之血管即收縮，因皮膚血管收縮，而血液流向身體內部，使體溫不致向外發散。又如肌膚感覺炎熱時，則皮膚之血管擴張，流入多量血液，使熱氣能多從身體表面發散。倘皮膚血液未能充分發散熱氣，則更由汗腺流出汗水，由汗水之蒸發而發散熱氣。

汗　汗由汗腺分泌。汗腺之周圍，有血管圍繞之，汗腺能從此等血管排出水分，流出汗液。通常汗之分泌，如分泌後即由皮膚蒸發，吾人概未能見到流汗，祗覺皮膚沾濕而已。如汗未能充分發散，或汗分泌甚多，則致身體之一部分，或全身，皆流汗淋漓。由於汗之發散，身體之熱氣亦隨同發散，以免體溫昇高。通常成人於二十四小時中，約發散汗液半公升。如飲溫熱飲食，厚着衣服，或服種種藥品，可增加汗量至數倍之多。　汗之排泄，除排泄水分外，同時排泄種種物質，其成分與尿之成分相同，含有食鹽、尿素、尿酸及其他含氮物質。（案尿、讀若鳥上聲，說文人小便，今亦作溺。）故皮膚機能健全，可以幫助腎臟排泄身體廢料，減輕腎臟負担。在患腎臟病時，皮膚對於此點，尤有重要幫助。　汗中又含有有臭氣物質。此爲吾人有特別體臭原因，由各個人及各人種而各有固有體臭。又由疾病及婦女月經而受影響。吃葱蒜等物時，汗亦含有此等物臭氣。　如皮膚之調節機能，發生障礙，人體對於氣候變化，不能與之順應，在寒冷時，由於皮膚過度受冷，則極易致感冒。如吾人平素注意身體衛生，注意皮膚清潔，使之柔軟富有彈力，則皮膚強健，血行佳良，神經活潑，對於外界之溫度變化，有微妙調節作用。此種身體，對於氣候變調，富有抵抗力，而身體亦強健。

皮膚呼吸　皮膚亦有呼吸作用，能排出炭酸氣，吸收少量氧氣。惟皮膚之呼吸作用極其微弱，不能與肺呼吸相比，對於人體，實微至不足稱道。以前對於皮膚大部分受火傷致死，視爲係皮膚呼吸閉塞所致，近時已知其不然。受火傷之致死，大約由於血液受熱，或由於赤血球破壞，或由於生成有害物質所致。

皮膚之衛生　保持身體清潔，對於健康甚爲重要，最妙每日用冷水將全身皮膚揩拭，不但使皮膚清潔，又可鍛鍊皮膚。手最易沾汚垢，宜常洗滌。每食前必須將手洗淨，方可進食。足亦宜每日洗滌，不但清潔，且可免足冷。苦足冷之人，或由於運動不足，或由於貧血，或由於體質，或由於襪子太緊。老年人及婦女之苦足冷，乃由於生理上血液量少。　爲免足冷，宜保持足之溫暖。宜着較厚襪子，着棉鞋，作適度運動，用熱湯洗足。襪子宜常更易。在寒季，對於手足之龜裂及凍瘡，可用適宜之方法豫防之。例如注意手足勿使濡濕。洗手足後，宜用乾毛巾揩拭使乾，塗擦油脂或甘油（俗呼洋蜜）冬季尤宜注意手足溫暖，宜戴溫暖手套，着棉鞋，又指甲及足趾甲宜常剪短，以免積垢。洗滌皮膚，不但可洗去皮膚上之塵埃及汗液油脂等分泌物，並可使皮膚強健。對於皮膚施行冷水摩擦，爲極佳之皮膚鍛鍊。習於冷水摩擦之人，皮膚對於寒冷反應銳敏，一遇寒冷，皮膚易於現出粟粒。此粟粒乃由於皮膚筋肉之收縮而起，所以防皮膚之受強烈凍冷者。每朝起身後，即施行冷水摩擦，乃對於皮膚纖細筋肉運動之極佳訓練也。欲使皮膚清潔，又宜常沐浴。沐浴有全身浴、半身浴、溫浴、冷水浴等，可隨各人之嗜好及便利行之。每日入浴固佳，惟血管神經敏感之人，對於每日入浴，似應加以考慮。

皮膚之鍛鍊：鍛鍊皮膚使之強健，則對於寒冷刺戟、氣候變動，以及一切外界刺戟，頗能抵抗，使身體不受影響。上述之冷水摩擦，乃對於皮膚及筋肉血管之極佳鍛鍊，此外裸體在清淨空氣中行空氣浴，或作有規律之散步（運動刺戟）等，亦爲鍛鍊皮膚之一法。散步、體操、競技等，均可鍛鍊皮膚，惟此等對於各個人，有適者，有不適者，宜加以充分考慮而選擇之。凡事過度則反而有害，對於鍛鍊皮膚亦然。在中年人鍛鍊太過，尤屬不宜，有時反而致消耗體力。在少年人亦不可忘却『過猶不及』之格言。平時衣服不宜過厚，以習於着較薄之衣服爲佳。襯衣應常更易，以保持皮膚清潔。一般住在都市之人，最宜注重身體清潔，宜常入浴。住在鄉間及山間之人，亦當日日保持身體清潔，注重皮膚之鍛鍊。

十　工作與修養

各種職業與休養　各種工作之繁難與輕易，由工作之種類及各個人對於該工作之興致而大不同。對於工作之適應能力，在二十歲與五十歲年齡之人，亦極相懸殊。吾人之身體器官，在日常勞動時，必須有相當之休養，使之恢復其疲勞，此對於吾人之身體健康極其重要。在現代人事紛繁，勞動與休養之合理配合，對於各個人以及一般國民，尤屬重要問題。長日伏案工作之人，宜注意多運動或作各種體操，以免運動不足。在都市從事工作之人，宜多至少塵埃之清淨空氣中散步，以多呼吸清淨空氣，並多運動。從事各種職業之人，因其職業之不同，故其休養方法，亦自各異。從事腦力工作之人，可由精神方面之要求及各個人品性，而選擇其適合之運動及休養。其最佳之休養方法，爲機能轉換。除注重肉體運動之外，又可以改變工作種類，使精神轉換至他方面。例如與同伴談笑，或作各種游戲等是。不僅與同事談天，並宜與各方面各階級之人接觸，以獲得多方面智識。由於肉體上精神上之轉換，可獲得最佳休養。

休養與飲食　從事腦力工作，亦與肉體勞動，同樣消耗體力，雖有充分食慾，飯量甚大，有時仍不免消瘦，故對於飲食榮養，亦應特加注意。從事肉體勞動之人因多用氣力，體力消耗甚大，故其需要飲食以補充肉體消耗，較用腦力者尤甚。無論用體力與用腦力，均當注重休養與補充。宜多利用週末及假日，獲得充分之休養及補充。多從事筋肉勞動之人，宜多於清淨之空氣中，安靜休息，對於日常工作所多使用之筋肉，宜少使用，以便得到充分休養。從事腦力工作之人則宜至郊外或田園，從事肉體運動，或園藝，使腦力得到充分休養。在從事工作時，無論作何工作，均不宜空腹而長時間爲緊張工作。朝餐午餐，皆須相當吃飽而後工作。例如不吃朝餐，即至服務機關，枵腹辦公，不但對於身體不宜，並減少工作效率。對於工作時間，宜作適宜分配，使於其間，略得休息。神經質之人，在飯後尤須有短時間之休息。多數人在工作時每喜吸香煙以提神，實不相宜。尤以在午飯前，多吸香煙，最爲不宜。香煙應以不吸爲佳。

對於工作場所之注意　對於工作場所，首宜注意有充分新鮮空氣流通，但在冬季，對於有冷風從隙間吹進受冷，亦應注意。次對於工作之座位，必須高低能適合身體方佳。若座位不合適，在工作時，致腹部及胸部之臟器受到壓迫，自屬不宜。坐處又不可太熱或太冷，例如坐在大石上工作，亦不合宜。工作場所，光線必須充分光亮。尤以作精細工作時爲然。最佳爲用太陽光線，但在日光強烈處或在薄暮昏暗時，作記錄或畫圖等工作，則不適宜。或使用精巧器械以從事工作，亦不相宜。在休息時，以離開工作場所爲佳。最妙爲至戶外空氣新鮮之處散步或運動。對於音響過敏之人，如將工作場所之窗，設置二重，遮斷聲音，可使工作能率提高。現時多數大都市，對於豫防喧鬧聲音、煙煤、塵埃等，尚未十分注意，此後工業愈發達，對於此等處，當漸能引人注意。

休養與調攝　有人欲用酒、咖啡、與興奮性音樂、影戲、戲劇等刺激物以求轉換精神，獲得休養，實不合適，適宜之休養，在於善於養生，不在於用刺激物，以求刺激。但如其人對於美術、學術，有濃厚興致，亦可於靜中欣賞藝術及科學，獲得休養。無論何項職業，均有長處與短處。平生宜注意其職業之短處，用適宜之方法以補救之。在各職業部門中，屢有多數老前輩，主持重要職務，例如公司之董事、經理、軍隊之高級將領等。此等老前輩，其所以能長壽康健者，多由於其平生生活，自然合乎養生原則。或則對於世事，向持樂觀態度，不論工作時或休養時，均極少感受勞苦。或則能避免一切有害事物，對於事物，能守節度，能保持中庸。其生活方式，常可資吾人之取法焉。

十一　排泄

尿分泌與腎臟　腎臟爲分泌尿之器官，乃尿之發源地。腎臟有二，生於腰椎之左右側，與背壁相貼近。形狀如蠶豆，長約十一生的米突（三寸三分）重約十二公分。腎臟之組織構造，頗精巧，有作特種構造之血管，其周圍有特種細管圍繞之。其細管互相集合，逐漸成爲粗大之管，終而開口於腎盂，尿卽從此等管流集。其後尿從腎臟流入輸尿管，沿脊椎向下，流入膀胱。　膀胱在下腹部小骨盤內，其筋肉爲平滑筋，內面有粘膜。膀胱極易伸張，滿貯尿時，可漲滿至近臍處，卽在喪失意識時，仍不致將尿洩漏。尿流入膀胱後，卽按時排泄。尿流入膀胱至相當分量時，卽發生尿意而思小解。

尿之顏色及分量　尿乃身體過剩之水分，從腎臟排泄者。其中含有新陳代謝之各種廢料。其所含物質中特別重要者，爲尿素及尿酸。尿素乃在肝臟由安母尼亞及炭酸產生，安母尼亞乃身體中之蛋白質分解產生。成人普通每日約排泄尿素十五公分至廿五公分，西人日約排泄尿素三十公分至四十公分。蛋白質之分解增多，則尿素排泄亦增加。尿久置，因細菌從空氣中墜入尿中而發生安母尼亞性發酵，尿素分解爲安母尼亞及炭酸，故廁所發出安母尼亞臭氣。尿中又含有多量食鹽，吾人普通日約排泄二十公分，由食物之食鹽分量而有增減。 尿之外觀及分量，與所飲之水分分量有關。尿通常作黃色，比重平均爲一・〇一五至一・〇一八。每日尿量，成人平均爲一公升至一公升半。如多流汗或下痢，則尿量減少，尿色加濃。又患病發高熱時，亦尿量減少，尿作濃黃色。此種尿含有鹽類甚多，其尿酸鹽，遇寒冷卽沈澱。多飲飲料，或皮膚受冷，則尿量增加，尿作淡黃色。又有某種病，亦致尿量增加。

疾病與尿 神經質之人，有時突然發生尿意，所撤出之尿，色白如水。尿在肉食後，多作酸性，在菜食後，多作鹼性。服下各種藥劑時，尿色有時爲之改變。例如服下大黃，旃那，山道年等後，尿色變濃赤色。又患種種病時，尿亦每發生種種變化。例如患腎臟病時，尿中有蛋白質，有時有血。患糖尿病時，尿中有糖及醋酮（Aoeton）等。患黃疸時，尿中有膽汁色素，尿色因此濃如濃厚啤酒。腸內腐敗，尿中含有靛青。（Clndican）患肝病時，尿中有尿膽色素（Nribilin）是也。 尿之排泄量及排泄次數，在生理上，由各個人之飲食分量及習慣等而略有不同。若過於差異，則屬病態。小孩有常小便者，有不常小便者，此非由於病，乃由於習慣或惡習，宜由父母加以矯正。成人之強忍小便，亦極不宜，婦女尤屢有此種惡習。每因此而發生膀胱炎、腎盂炎、尿結石等病症。老年人尤宜注意，勿強忍小便。 膀胱炎不論小孩成人，均有患者。小孩每因衣裳單薄受冷而致發膀胱炎。在夏季，對於兒童之腰部及上腿，仍宜注意，使之保持溫暖方佳。在野外，坐於冷石頭上或濕地上，或於戶外及天幕中等，未有蓆子而臥於地上等，亦每易受冷而發輕度膀胱炎。青年人及童子軍等度露營生活等時，對於此等處，必須加以注意。

大便與便祕　大便之次數，亦由飲食物種類及各個性而略有不同。通常健康人吃普通飲食物者，大都能自然有適宜調節，日有一次大便。對於小孩之大便通暢，須由父母加以注意，最佳宜使日有一次，尤以於晨間大便爲佳。應自幼養成此項良好習慣。如大便不通暢，仍使每朝按時上厠，亦可逐漸養成此項良好習慣，並使大便變成通暢。　成人之患便秘，大都由於飲食物不合宜，運動不足，腸弛緩，怠於上厠等。欲治愈便祕，首宜注意飲食，宜多吃蔬菜、薯芋、豆類、水果等，以刺激腸管，極能使大便通暢。或於朝間空腹時或就寢時，飲下白開水一杯，（或冷者或微溫者均可）亦能助大便通暢。由於運動不足者，宜注意多運動。或行腹部柔軟體操。由於腹部弛緩者，（有腸下垂等時。）可繫適宜之橡皮帶。此外欲治便祕，亦可用少弊害之灌腸方法（見後）或服無礙之瀉藥。　爲增加糞量阻止糞便之水分吸收，以使大便通暢，有含有洋菜(Agar-agar)石蠟(Paraffin)亞麻仁油等之瀉藥。又鹽類瀉藥亦屬此種，有硫酸鎂（俗呼瀉鹽）硫酸鈉（芒硝）酸性酒石酸鉀（精製酒石）等。又乳糖、麥芽糖、酒石酸等亦屬此。有刺激作用之瀉藥，有蓖麻子油，有刺激小腸作用。此外植物性瀉藥，有旃那、大黃、美鼠李皮（加斯加拉）等。又甘汞亦屬刺激性瀉藥。惟吃瀉藥，須由醫生指示。能不吃，以不吃爲佳。

糞狀與腸病　普通糞便，有一定硬度，其形狀略如臘腸，有時有堅硬如羊糞者，亦可視爲常態。但作粥狀者，作薄粥狀者，作水狀者，並發出惡劣臭氣，則不可視爲常態。　腸中有寄生蟲者，糞中含有蟲卵，用顯微鏡檢查，可以見到。　便祕有時直接刺激腸管，使腸發生痙攣及炎衝，有種藥劑亦能刺激腸管而發此症。醫學上呼此症爲痙攣性便祕。此種痙攣狀態，有時由吸嗜好品（例如吸香煙中尼古丁毒）或由職業中毒（例如中鉛毒）而發此症，發生劇烈疝痛。患此種便祕者，與弛緩性便祕不同，宜吃少刺激少纖維之食物，例如吃雞卵、粥、濃粥湯、斬細之肉、餅干等。此種痙攣性便祕，每易與他種疼痛性胃腸病混誤，（例如胃潰瘍、膽囊炎、盲腸炎等。）宜由醫生診視，方能明瞭。

糞便之色及分量　糞便包含食物渣滓，消化液，及多數之腸細菌等。糞便之色，在吃乳之幼孩，係作淡黃色。成人吃混合食者，作褐黃色。糞便作黑色者，乃因腸中出血所致。（胃或腸潰瘍、癌等、）又服鐵劑、鉍劑等藥劑，亦致糞便作黑色。有鮮紅血液沾附於糞之表面者，乃腸之下部出血或痔瘡流血所致。初生嬰孩，產後最初所下之糞，作黑色，名爲胎糞。吃乳後，其糞卽轉爲淡黃色。專飲乳，不吃他物者，有時糞作白色。又因生瘡或膽石閉塞，膽汁不能流出腸中者，糞亦作白色。此種時，因膽汁流入血中，而發黃疸病。　糞便之分量，與食物分量及其消化有關。糞便柔軟作長條，或作濃粥狀者，此是常態。每日有一次大便，對於健康極爲重要。大便次數少，祇有少許硬糞，（便祕）或大便次數多，下水狀糞，（下痢）均係腸不健康，宜施行適當治療。

十二　嗜好品（酒、香煙、咖啡等）

嗜好品祇吃少許，對於吾人之身體，有爽快之刺激，此乃人人之所知。例如飲茶或咖啡，可使疲勞之身心，爲之興奮。根據數百年之經驗，知所飲如止於適宜分量，尙不爲害。但無論何種嗜好品，如吃多量，則對於身體皆有害，許多毒物，用巨量，則爲毒物，如用少量，則可治病，此亦世人之所知也。　人所嗜者，乃嗜好品，當然非嗜好毒物。雖不吃多量亦可得到刺激。對於嗜好品之感應，各人並不相同，例如就酒而言，酒量有大者有淺者。嗜好品中最爲人所常嗜者，爲酒及香煙，此二物人並不視爲有害之物而加以注意。若能適可而止，亦不一定有害。但嗜之太過，至於對於身體現出相當害處，而漸爲人所注意，則悔之晚矣。

酒　酒非不可飲，如有節制，不日日縱飲，飲酒精較薄之酒，大都無害。酒精較薄之葡萄酒，啤酒等，飲之不致有害健康。他種酒類，如飲量有節制，不常飲，亦大都無害。但如沈溺於酒，不能自制，則酒可毀壞個人之前途，破壞家庭幸福。　對於強烈之酒，例如白蘭地、威士忌等，不可不加注意，此等烈性酒，對於身體有種種害處，例如發酒精性胃炎，淸晨嘔吐，患肝萎縮，患酒徒譫妄，患精神病等。酒能亂性，尤每致人犯罪或犯奸淫。濃酒精中所含之木精(Methyl-alkohol)及雜醇油(Fuselöl)能致人發急性病及慢性病。小孩對於少許白蘭地亦極敏感，不可不嚴禁。　無論何種酒精飲料，如飲多量，則致血管系興奮。在冬季飲濃厚之酒，尤爲不宜。因在飲酒後，遇寒冷空氣，極易受凍。故手足之凍傷及全身之凍冷，反由飲酒而促成，不可不知。又飲多量啤酒及葡萄酒等時，其巨量水分量，較酒精更對於身體爲有害。因長時間之痛飲，其水分一點一滴流過心臟，使心臟過勞，心筋衰弱，而致患心臟擴張。德國慕尼黑人以患「啤酒心臟」聞名，卽因吃啤酒太多所致。所以酒之爲物，究以不飮爲是。

香煙　香煙對於健康上，有百害而無一利，但曾吸香煙者，欲使之戒煙，却非易事。吸香煙太過，對於身體有種種害處。或發心臟病、血管病、心臟部疼痛。或在步行時，突然不能舉步，醫生呼爲間歇性跛行症，乃由動脈硬化而起。或發胃腸病，胃部發生劇烈疼痛，有如患胃潰瘍或胃腸炎。或發神經障礙，感覺頭痛、眩暈、身體疲憊，無心工作。此外尙有害及各種內分泌腺而使人早老。

咖啡　咖啡於公元一六二六年，始輸入歐洲，至五十年後，各大都市，均設有咖啡店，大爲風行。咖啡含有咖啡鹼，能使神經興奮，其對於人之有害限度，由各人而異。飮多量時，對於身體極有害，與他嗜好品同。因飮咖啡過量之中毒症狀，爲眩暈、頭痛、發汗、及興奮狀態等。有時致發譫妄。其重要症狀，則爲睡眠障礙。有時祇飮少許，亦致患此症，尤以個人體質對於咖啡非常敏感者爲然。濫飮咖啡之人，每變爲神經質或患精神不調，或患憂鬱症，自覺工作之效率減低。

茶　茶亦與咖啡同爲有妨害睡眠作用，惟其作用係徐徐發作，大體較爲緩和。咖啡含有咖啡鹼一・○至一・五％，茶含有茶鹼三至四％。茶及咖啡均作用於心臟及腎臟，患心臟病，腎臟病時，亦有用咖啡鹼作利尿劑者。　我國飮茶，極其普遍風行，稍飮固可醫疲勞，亦不至於有害，但長時間飮茶，飮下多量之茶則甚不宜。茶及咖啡，均能使神經興奮，凡神經系統，易感興奮之人，咖啡及茶，宜不飮爲佳。一切嗜好品，可使人恢復疲勞，可作心身慰安，固不必絕對禁止，惟每易嗜之過度，有害健康生活，故對於此點，則不如專飲白開水最無流弊。

十三　運動

對於運動之注意　近時社會對於體育，漸知注重，運動比賽，盛行於各階層，自屬可喜。但凡事有利必有弊，各種運動，亦有長處及短處，吾人對於其利弊，必須加以研究。對於運動之一般注意，一爲勿作激烈之運動，超出自己之體力，（例如體力不能堪，而作長距離之賽跑。）一爲勿偏於一種之運動，致害及身體之平均發育。吾人應選擇何種運動，未可一概而論，應參酌各人之年齡、體質、境況、職業等而選擇之。無論何項運動，以能使身體機能作正常平均發育者爲最佳，此對於正在發育之青年人，尤爲重要。實際上，在懷春期，屢有一二器官停止發育，在此種時，可由運動而增進其機能或加以調節。在中年以上之人，因種種環境關係，不能作戶外運動者，可以家庭體操或練太極拳等代替之。在社會上，由於所操職業不同，而體格之發育，亦有顯著之差異。凡從事筋肉勞動者，大都肌肉頗發育，肩胛闊，臂膊粗。凡機關職員，公司店員，以及各種使用頭腦之薪給階級，則多胸廓狹細，肌肉薄弱。因職業之不同，其所選擇之運動方法，亦當然不可一律。　吾人試觀種種運動家之體格，可見到其偏於一種運動，而於其體型現出特徵。專作跳高三級跳，撐竿跳等跳高運動者，大概其身長最高。專作重量器械運動者，大概其身體最粗胖。專作長距離賽跑及跳躍運動者，大概其身體最瘦。專作踢足球運動者，大概其胸廓最廣。凡偏於一方面之運動，祗身體一部分特別發育，而他部分則不平均發育，欲避免此弊，其唯一之方法，則爲作多方面運動，使身體各部分，能均等發育。此不但對於健康有益，並可使身體體態，獲得均平調和。此外尚能使一切之效率提高。

運動與內臟　運動能使體格發育完美，亦能使種種內臟有健全發育。以肺臟言，在作快步時（每小時步行七公里左右速度）其吸入氧氣，約爲平時之五倍，故在賽跑脚踏車比賽登山比賽等時，肺臟所呼吸空氣，增至常時之五倍至十倍。在身體作激烈行動時，肺臟亦隨同作倍於平時之工作。由不斷之訓練，而使之作強健發育。但有時由於努力過度，肺臟疲勞，則致發肺擴張。在運動時，呼吸增加，心臟亦幫同將氧氣送至各處筋肉，而非常活動。因此心臟之筋肉，亦因之而增強。就實例而言，作滑雪運動，長距離賽跑，脚踏車比賽等之運動家，其心臟皆極發育。此等情狀，亦見於動物。例如野兔之心臟，較家兔爲大，野鴨之心臟，較家鴨爲大。或用動物試驗，亦可見到此種情形。例如用一小狗，置之於特製運動器械上，使之不絕運動，又將同一胎所產別一小狗，緊住飼養，不使運動。經過相當時日後，將二狗殺死解剖，比較二者之心臟，則見運動之狗，心臟較大，不運動之狗，心臟較小。吾人必須有強健之心臟，使與吾人之身體大小及體質相配合方可。身體瘦長之青年人，宜藉身體運動之鍛鍊，以增強其心臟筋肉。但運動宜避免過於劇烈，以免患心臟病。心臟一面以血液之榮養供給他器官，一面自己亦從冠狀動脈，獲得榮養供給。設心臟過勞，冠狀動脈之血流循環發生障礙，勢必影響於心臟之健康。故在練習運動時，宜避免急激，當徐徐行之，使心臟之筋肉，能藉適度之運動，以獲得充分之榮養。香煙之尼古丁，（菸鹼）對於心臟之冠狀血管，有強烈作用，在運動及平時，均以勿吸為佳。現代青年雖然對於運動，甚為熱狂，但因運動而致心臟病者却尚不常見，故亦不必因此而禁止運動或非難運動。健康心臟，在安靜時，每分間約壓出二公升半血液，流入血管。在激烈運動時，每分間約壓出十七公升血液流入血管。約相當安靜時之七倍。其他內臟器官，亦由運動而受佳良之影響。尤以腹部內臟，迷動能使其血液循環佳良，機能活潑。運動對於筋肉及皮膚，亦有佳良影響，由於皮膚機能活潑而能充分發汗，一以排泄新陳代謝所產生之廢料，一以減輕腎臟之負担。

運動之效果　多運動之狗，其骨髓作赤色。安靜之狗，其骨髓現出脂肪化。骨髓為產生赤血球之組織，此器官之機能亢進，對於貧血之人，甚有裨益。運動又能使感覺器官之機能活潑，一切運動及比賽行動，可使眼、耳、及其他感覺器官靈敏，故練習運動，可以增強感覺靈敏，此對於平日工作上，亦極有幇助。故優秀之運動家，同時可以成為優秀之實業家，於社會上，占有重要地位。　運動對於精神上之訓練，亦極有益。特殊之運動，須有忍耐力為之，忍耐力乃使運動獲得豫期效果之重要德性。此項訓練，可使吾人在日常生活上養成強毅之意志，對於一定目的，具有非達到不止之毅力，或對於嗜好品，具有戒除或節制之毅力。運動比賽，可引起人之競爭心，名譽心，此在日常生活上，可使人發生奮鬥自強之意志，愛惜聲名之心理。此等皆為運動之優點。

運動與缺點　運動固有種種優點，亦不免有缺點。競技比賽，尤較運動爲多缺點。吾人對於健全之運動及競技比賽，並不欲加以阻撓，但婦女在生理上對於種種競技比賽是否合適，則不可不加考慮。婦女在生理上，與男子不同，若未加考慮，對於運動比賽過於狂熱，有時於身體發育，可引起其不良之影響。女子在發育期間，固需要適度之運動，但欲求身體及內臟有均平之發育者，亦需要合適之安靜。欲使運動獲得豫期之效果，必須有適宜之榮養，有充分之休養，有合適之練習。對於有害健康之嗜好品，必須戒除或有節制。婦女在月經時，宜休息，不宜運動。又宜避免一切對於下腹部內臟器官有不良影響之運動。

十四　旅行及休假

旅行之益　在服務上，有短期間餘暇，有時作行樂之小旅行，對於健康，亦極有益。旅行之樂，除身體之運動外，又可與不同之山川景物風俗人情接觸，使耳目爲之一新，使精神感到興奮及愉快。旅行或以徒步，或以舟車，可視目的地及各人所喜者而採擇之。徒步之旅行，與舟車之旅行，對於身體之運動，當然有異。如以身體之運動爲主，自以徒步之旅行，最爲合宜。遠足登山滑雪等徒步旅行，由身體之運動，可使筋肉強壯，肺臟強健，增強胃納，增強皮膚之抵抗力，使血液之循環活潑。在精神上，可使精神爽快，頭腦淸明，愛好自然，鍛鍊膽力，增加科學智識，諳悉地理，人情，風俗等。平時專從事用腦工作之人及運動不足之人，如於適宜時期，略作小旅行，對於身體之休養及健康，均極有裨益。 徒步之外，或騎馬，乘脚踏車亦佳。凡遨遊山野，接近自然風光，對於健康皆極有益。身體虛弱之人，老年人，婦孺等不堪徒步跋涉者，自以乘火車汽車等爲宜。各項旅行方法，可各由年齡、職業、境況、日數等，豫先定一適宜之計劃而行之。

旅行之衞生　旅行固然對於肉體上，精神上，均極有益，但亦有各種弊害，不可不加注意。例如長途旅行之吸入塵埃，或遍身塵埃，在旅途中傳染疾病，飲食不以時，由於舟車之異常動搖及喧鬧，而感到身心疲勞，或專藉舟車代步而致運動不足等。 在旅程中，常不免呼吸塵埃，或滿面風塵，應勿忘記常洗面洗手。又勿忘記入浴，更換襯衣。洗面時，宜注意揩拭眼鼻塵埃。又宜漱口，使口腔咽喉清潔。 旅途中，當然以有伴爲佳，可得談笑之樂。但却不宜與顯然有病之人結伴。尤不宜與呼吸器不健康時常咳嗽之人結伴。 在舟車中，固然亦需要呼吸清淨空氣，但過於吹冷風，或從窗隙等吹進冷風，則宜注意避之，因易致感冒風寒，或發風濕痛、咽喉炎、神經炎（頭痛等）等病症故。在火車，長途汽車進行中，不宜探頭窗外，因每有塵埃煤煙等吹入眼中，致眼紅痛，又有時有來往車輛或路傍電線柱，將頭撞傷。專乘舟車之長途旅行，每因運動不足及食物關係而患便祕。宜於車停時，稍下車散步，或用其他方法，稍作運動。注意飲食，或多吃水果，以使大便通暢。 火車之喧鬧聲音，一爲火車進行時之車輪轟動聲、一爲人聲之喧擾，均屬無法避免。爲耳根清靜計，搭乘火車時，以搭乘夜車較佳。搭睡車尤佳。縱然不得酣睡，有床鋪可躺，仍可得相當休養。如不喜脫去上衣而臥，不妨着衣躺在床上休息，仍較坐等天亮爲佳。搭睡車時，不宜在睡前吃安眠藥或飲酒。尤以飲酒不但不能使精神鎮靜，反而使精神興奮。　在旅途中，生活每易流於不節制，宜隨時加以注意。對於飲酒及其他不節制，不合衛生行爲，在旅途中尤應謹慎。宜避免體力之過度消耗。加以節制，以備不測之變故。同時對於氣候之變化，不慣之飲食物等，尤宜充分注意。　投宿旅館時，除注意飲食，勿暴飲暴食外，對於寢具，宜特加注意。旅館朝迎秦賓，暮接楚客，前客所睡過之被褥，如該客係健康人，尚無妨礙，假如患有肺癆病、皮膚病或其他傳染病，必致傳染後客，故被單必須使更易新洗滌者方可。爲衛生上計，在旅行時，最妙自己攜帶一白被單，裹住自己身體，較爲妥當。

休假與易地休養　日常工作繁忙，生活緊忙，感覺疲勞之人，每年最佳宜有一次稍長之休假。如有相當日數之休假，暫時脫離工作，可以醫疲勞，並得充分休養，增長氣力，以備來日擔負更艱巨之工作。在休假時，或赴各地游歷，作行樂之旅行，或至山中、海岸，度閒雲野鶴之生活，均極適宜。　易地休養目的在於增進身體健康，故必須選擇適宜之地方可。某處氣候，富於興奮性，富於刺戟性，某處氣候，則恬靜，少刺戟。如赴山間，其標高、氣温、風力、紫外線强度、日光照射程度、氣壓等，均極與氣候有關，又與各人之身體感應有關。一切氣候變化，均對於人體，發生刺戟，其變化之程度愈大，對於人體之影響亦愈大。如個人之感受性銳敏，其所受之影響，亦愈强大。此感受性隨年齡而增大。虛弱之人，神經質之人，老年人等，在易地休養時，對於選擇適宜之地，尤宜加以注意，因易地而致神經興奮，心悸亢進，不眠等，乃所常見有此等情形時，可與醫生商酌。醫生對於氣候之如何影響於人體，乃所熟悉故。　在休假時，對於日常工作所多使用器官及易受病器官，宜使多得休養。一面對於日常所不常用器官，所不能爲者，宜有相當練習，以增益其所不能。　對於氣候本身之良與不良，尙屬次要，而關於易地之氣候改變，較爲重要。住於濱海之人，如赴山間，可得較佳之靜養，住於山間之人，如赴平地及海岸，亦可獲得合適之休養。由於土地及氣候之改變，而獲得佳良影響。體質強壯之人，宜登高山，於新鮮清淨空氣中，多使用體力，以增強其體力。或赴海中作相當長時間之游泳，以培養氣力。身體虛弱之人，如赴海岸，宜擇較恬靜之處，較爲相宜。如赴山間，宜擇標高不甚高之山地，以中等程度高地，易於出至平地者爲佳。氣候除與氣壓、空氣、濕度等有關外，又與風力有關。大抵海岸之風力，概較山地爲強烈。居於平地之人，有時至高山地帶，頗有不良影響。多數人及老年人至標高一千二百米以上高地，每致發生心臟痛苦，呼吸困難，胸次不安、不眠等，此乃山嶽病之輕度症狀也。　休假之目的，乃欲使日常之疲勞，獲得休養，並補充其能力之所不足，故對於一切行動，宜注意勿使過度，同時對於平素所不常使用之能力，宜加以練習，以培養之。在精神上，宜致力使其緊張者獲得鬆弛。如觀書，宜擇不多費腦力之書，選擇輕易之讀物爲佳。宜致力轉換精神，對於一切事，宜有興致，不可勉強。　許多人在休假時，在第一日，每有過度行動而致後悔，或暫時寓居他地而感覺不眠（此等屢單由氣候改變而起。）及胸次不安症狀。有許多人每每飲酒無度，並妄信飲酒可以消除此等症狀。在易地休養時，宜先充分考慮何地最宜於靜養而後往爲佳。

第二編　鍛鍊及不服藥之自然療法

處現在逼地火藥氣之世界，祇有有實力能應付艱巨之人，纔能立足，否則稍遇風浪，將不免於迅速崩潰。故體力之鍛鍊，乃現今國民最當注重之一事。身體愈鍛鍊而愈結實，精神愈磨練而愈充足，青年應利用此時機，及時鍛鍊，以養成國家有用之幹才。

鍛鍊之法至夥，而最切要最有效者，厥爲空氣日光及冷水浴，勤行此數者以鍛鍊身體，身體必健碩逾恆。又有灌腸及溫泉海水浴，此不惟可以鍛鍊身體，並爲若干病症不服藥之自然療法，驅二豎，節費用，療病之法，誠莫善於此。本編皆詳述焉。

身體既鍛鍊結實，精神亦鍛鍊精明，則個人事業有成功希望，社會國家咸蒙其福利，讀者其勉之哉。

一　冷水摩擦及冷水浴

寒冷刺戟對於皮膚之作用

皮膚突然遇到寒冷刺戟，即於身體上現出種種作用。例如對於神經系，使之興奮。由反射使血管運動神經興奮，促進神經中樞之血行，使其機能亢進，使精神爽快。對於循環系，因皮膚之於寒冷，先現出第一次反應，血管收縮，皮膚變成蒼白，腦髓及腹腔之血管於一時擴張。次發生第二次反應，皮膚充血，覺到身體溫暖，同時腦髓及腹腔之血管收縮，血量減少。脈搏在最初時增加，但未幾即轉爲強實而遲緩，同時血液之鹼性，殺菌力，抗毒作用增加。血壓初亢進，但未幾即降低。故患有心臟病，血管病者及老人有時須加注意。對於呼吸，由於寒冷對於延髓呼吸中樞之反射作用，吸氣初深而遲，次則一時停止，後則轉爲深而速。對於筋肉，寒冷能使筋肉增加活動力。胃腸、膀胱等筋肉，亦受寒冷之刺戟而興奮，增加蠕動。同時使筋肉之氧化作用亢進，吸收氧氣及排出炭酸增加。食慾亦亢進，使榮養佳良。大都精神爽快，元氣充沛，喜從事於勞動。

實行方法

實行冷水摩擦或冷水浴，可由個人按照其身體之強弱，適宜行之。惟最初不可即用冷水，宜循序漸進。先施行皮膚乾燥摩擦，次行微溫湯摩擦，又漸次行冷水摩擦，及已慣，乃可行冷水浴。今述其實行方法之一例如下：（第一法）乾毛巾摩擦　脫去衣服，用乾毛巾將頸部周圍、上肢、胸、腹、背等順次摩擦，次着上衣，自兩足至腰，同樣摩擦。此法可行數日，至已慣，乃行第二法。（第二法）溫濕巾摩擦　取毛巾放入微溫湯（湯之溫度以身體不覺冷爲度）用力絞乾，先用力摩擦上半身，次照第一法，用乾毛巾摩擦。將上衣着好，再照樣摩擦下半身。此法可行十數日，既慣，乃行第三法。（第三法）冷濕巾摩擦用冷水照第二法摩擦。初十幾日間，可將毛巾用力絞乾摩擦，及已慣，可略絞乾摩擦，不必絞至太乾，以水滴不滴下卽可。其次可行第四法。（第四法）冷水塗抹　全身赤裸，用毛巾浸冷水迅速將全身塗濕，立卽將毛巾絞乾摩擦全身，次用乾毛巾摩擦。（第五法）冷水灌注　全身赤裸，用鉛桶或水杓盛水冲淋身體，或用蓮蓬龍頭冷水淋浴，立卽絞乾毛巾摩擦全身，次用乾毛巾摩擦。進行至此已可進而行冷水浴。（第六法）冷水浴　浴盆盛滿冷水，將全身浸入其中。水溫通常爲攝氏十二度左右（攝氏八度至十八度）浸在水中時間，以半分鐘至二分鐘爲度。出浴後，卽絞乾毛巾，摩擦全身，次用乾毛巾摩擦。　在入浴中，身體各部，宜盡力運動，摩擦皮膚。浴後，宜充分用乾毛巾摩擦，厚着衣服，以使身體溫暖，不可少着。或臥於溫暖被中休息。

實行上之注意

冷水摩擦或冷水浴，通常於朝間行之，亦可於晚間或晝間行之。但不可於飯後卽行。在心身勞動後，心肺機能亢進時，亦不宜行此法。又月經中及月經前後，或患腎臟炎及循環系疾病，亦不可行。有高度動脈硬化者，尤不可行。　施行冷水摩擦或冷水浴之室溫，以攝氏十七度至二十度爲適宜。但身體強壯之人，浴後能充分運動者，亦可於寒冷室中行之。　在暑季行此浴時，可卽從第三法開始，無庸行第一法及第二法。　繼續實行時，可視自己體力之強弱，及設備是否便利，而擇行第三法，或第四法、第五法、或行第六法。或於天暑時行第四法，天冷時行第三法亦佳。　第一法第二法，乃欲行冷水摩擦之豫備鍛鍊法，十歲以下小孩，身體虛弱之人，老人等，用此等方法，已有充分之效果。如欲行第三法，可展長日數使身體較慣而後行之。正在少壯之青年人及壯年人，至少應從第三法開始。在寒季，欲行第五法、第六法、必須身體强壯者方可，或已慣於行第四法亦可行之。通常人，在寒季以行第三法、第四法、較爲合適。此法宜每日實行，長期持續，方見效果。不但可增進身體之健康，並可使精神爽快。

二　空氣浴療法

空氣浴之功效

吾人平常概由呼吸而受到空氣之作用。呼吸除由肺呼吸外，尚有皮膚呼吸，故皮膚亦宜多接觸新鮮空氣。空氣直接接觸吾人皮膚，除皮膚呼吸外，又由空氣所具之諸性質（氣溫、濕度、動搖等）對於吾人身體，有種種作用。低溫之空氣，接觸吾人之皮膚，對於身體之作用，恰與冷水相同。由其寒冷作用而使皮膚之體溫調節及神經作用興奮，可鍛鍊末稍神經，由此而使心臟之機能旺盛，新陳代謝亢進，食慾增加，同時又能調整呼吸機能。空氣浴能使血壓稍亢進，但脈搏及呼吸數則減少。行空氣浴時，體溫初上昇，後下降。對於血液，能使白血球血色素增加，使白血球噬菌力增強。空氣浴對於現代人，甚爲重要。社會愈文明，人之身體，被衣服層層包裹，甚少接觸空氣之機會，因此而妨礙皮膚之呼吸，減弱皮膚之抵抗力。尤以都市人爲然。故親近空氣，在現代之都市人，實極重要，幼年人以及壯年人之患各種病症者，均宜行空氣浴。例如失却皮膚調節力之神經衰弱，歇斯的里、憂鬱症、貧血、僂麻質斯、發炎性病症、肥胖病、心臟病、食慾不振等，均適於行空氣浴。惟患肺癆病者，視其症狀有適有不適，宜由醫生指示監督行之。

空氣浴之注意

所謂空氣浴者，祇是裸體或半裸體，在戶外空氣中運動即可。在寒冷時季，脫去衣服後，可先於皮膚施行乾燥摩擦，即不覺冷。行空氣浴時，如覺到甚寒，應即停止。實際空氣溫度低，氣候寒冷，愈適宜於鍛鍊皮膚，可於朝間起身後或夕刻，行空氣浴。初試行之人或對於寒冷過敏之人，可於午間行之。最初可將窗戶關閉，於室中裸體行之。繼可將窗戶打開行之。其後可出戶外行之。夏季可擇氣溫較低之陰處行之。在行空氣浴時，如不感覺身體不適者，可兼作適宜之運動。行空氣浴及運動之時間，應以感覺爽快，不覺疲勞爲度。最初大抵可以十分鐘至十五分鐘爲度，漸慣乃逐漸將時間展長。在空氣浴後，以皮膚潮紅爲宜。又宜於空氣浴後，施行乾燥摩擦，而後着衣，靜臥休息半小時。在冬季，可於攝氏十八度左右溫度之室中行空氣浴五分鐘至十分鐘，同時兼行運動。空氣浴之持續，未有限制，應以體重增加、病症減輕爲目標行之。如在空氣浴中，身體冷顫，或行空氣浴後，覺寒冷不覺溫暖，或手足寒冷，感覺不適者，均不可行空氣浴。婦女在月經時，不可行空氣浴。　實際健康人欲行空氣浴，並無庸遵照各項麻煩規則，祇須時時裸體或着較通風近於半裸之衣服，多接觸新鮮空氣已可。

三 日光療法

日光療法之歷史

日光有治病功效，在古代人早已知之。自原人至現代文明人，各時代均知用日光治病，有歷史證實之。古時不但知用日光治病，並知遮蔽一部分之分光(Speotrmm)而用另一部分之分光治病。例如患天花時，使病人居於暗室，或居於赤色光線中，欲以防遏可怖之化膿期是。古代文明人之日光療法記錄，見於埃及希臘羅馬等歷史。希卜克拉底斯氏極稱讚日光之乾燥力。赫洛陶司氏對於日光浴之應用，曾有詳細記述，並認識日光能增強筋肉及神經。安吉洛司氏（公元前三百年）對於日光作用，亦有詳細記載，散見於其著作。氏爲傑出之觀察者，其經驗多與今日之見解符合。塞爾司司氏曾留西司氏西塞洛氏等均留有記錄，記述羅馬人之光線療法。羅馬爲行日光浴而喜建朝南之平頂房屋。

近代有瑞士之李克里氏，曾利用日光浴以治新陳代謝病。咽喉科醫生戈爾戈氏用反射鏡反射日光，以治療頸部病症。對於日光浴療法從科學上作有系統研究者，爲瑞士醫生貝倫哈托氏及羅里埃氏。此二人對於外科結核認識日光有顯著之功效，治療外科結核，可用日光療法代替手術。二氏謂高山日光，較平地日光特別富於短波之紫外線，故以爲祇高山日光，對於結核有效，平地日光則效力弱。但此種見解並不與實際符合。司托爾曾堡氏，證實海洋日光，能治愈外科結核性炎衝。蓋以海洋日光，亦含有特別之紫外線與高山日光相同故。據近時多數醫家之報告，謂平地日光，雖然紫外線較少，但對於外科結核，仍有充分之治療功效。故欲施行日光療法，實無庸使結核病人爬上高山或至海洋。某醫生言：欲行日光療法不論在街市或在田園，更不論何時季，凡有日光照射之處，均可行之。但北方少日光照射之處，却不宜於行日光療法。高山日光較多，南方亦比北方多霧之海岸，日光較多。

亞倫司氏發明人工光線，可用以替代自然日光之不足。氏於空氣稀薄之石英管中，置二水銀柱，於其兩極間通電流，使之發生氫氣，而獲得富於短波紫外線之光線。克洛邁埃爾氏首先試用此光線，欲以治病，曾製成一種石英燈，名爲克氏石英燈，但只適於局部治療。巴哈氏發明石英燈照射器，利用含有多量紫外線之石英光線，欲創造一與日光短波分光相近之光線。石英燈之光線，極少赤色線而特多紫外線，此爲與自然太陽光線不同之處。如欲使石英光線近於自然太陽光線，須將右側之一部分紫外線遮斷，而一方於左側用人工添補赤色光線。

光與色

光爲明度之自覺感覺。由以太之電磁氣振動刺戟而感覺。吾人之眼球中有感覺此光之神經組織，受光及色之刺戟而共覺之。光並不如其外觀之簡單，實有極複雜之組成。在日光中振動之以太光波，用三稜鏡屈折之，則分散爲赤色、橙黃色、黃色、綠色、青色、紫色等之分光，現出美麗色帶，此等分光，按照其波長及振動數，順次排列。以太振動波長，以赤色爲最長，紫色爲最短。振動數則赤色爲最少，紫色爲最多。赤色波長爲七六〇PP (Mikro-mikron) 每秒鐘振動數爲三九五兆。黃色波長爲五八九，振動數爲五〇九，紫色波長爲三九七，振動數爲七六三。白色爲全體分光所合成之色。吾人所能見到之分光光線，祇係波長七六〇至三九七者，此外日光尙有各種波長光線，惟吾人之眼球網膜，未有感覺此種之神經纖維，故而不能見到。在紫色分光線之右側，尙有波長更短之分光線羣，謂之紫外線。日光之紫外線波長，短至三〇〇，石英燈之紫外線波長，更短至一八〇以下。在赤色分光線之左側，尙有眼不能見之分光線羣，謂之赤外線。其波長較赤色分光線更長。此赤外線具有熱力作用。短波之光線，則偏於化學作用及生物學作用，對於生活細胞機能，極有影響。如按照其主要作用分日光光線爲二種，則以綠色爲界，其左方者，具有物理作用，其右方者，具有化學作用，生物學作用。綠色分光線之波長，恰介於二者之間，故其作用不偏不倚，屬於中性。生活之植物細胞，爲補充自己之生活機能，欲吸收物理學活力、化學活力、生物學活力，最適宜者，卽爲綠色。綠色爲最能吸收光線之色，爲葉綠素之色，爲遍覆地面上草木之色。綠色爲中性，故對於人之眼睛，亦有快感。

日光之醫治作用

（甲）一般作用　日光之作用，總括言之，可謂爲能給與生物以活氣。在冬季，太陽距地面上較遠，自然界卽現出毫無生氣之凍結狀態，現出蕭索之世界。但一至春季，受陽光之刺戟，萬物卽又欣欣向榮。在陰處之草木葉色萎黃，毫無生氣，但一經日光照射，則又發芽、長葉、開花，充滿生意。草木如此，人何嘗不如此。人亦如草木一樣需要日光。 無論何種花木，均向日光照射處伸展。浮遊水中之微生物，亦向有日光處聚集，是爲生物之向日性。晴朗之日光、能使人之心境、覺到光明快樂、陰暗之天氣，則使人覺到陰鬱。在暗夜，一盞燈光，亦能使人心明朗化。 民族之情緒，亦受日光之影響。南方多陽光之國，民族多快樂情緒，嗜強烈色彩。北方少陽光之國，民族多幽鬱情緒。 病人之心境，充滿快樂希望，快樂情緒，可以使其病早日痊癒。日光能使人之心境變爲快樂，對於病人及醫生，均有重要意義。 平常爲衣服所遮蔽之身體一部分，如受強烈之日光照射，經幾分鐘後，則覺到灼熱及刺戟，皮膚發赤，發生日光紅疹。其劇烈者，有時發生水泡。但經二三日，發赤卽消褪，乾燥，表皮剝落。以前常受陽光之着色部位，例如顏面手背等，雖同樣受日光照射，却未見此種情形。皮膚發生日光紅疹後，卽沈積色素，於該部位現出褐色。故光線實有使皮膚着色作用。而色素對於光線之刺戟則有防禦作用，使皮膚不致受光線從刺戟而發炎。着色皮膚對於光線，有如具有免疫性。 着色之皮膚，用顯微鏡觀之，可見到色素作黑色顆粒，散布於表皮之基層細胞。此等色素，對於日光線之射，恰如防禦甲胄。赤、綠、黃等分光線，並不能使皮膚生成色素。祇青色、紫色分光線，能使皮膚生出色素，尤以紫外線爲然。此等分光線，同時又具有炎衝性刺戟。故此等分光線實一面能爲害，而一面又能自己消滅其災害。有種皮膚病，欲使之發生炎衝。可用紫外線照射，使之發炎。或欲使其表皮剝脫，亦可用紫外線照射，使之發炎剝脫。利用光線施行此種治療，以用含有多量紫外線之石英燈，最爲適宜。 光線之一般作用，卽光線對於血液及新陳代謝機能之影響。蓋由於光線射入組織內，爲血液所吸收，血液遂貯有光線之活力故。

對於光線之透過性，有物理法則。凡光線之光波長，則透過性亦強。光波短則透過性亦弱。赤色之分光線，光波最長，故透過性最強。紫外線光波短，故透過性最弱。此等事吾人可用種種方法試驗而知之。例如吾人閉目向日，必覺到有赤色光。或用手遮日光透視之，亦見到有赤色光，此乃赤色光線能透視極厚之組織層，更刺戟吾人之網膜，故能覺到。

在吾人之皮膚下，有微細之血管網，將全身遮蔽，有如一赤色布幕。但此布幕，却非欲爲身體遮蔽日光，乃欲將透過全身皮膚之光線、活力吸收，用作身體之原動力。設吾人用一塊薄布將皮膚遮蓋，即使光線不能射到皮膚。故欲行日光浴，必須將全身表面毫不遮蓋，直接照射日光。所謂日光浴，與「使皮膚吸收新鮮空氣」意義不同，與空氣浴另爲一事。

於此吾人將問：血液吸收光線活力，有何作用。據哈爾登靈耳氏之研究，及多數醫生之血液檢查，見血液之赤血球及血色素增加，其呼吸氧氣之血液面積亦因而擴大。

日光能使萎黃之草木生出葉綠素(Chloroyhyll)亦能使蒼白之人生出血色素。(Haemoglobin) 此二者均爲吸收氧氣及放出氧氣之重要物，與最重要之生活現象有關。故光線對於新陳代謝機能之現象氧化、還元合成等有重大影響。據滾開氏及貝令氏之研究，生活細胞之氧氣消費量在光亮處甚大，而在黑暗處則不多。

光線之化學活力，生物學活力，以短波之光線爲最大，長波之光線爲最小。光線之化學作用，生物學作用，亦以青色光線紫外線等爲最強，黃色光線綠色光線已甚少力量，赤色光線更毫無力量。但血液却能使無力量之長波轉變為有力量之短波。使無力量之赤色光線，對於物質之新陳代謝機能，變而為有用。 全身或身體一部分，照射日光，則血壓降低。尿排泄增加。體重亦概增加。但多脂肪貧血之人，由日光浴而氧化作用亢進，脂肪燃燒增加，則體重減輕。行日光浴，則呼吸緩徐而深長，睡眠寬舒。日光對於血液及新陳代謝之機能。有此種作用，故能使人心身爽快。日光又能使血液生成，使血液淸淨，與此亦有關係。 日光又有強大之殺菌力，有偉大之治療功用。結核菌逢日光，於短時間即死滅。此殺菌作用，在於短波之紫外線。富有紫外線之石英燈，亦自有強大之殺菌力。能抵抗數小時煑沸之細菌在石英燈之三十厘米光圈內，數秒鐘即死滅。故飲料水之消毒，近時多用石英燈，以消滅水中細菌。吾人之居室，被褥，宜多照射日光，因日光有殺菌力。肺癆病人，欲利用此強大之殺菌力，以消滅一切病菌，居室及被褥，尤宜有充分日光照射。

（乙）特殊作用　在外科範圍，用日光療法以治療結核，近時已極成功。結核菌盤踞於肺，則發肺結核。結核菌盤踞於關節、骨、腺、皮膚等，則發關節結核，骨結核，腺結核，皮膚結核等。此際有時為純局部病症，大多數則係由內部結核病竈，傳染於此等局部。 對於純外科結核，可用天然日光，或人工太陽燈，芬先氏燈，愛克司光等，施行局部光線療法。如外科結核，祇係一般結核之局部症狀，則除施行局部光線照射外，並須施行全身照射。日光療法，對於上述之病症，極有功效。 光線療法，對於外科治療，甚為優越，較割治刀尤為銳利。日光療法之功效，較外科手術尤優。 治療腺病質貧血及初期結核，無他法更優於日光浴。

腺病質爲體液、血液、淋巴等之一種病態症狀，由遺傳素因而起，母體之結核，與腺病質尤有關係。此外有屢與父母之梅毒有關腺病質兒童，顏面現出慢性腫脹。口唇及頰部，使此種可憐之兒童，現出特殊相貌。此等兒童，面色憔悴蒼白，未有少年人之豔麗血色。頸部之淋巴腺，屢腫脹，或者潰爛。眼、鼻、咽喉粘膜時常發炎，流淚水，流鼻涕。皮膚屢有頑固之腺病性發疹。眼睛之角膜，（角膜爲眼睛前方透明膜。）屢發瘰癧性潰瘍，易致失明。

腺病質常爲二種可怖病症之素質，卽狼瘡及結核是。腺病質與此二者，實際極有淵源。治療腺病質，欲治療其各個症狀，頗多困難。例如欲治療腺病質性重聽，須由耳科醫生治之。欲治療發炎性眼病，須由眼科醫生治之。欲治療皮膚發疹，須由皮膚科醫生治之。但欲使腺病質兒童之病態體液，變成清新，變成健康，却有一可採取之方法。最有功效之清血劑，乃天然日光，或人工太陽燈之日光浴。以多數之經驗，證實其理論，確與實際符合。故腺病質兒童，必須多行日光浴。

貧血係由造血器官之一種障礙而起。其病狀爲血液減少及血色素減少。血色素爲運輸氧氣之要物，担任身體極重要之生活機能者。此貧血病屢見於正在發育之妙齡女子，患者面色蒼白，易疲勞，有腰痛、月經不調、心跳、不眠、神經性興奮等各種症狀。此等症狀，造成此病症之種種型。

貧血每易引致種種嚴重之結果，成爲許多嚴重結果之素因，其中尤以對於結核，最宜特別注意。治療貧血之藥劑，亦以日光爲第一。戶外之天然日光浴、爲治療貧血最佳之靈藥，人工太陽燈亦極有功效。太陽對於貧血之人，有使生成血液之作用。如照射日光，又服造血劑，（鐵、砒等、）其作用尤爲顯著。身體受日光照射，其氧氣之需要亦增加。故在施行日光療法時，尤須注意多呼吸新鮮空氣。初期肺結核，施行日光療法之所以能見效者，即由於日光能使血液生成，並使新陳代謝機能亢進故。新陳代謝病，行日光浴亦極有功效。此蓋因日光能使物質之新陳代謝亢進，故能治愈肥胖病。又能使蛋白質之燃燒經過，維持其正常狀態，故能治愈痛風。日光對於重症病人之消瘦，及施行手術後之消瘦，乃最佳之強壯劑。於此應提起注意者，多數肺癆病病人，對於日光，常抱有多大之期待，以熱烈之希望，寄托於日光，但對於此點，實需要有批判之考慮，及極注意之節制，故醫生應使病人勿作虛妄之期待，受悲慘之希望。人工日光療法及其新式治療器械，近時歐美多數肺病療養院，頗爲盛行。據此等療養院之多數報告，謂人工日光療法，對於肺癆病之功效甚佳。據多數醫生言，肺癆病用他種療法，未有功效者，用人工太陽燈（石英燈）治療，屢有功效。多數病人，長期間有高熱不退者，及行人工日光療法，熱度即逐漸下降，而肺之局部病狀，亦見減輕。對於肺癆病人之體重，亦爲一極可注意之事。營養不佳之病人，一經施行日光療法，常可見體重增加，有時增加至二三十磅之多，或有更多者。惟發熱性病人，間有現出病態之脂肪增加者，尤以有肥胖體質之病人爲然。此等現象，雖似乎矛盾，此蓋因發熱時，雖有物質之新陳代謝亢進，許多蛋白質分解，但脂肪燃燒，却因缺乏氧氣而降低，因而現出病態之脂肪增加。有時亦有體重急劇減輕者，此蓋由於受光線照射，脂肪燃燒亢進所致，病人亦自覺到病勢減輕。病人之痰及細菌，亦屢經日光療法而減少。血液生成因日光照射而增強，自覺病狀，有佳良影響。

（丙）各種光線之價值　日光療法，對於肺癆病，常能使病勢減輕或治愈，故肺病療養院自應多利用日光。或用天然日光，或用人工日光。但病人自己濫行日光療法，却亦不可，此因亦有危險故，（例如肺出血）故必須受醫生之指示及監督方佳。欲行日光浴，有簡單之設備已可。凡有日光照射之處，無論何壁角落，無所不可。在都市，如有大建築物，可設於屋頂花園之中。建築物愈高，離街路之塵埃亦愈遠，可以呼吸較清淨之空氣。都市之醫院，在新建築時，不可忘記日光浴之設備。朝南之露台，亦極宜於日光浴。小花園內，在多日光處，如有可以作裸體之設備，亦極相宜。在春、秋、冬、寒冷時季，如有蓋玻璃之露台暖房，可置榻於其中者尤佳。冬季在溫暖室中，坐於毛毯上，捲起窗簾以行日光浴，對於兒童，甚爲適宜。冬天本極宜於曬太陽，而且冬天又多晴天，最宜行之。在有積雪地方，雪能反射日光，尤可得多量之光線。　夏天草木豐茂，綠葉成陰，故光線之被吸收者不少。但吾人仍有充分之機會，可以行天然日光浴。　日光浴有三種主要光線，一爲高山之日光，一爲平地之日光，一爲種種型式之人工太陽燈。人工太陽燈，人所常用者，爲巴哈氏所製之一種。今試就此等光線，一作比較。　高山之日光，較平地之日光爲優，有人工所不能倣造之特質，自屬毫無可疑。高山上之日光，因空氣清淨，故較平地之日光尤富於短波光線。　日光之治療作用，謂爲全部在紫外線，縱然不甚正確，然日光療法之光線價值，由富於短波光線而增高，亦屬不可否認。但紫外線之波長，超越一定範圍者，（約爲二八〇pp）據云對於身體有害。對於天然日光，欲防其照射而致皮膚發赤，（發炎）宜徐徐使之習慣於受日光之照射，使皮膚生出色素，或用遮斷紫外線之遮光器遮住。　高山之優點，在於日光照射之時間長，照射之日數多。如有積雪因日光反射尤多功效。海洋日光亦有相類之優點。海洋空氣清淨少塵埃，故較塵埃飛揚之陸地，更富於紫外線。海洋之波面，及海濱之白沙，亦能反射日光。但在多青草之平地，其有治療功效之光線全被綠葉所吸收，故無光線反射。高山之日光，因有上述之優點，故其功效亦大，自不待言。然平地之日光，據多數醫生之報告，亦證實其有優越之功效。　欲用人工以代替天然日光，當然不免不完全。無論如何用精密之分析及合成，終於不能具備天然日光之全部特質。但人工日光，却亦非毫無價値之倣製品。如就其隨時可以供人使用而言，實較天然日光不無更加便利之處。假如天公不做美，連續天陰幾星期，吾人將無法利用天然日光。在此際則人工日光之優越治療功效，早巳有多數醫生爲之證實矣。　就各光線之價値而言第一爲高山日光第二爲平地日光，第三爲人工日光。　日光對於外傷，亦極有功效。日光能使創面早生出肉芽，能曬殺創痕之細菌，能加强創傷之反應，而使創傷早日治愈。創傷之因生瘢痕而致關節木强者，日光能將其治愈。世界大戰之傷兵及受傷之人民，受天然日光及人工日光之恩惠者，不知凡幾。

日光療法之技術

欲用日光以治療疾病，首宜知所欲用之光線，含有若干短波之紫外線。

平地之日光，由於厚空氣層之塵埃遮蔽，右側短波之光線，被遮去不少，故其分光線亦少。海洋及高山，空氣清淨，故日光亦多紫外線。石英燈之光線，紫外線甚多。故用於照射之日光光線，實有種種不同。羅里埃氏先使病人習於高山氣候二三日後，始行日光療法。第一日，先曬足部，注意曬二三分鐘。第二日曬至膝部。第三日曬至腰部。最後曬至腹部胸部。但頭部不可曬太陽，宜戴闊邊帽子，將頭部遮蓋。如此順序漸進，可使病人漸慣於受日光照射，身體逐漸生出褐色色素，不致因受強烈日光，而致皮膚發赤。皮膚常受日光照射，變成銅褐色，則已不怕日光，雖曬至幾小時或曬幾多天，皆無礙。羅里埃氏對於皮膚生出濃厚色素，甚爲注重。因此等色素，不但可豫防紫外線之刺戟，而免皮膚發赤（發炎）同時對於治療肺核結，其皮膚色素愈濃厚者，則其治療成績亦愈佳。平地之日光照射，亦同樣有此功效。受温和日光照射，比較不須多加注意。在平地欲使身體直接曬於日光，可先二三日於室中或戶外行空氣浴。第一日之日光浴，可視日光強弱及其時刻，曬十五分鐘至三十分鐘。最妙於近午時行之。宜多將身體露出，使光線能從各方向曬到。照射時間，可逐漸展長。如此可不致皮膚發赤，而逐漸生出色素。有時如皮膚有輕度發赤，可停止日光浴二三日，於皮膚撲粉（水楊酸粉）保持乾燥後，卽可再行日光浴。

冬日宜多利用晴天之日，行日光浴。可在温暖之室中，將窗戶打開，坐於毛毯上行之。兒童尤宜在冬日繼續行之。在行日光浴時，無論何時，頭部及眼睛，皆須用闊邊帽子遮住。

如用石英燈光線照射，須特加注意。因石英燈富於短波光線，極刺戟皮膚，故照射石英燈時，眼須戴保護眼鏡，頭部可用黑布或衣服包住，勿使光線照射頭部。石英燈可置於距離身體一米突半至二米突之處，最初可照射身體一分鐘，使從各方向照射。如皮膚發赤，可停止照射二三日，並於皮膚撲粉。如皮膚未發赤者，可逐日將照射時間展長。例如二、三、四、五、六、一〇、二〇、三〇分鐘，逐漸徐徐展長。照射石英太陽燈之最長時間，以三十分鐘爲限。以十五分鐘照射前面，另十五分鐘照射背面。或每次七分鐘或八分鐘，照射四面。照射距離，亦可逐漸縮短至一米突。如此可以無何危險而使皮膚着色。皮膚着色則能堪受强烈照射及長時間照射。石英燈之光線浴，通常每星期行二次至三次已可。吾人尙可用他法以豫防紫外線之刺戟皮膚，而使皮膚徐徐着色。例如於分光線之右側，紫外線之境界，置遮光器(Nvriol-film)以遮斷波長較短之紫外線。是此遮光器爲一青色透明片，祇使波長在三〇〇pp以上之光線透過，較此更短者，則不能透過。如此可以豫防刺戟皮膚之光線。行此石英青光浴，不致皮膚發赤，可行長時間光線浴。（十五分鐘至三十分鐘。）因刺戟皮膚，使生成色素之短波光線，被遮光器遮住，故行此種光線浴，皮膚概不着色，即着色亦甚少。多數人視此法爲其較優之優點。對於天然日光浴，亦可用遮光器遮斷較短之紫外線。全身照射，對於治療之功效甚爲偉大。由於一般結核而起之局部結核，其創面及潰瘍等，可使全身照射而治愈。如其病症係局部性質者，（例如有局部不易愈之創傷）可施行局部照射。潰瘍或創傷，均可用日光照射一二小時或更久。此時宜使日光能恰向傷創面直射方佳。或一面行局部照射，一面兼行全身照射亦佳。長時間之局部照射，專用天然日光甚好。行日光浴亦與普通之

水浴相同不宜於飯後卽行之因飯後消化之器官正需要平靜故

日光浴之價値

世上頗有種人，抱有偏狹見解，以爲一切藥劑，祗有藥房才有，除藥房之藥劑以外，皆不信仰。又有種人，則不喜藥物欲用自然療法以治一切諸病。吾人非欲爲偏狹及誇大之日光狂信者辯護，祗係根據科學上所證明之日光療法理論，欲從實地上獲得其功效而已。吾人反對未有醫生監督而盲目濫行日光療法。易咯血之肺癆病人，心臟病人，易受刺戟之神經質，身體極憔悴之人，自然必須有醫生指示及監督，方可行日光浴。除此種限制外，不論在健康時，或病時，皆宜多利用日光。　父母給兒童以飲食，同時亦應給與日光。兒童需要沐浴，同時每星期亦需要有二三次之日光浴。患肺癆父母所生之兒女，及有腺病質素質之兒童，尤宜自幼有充分之日光，可以行日光浴。如此則可以使他日不致患肺癆病、瘰癧、狼瘡等。一年之間，頗多晴天，可以供吾人儘量利用日光。在少日光之處，可用人工日光代替之。祗須有電氣設備，卽可使用人工日光。療養院之外，一切醫院亦應有人工日光之設備。以正確之科學上理論爲基礎，從實際經驗，以多得其功效。

四　海水浴

海水浴之功效

夏日結伴作海水浴與冬季溜冰，均屬極佳之娛樂。行之可以增進健康，並可以防病治病。今從醫學上述海水浴之功效及其適與不適以及各種注意以供參考。

海水之成分　海水之成分爲食鹽、（〇・七%至四・一%平均爲二・六%）氯化鎂、（〇・三%）氯化鈣、（〇・〇六%）硫酸鎂、（〇・二%）硫酸鈣、（〇・一%）等，大體與三%左右之食鹽水相當。

海水之刺戟及其作用　海水對於皮膚之刺戟，係由於海水之溫度、鹽分、及波浪之滾動等。海水之溫度，爲攝氏二十度至廿四度，較人體之溫度爲低，其對於皮膚之作用，路與冷水相同。首爲從皮膚奪去體溫，因此皮膚血管先收縮後擴張。此種作用可以鍛鍊血管筋肉。海水所含鹽類之刺戟，及波浪翻騰之刺戟，寒冷之刺戟，以及筋肉運動等，能促進血行之循環，使新陳代謝機能旺盛，使皮膚之調節溫度作用增強，因此食慾增加，尿量增加，血壓昇高。呼吸深而長，脈搏亦增加。在海水浴後，則血管擴張，筋肉鬆弛，血壓降低。　海水浴除海水本身之作用外，尚有其環境之影響。例如呼吸清淨之海上空氣，欣賞美麗風景，及受海上海濱強烈日光光線之照射等。海上及海濱之日光，富於紫外線，上已述及，此等對於身體上及精神上，有綜合治療之功效。海水浴對於吾人身心之影響甚大，故對於此點，亦應有種種之注意。

海水浴之適與不適

海水浴行之得宜，可以使身體各部強壯，例如皮膚、粘膜、筋肉、內臟等、無一不強壯。不但健康無病，而且精神爽快。但海水浴如行之過度，則對於身體反而有害無益。　宜於行海水浴者爲身體虛弱之人，腺病質、貧血、皮膚虛弱之人、易患風邪之人、神經衰弱、上氣道發炎、慢性呼吸器病、胃腸病、諸病恢復期等。不宜於行海水浴者，爲幼孩（六歲以下）老人（七十歲以上）身體極衰弱之人、易患腦出血及咯血之人、脚氣、心臟病、熱性病、肺癆病（進行性者）、羊癲風、易眩暈之人、患中耳炎之人等。　以上祇係言其適與不適之大概，此外尚由各個人而異，自不待言。不論爲病人或健康人，欲往作海水浴時，最妙宜就醫生檢驗身體，與醫生商酌其適與不適。對於海水浴之程度及其各項注意，宜遵照醫生指示，較爲妥當，亦較有效果。

海水浴之注意

海水浴固無庸按照一定之方式行之，但仍宜知其大體方法及注意，遵照其方法行之，較爲合適。適宜於作海水浴之時期，通常以夏季六月至九月之間爲宜。海水浴場宜氣候溫和，波浪平靜而又風景美麗者爲佳。　身體強壯之人，到海水浴場後，雖亦可即日作海水浴，身體虛弱之人則宜與該地方熟習後，乃可行之。在疲勞時及興奮時，宜且休息，待其恢復後，乃行之。在飲酒後，亦不宜即行海水浴。作海水浴之時刻，以朝餐後經一二小時或下午三時至五時之間爲宜。在空腹時及剛吃飽時，皆不宜作海水浴。虛弱之人及老人等，不宜於日光強烈時作海水浴，以在朝間或夕刻（四時至六時）行之爲宜。

海水浴持續時間，可視個人身體情形及海水性質而伸縮之。通常可浴五分鐘至十五分鐘。如巳慣者，可展長至二十分鐘。如氣候冷、海水溫度低、風強浪高者。宜縮短入浴時間，在海水浴中，如覺寒冷時宜立卽停止，保持身體溫暖。每有兒童雖覺寒冷，至於唇作紫色，仍久浸在水中，實不相宜。以爲海水浴時間愈久愈有效果者，乃錯誤之見解，應當注意。

作海水浴之次數，每日以一次爲度。祗身體強壯者日可行二次。身體虛弱之人，以二日或三日一次爲宜。在入浴前，可作輕度之運動或體操，以使一切關節轉動爲佳。在水中，可作游泳運動。頭上宜戴浴帽或用白巾將頭部包住。注意勿使海水灌入耳中，可用棉花醮油將耳孔塞住。

出浴後，宜用淡水洗去全身鹽氣，用乾毛巾揩乾，而後着衣。浴後宜暫時休息，不可立時進食，以稍待片時爲宜。在浴後如心身爽快，可知海水浴對於身體甚爲適宜。

五、氣候療法（易地療養）

平地氣候療法

氣候風土，對於人體，有重大之影響。利用氣候，以治療各種疾病，謂之氣候療法。各地氣候，由經緯度之差而異，由大陸與島嶼而異，又由拔海高度而異。今就拔海高度之氣候差異，分爲平地氣候、高層氣候、（山岳氣候）海洋氣候、而略述其特徵、療病功效、適應、禁忌等。

平地氣候之對於人體作用，爲諸氣候中之最輕微者。此氣候之特徵，爲晝夜及冬夏氣温之差，較海洋氣候強烈，空氣中之塵埃細菌含量，較海洋氣候多。日光反射及氣流微弱。此平地氣候之作用，爲温和、庇護、適於春秋兩季之療養。如北側負丘陵，可以擋住北風，而又距海洋不遠，氣温略有一定者，可謂極佳。此平地氣候所宜於療養之各疾病，爲易患感冒、僂麻質斯（風濕痛）、粘膜炎、滲出性肺結核等。

高層氣候療法

高層氣候（山岳氣候）可分爲拔海五百米以上千米以下之高地氣候、及拔海千米以上之高山氣候。此高層氣候之特徵爲雨、雲、霧均少，土地及空氣乾燥，惟以氣温低，故比濕較高。空氣稀薄澄清，有透過性。空氣中之塵埃及微生物均少。日光光線豐富，日光照射時間頗長。有雪處光線反射强烈。氣温比平地低，每高百米約低〇・六度。一日間及一年間之氣温動搖甚大。空中多電氣，電導度高。概無風，氣壓低。大約每高十一米氣壓即降低一毫米。 高層氣候之作用，爲刺戟性、緊張性，適於心臟及循環系之鍛鍊療法、植物性神經系之恢復療法、與炭酸泉浴同。由於皮膚平滑肌及細小血管之受刺戟收縮，故能促進皮膚之運動，改善皮膚之機能，增進神經系統之機能，尤能增進呼吸器及血管運動神經之機能，促進皮膚及肺之血行。高層氣候又能使脈搏增加、使赤血球增加、尤能使幼小血球及血色素增加，使血液返老還少。對於呼吸，能使呼吸徐徐加深，使胸廓擴大，增加肺活量。此外能使新陳代謝增進，食慾增進，榮養增進，脂肪燃燒增加，使交感神經緊張減低。高層氣候有此等作用，故適於此氣候療養之病，爲貧血、萎黃病、便祕、虛弱體質、諸病恢復期、職業上疲勞、滲出性素質、腺病質、結核素質、佝僂病、哮喘、氣管枝炎、新陳代謝病、痛風、糖尿病、肥胖病、白死掉氏病(Basedow's Krankheit)等。不適於此氣候之病，爲有熱進行性結核、心臟及血管病、腎炎、肺氣腫等。

海洋氣候療法

海洋氣候，可分爲海上氣候及海濱氣候二種。此二種氣候之特徵及作用，大略相似。其特徵爲氣温均等而温暖，由海風吹動，空氣流通而有氣流，海面及海濱白沙之日光反射强烈，海水能吸收熱線而反射化學線。空氣富於氧氣及臭氧(Ozon)，空中塵埃及細菌均少。空氣中所含鹽氣，與風之方向及風之强弱有關。　海洋氣候，以氣温有一定，故對於人體有鎮靜作用。一方有庇護作用，一方有寒涼之刺戟作用。以其温度高而一定，故對於咳嗽、祛痰，頗有功效。以其富於鹽氣，故能促進氣道之分泌，並有收斂性。海風吹至人身上，能使體温發散，促進血行，使温調節增强。由於多紫外線，故其作用亦强，能增進健康。此外能使末梢神經興奮，促進深呼吸，增加胸圍及肺活量。又能使食慾增進、榮養增進、心臟機能增進，使血球及血色素增加。　適於此氣候療養之病，爲虛弱人、高齡人、諸病恢復期、腺病、豫防結核及感冒、發育障礙、肺結核、(尤宜於增殖性、硬化性結核)骨結核、關節結核、神經衰弱、心臟神經症、消化不良、慢性便祕等。不適於此氣候之病，爲腎臟病、心臟病、消耗性病、進行性結核、癌等。　氣候療法除與日光照射、氣壓、氣温、雲霧、風土、地高度、土地性質、水質、森林等氣象學上事項有關外，又宜顧及交通之便與不便、房屋之構造、物資之供給、地形、水土、環境等。風景之美，對於精神上之影響甚大，尤宜致意。

欲易地調養之先，宜先就以上事項，加以考慮，以判斷其適不適，選定適宜之地。在此種時。又宜徵求醫生意見，遵從其指示。

六　溫泉療法

各種溫泉與適應病症

溫泉療法，係由於其溫度，化學成分，（所含鹽類及鐳放射線等）而有治療功效。此外又由於溫泉地之山川、氣候、休養、娛樂、運動等，對於病體，有佳良影響，可視爲一種綜合療法。

我國溫泉不多，而日本則頗多，因日本乃火山國也。據日政府之統計，共有溫泉九百四十餘處，（包括冷礦泉在內）各溫泉之種別，由其所含之成分而分類。各種溫泉，各有其功效，病人宜視自己之體質、疾病、而選擇適合之溫泉。此外宜兼參酌氣候、設備、物價、交通便否等。溫泉用於治療，概用於浴身，亦用於罨法。係欲使從皮膚吸收其所含成分而獲得功效。此外又用於內服，或用於吸入、漱口、洗滌等、係欲由粘膜吸收其成分而獲得功效。各種急性病、熱病、憔悴狀態，（肺癆病及癌之病重者，）重症器質病，（重症心臟病、腎臟病、中樞神經病、血管硬化、及有發生腦溢血之虞者。）等，概不宜行溫泉浴，宜特加注意。

欲確定各溫泉之功效，頗非易事，今略述各溫泉之適應症及禁忌如下：

單純溫泉　適於浴者，爲外傷性諸病，慢性筋肉僂麻質斯、慢性關節僂麻質斯、慢性濕疹、官能性神經病、（歇斯的里及神經衰弱）輕度脊髓病、中樞及末梢性麻痺、（恆久性半身不遂、小孩麻痺等）婦人生殖器慢性諸病、慢性攝護腺炎諸病恢復期、腺病質等。

單純炭酸泉　適於浴者，爲心臟病、血管障礙、官能性神經疾病、輕度脊髓病、貧血、萎黃病、諸病恢復期、慢性婦女生殖器病、月經閉止期障礙、皮膚病、（但非任何皮膚病均適用。）浴此溫泉可照炭酸泡沫浴方法行之。　適於飲者，爲胃弱、（胃酸減少，胃弛緩症、）便祕、輕度血管硬化症等。

食鹽炭酸泉　適於浴者，爲慢性生殖器及泌尿器諸病，慢性僂麻質斯諸種麻痺、皮膚病、（但非任何皮膚病均適用。）腺病質等。　適於飲者，爲胃弱、便祕等。

土類炭酸泉　適於浴者，爲諸種皮膚病。　適於飲者，爲消化不良，佝僂病。

鹼性泉　適於浴者，爲慢性僂麻質斯、各種神經痛、皮膚病、（但非任何皮膚病均適用。）慢性婦女生殖器病。　適於飲者，爲胃腸諸病、肝病、慢性咽喉炎、慢性氣管枝炎、腎盂炎、膀胱炎、輕度血管硬化症、糖尿病、肥胖病、痛風、貧血等。

含有食鹽之鹼性泉及含有食鹽之鹼性炭酸泉　適於浴者、爲慢性僂麻質斯、各種神經痛、慢性婦女生殖器病、各種麻痺、（半身不遂）皮膚病、（但非任何皮膚病均適用。）腺病質等。　適於飲者，爲胃腸諸病、慢性咽喉炎、慢性氣管枝炎、貧血等。

含有土類之鹼性泉　適於浴者，爲慢性皮膚病、皮膚潰瘍等。　適於飲者，爲胃腸運動障礙、神經性消化不良、慢性喉炎、慢性氣管枝炎、膀胱炎、糖尿病、痛風。

弱食鹽泉（所含食鹽千分中不及五分者）　此泉以內服爲主，用於浴者，與單純溫泉同。　用於內服者，爲慢性消化器病、（弛緩症、食物停滯、弛緩性便祕）慢性咽喉炎、慢性氣管枝炎、新陳代謝病及全身病、（糖尿病、肥胖病、痛風、貧血、腺病、）等。　忌服者爲與奮性神經病、胃酸過多症、消化器痙攣症、腎臟炎等。

食鹽泉（水千分中含有食鹽五分以上者）　此泉以浴身爲主，適於浴者，爲慢性僂麻質斯、各種麻痺、（恆久性半身不遂、小孩麻痺之類。）痛風、慢性生殖器及泌尿器諸病、（慢性子宮周圍炎、子宮筋炎等、）貧血、萎黃病、腺病、質虛弱小孩、輕度血管硬化症、諸病恢復期、濕疹。（但非任何濕疹均適用。）凡血易向腦上衝者忌浴。　本泉如用水冲淡，亦可如弱食鹽泉服之。

鹼性食鹽泉　適於浴者，爲腺病質、慢性泌尿器病及生殖器病、皮膚病。（但非任何皮膚病均適用。）適於飲者，爲慢性胃腸病、慢性咽喉炎、慢性氣管枝炎。

含有炭酸及硼酸之食鹽泉　適於浴者，爲慢性僂麻質斯、痛風、慢性生殖器病及泌尿器病、皮膚病。（但非任何皮膚病均適用。）

苦味泉　適於浴者，爲慢性僂麻質斯、神經痛、官能性神經疾病、皮膚病。（對於乾性瘙癢症尤效。）

適於飲者，爲肥胖病、常習便祕、（消化器弛緩症）逆上、月經閉止障礙、輕度血管硬化症、下腹部臟器充血、痔瘡。

炭酸鐵泉 適於浴者，爲官能性神經疾病、（對於神經性心臟病、尤有功效。）慢性婦女及男子生殖器諸病。（月經異常、慢性子宮筋炎、易流產、不孕症、遺精、精液漏、陽萎等）適於飲者，爲各種貧血、萎黄病等。

弱綠礬泉 適於浴者，爲榮養不良諸病恢復期、神經痛、官能性神經疾病、僂麻質斯等。 適於飲者，爲貧血症。

綠礬泉 適於浴者，爲慢性僂麻質斯、皮膚病、（但非任何皮膚病均適用。）慢性婦女生殖器病，神經痛。 本泉如用水冲淡如弱綠礬泉濃度，可如弱綠礬泉服之。

含砒綠礬泉 適於浴者，爲官能性神經痛、神經痛、慢性僂麻質斯、皮膚病。（但非任何皮膚病均適用。） 適於飲者、爲各種貧血、萎黄病。

明綠礬礬泉 適於浴者，爲僂麻質斯、痛風、腺病質、婦女生殖器病、諸病恢復期。 適於飲者、爲貧血、萎黄病。

明礬泉 適於浴者，爲下腿潰瘍、手足多汗症、靜脈瘤、慢性泌尿器病及生殖器病。

酸性泉 適於浴者，爲癩病、梅毒性及頑固潰瘍、疥癬及其他慢性皮膚病。用於浴之酸性泉，其遊離酸

之量，水千分中，至多不得超過二分，如超過二分以上時，宜加水冲淡之，

酸性明礬綠礬泉　適於浴者，爲下腿潰瘍、手足多汗症、慢性泌尿器及生殖器病、慢性僂麻質斯、皮膚病。

硫黃泉　適於浴者，爲慢性皮膚病、（濕性者、發癢者、）慢性僂麻質斯、痛風、腺病、慢性婦女生殖器病、月經閉止期障礙、各種麻痺、慢性鼻咽喉炎及氣管枝炎、（由哮喘及肺氣腫續發者。）恆久梅毒、鉛及水銀中毒症。

放射線泉　適於內服者。爲病後衰弱、神經痛、慢性僂麻質斯、痛風、皮膚病。（各種發癢之皮膚病。）

選擇溫泉要覽

（十、有效果者。卄、效果顯著者。□、浴。○、飲。▲漱口、吸入。）

病名＼泉質		單純泉	炭酸泉	鹼性泉	苦味泉	硫黃泉	鐵泉	土類泉	食鹽泉	放射線泉
胃腸病	胃酸過多			○卄		○十鹼性硫黃泉		○十鹼性土類泉	○十鹼性食鹽泉	
	胃酸減少		○十	○十					○卄	
	常習便祕	□十		○十	○卄	□十			○十 □十	

肝病			○卄	○卄				○十	
僂麻質斯及運動器病	□十				□卄			□卄	□十
婦女生殖器病	□十	□卄			□卄	○十		□卄	□十
循環器病	□十	□卄					□十	□十	
呼吸器病（非結核性）	□十		□十 ▲十		□十♀ ▲卄		▲十	□十♀ ▲卄	
新陳代謝病：糖尿病			○十	○十	○十			○十	○十
新陳代謝病：肥胖病		□十	○十	○十	□十			□十 ○十	
新陳代謝病：痛風		□十	○十	○十	□十		○十		□十
泌尿器病	□十 ○十	□十 ○十	○十	♀石膏 苦味泉	□十	□十	♀土類 炭酸泉	□十	
皮膚病	□十	□十	○十	○十	□卄	○十	○十	□十	□十
腺病質	□十				□卄			□卄	
造血臟器病	□十	□十			□卄	○卄		□卄	

八八

神經系病	□廿	□廿	□十	○十	□十	○廿 □十	□十	□十	□十
瘡(外科病)	□十		□廿	□廿 石膏泉	□廿			□十	

温泉療法與攝生

如上文所述，温泉對於各種病，有適有不適，宜視所患之病，而選合適之温泉。最妙宜與醫生商酌。温泉療法，四季均可行，而以春秋二季爲最佳。高山地方，以六月至十月爲最佳。海濱以十月至六月爲最宜。有種疾病，夏季至高山地方調養亦佳。　赴温泉地方調養之病人，其日常生活每易流於放縱，最爲不可。在行温泉療法之間，仍宜注意攝生，朝早起、夜早眠，宜有充足之睡眠，以免身體疲勞。對於飲食應特加注意，如有應施行食餌療法之病，例如糖尿病、肥胖病、腎臟病、膽石症、心臟病、高血壓症等，應吃適合各病之食餌。對於煙酒，應加節制，或禁絶。在空腹時及腹飽時，均不宜入浴。浴温泉時，每易患便祕，尤宜藉食餌、礦泉、藥物、運動等，以調整之，使之通暢。　在温泉地方調養，宜注重精神之安靜，脫離日常繁雜俗務，脫離不安焦燥感情，置精神於悠然自得之境地，專心調養。對於精神上之慰安，可稍觀書或作各種娛樂，但以勿致疲勞及太興奮爲度。夜深奕棋，或讀書，或叉麻雀，皆不相宜。運動可視所患之病症及個人之情形，適宜行之。最妙宜有一定時刻之散步，多享受日光及新鮮空氣。對於房事、衣服、居住等，均宜事事合於衛生。

溫泉反應

在浴溫泉之最初期間，身體上每發生種種反應，發生此種反應，大都在最初之一星期，尤多在第二日至第五日之間。爲浴溫泉後所發生之一時症狀增惡。至第二星期始發生反應者，甚少見。此種反應，並不長久持續，大都二三日即愈，至久亦不超過一星期。所發生之反應症狀，有局部反應及全身反應。一、局部反應　爲陳舊病竈之發炎。例如皮膚發生疿子，發炎。舊關節病再發生牽引感及疼痛。神經痛疼痛加劇，運動障礙加甚。胃腸病發生下痢。婦科病分泌增加，發生腰痛出血。淋巴腺腫脹發熱，或病竈潰破流膿。二、全身反應　大都先發汗，心悸亢進，次覺全身疲憊，頭重頭痛，或不能安眠，發生眩暈。有時現出所謂溫泉酩酊，有如飲酒酩酊。此等溫泉反應尤以神經質之人最常患之。何以發生此種反應症狀，其原因尚不明瞭。此等症狀如減少入浴次數或暫時停止入浴即漸消失。

入浴之各項注意

大多數病人，每以爲祇須浴於溫泉，病即可愈，有一日入浴無數次者，實則對於健康有害無益，不可不知。入浴次數，通常以每日一次爲度，至多亦祇以二三次爲限，不可貪多。老人、兒童，以日浴一次爲宜。

到溫泉後，不宜即時將衣服脫光，跳入水中，至少宜待旅行疲勞已恢復，心身均平靜之後，乃可入浴在病後之人，老人，身體虛弱者等，尤宜待至與該處土地熟習後，乃徐徐入浴，較爲妥當。適於溫泉浴之時期，固以春秋爲佳，但在氣候溫和地方，則一年四季均可浴。大抵，山間之溫泉宜於夏季，海濱及南方之温泉，冬季亦可浴。　每日之入浴時間，大體以朝間及夕刻爲佳。在餐前入浴，尤比較有效果。在朝餐前入浴亦佳。又必須先待心身之疲勞已恢復後方可入浴。尤須身體不感覺寒冷方可入浴。極空腹時，身體疲勞時，才吃飽後，均不宜入浴。飯後須經一小時至三小時乃可入浴。在入浴前，心身須平靜方可。精神又宜爽快，如精神不適，則不宜入浴。如身體疲勞，須暫且休息，待稍恢復後，乃可入浴。　入浴之持續時間，通常每次以十分鐘爲度，待漸習，乃展長時間。可視水泉之熱度而增減時間。如係微温者，亦可浴三十分鐘以上。心臟及血管較弱之人，以低温及短時間爲宜。在入浴時，宜安靜，不宜高聲吵鬧。浴後宜視身體之情形，或暫橫臥休息，或略睡眠。若浴後即往運動，遊戲或散步，均屬不宜。　浴温泉之日數，可視病症而定。如發生身體上感應，應暫時勿入浴。　忌作温泉浴，或暫時忌浴者，爲惡寒、發熱、頭痛、肢暈、疲勞、温泉酩酊、懷孕、月經時、急性熱性病、重症肺癆病、咯血、吐血、及其他身體内腔出血病症、心臟病及有發生心臟痲痺之虞者、脚氣、動脈瘤、高血壓及易發生腦出血者、重症腎臟病、羊癲風、癌等。又患高度貧血者，高度神經疾病者，高度腎臟病者，以及孕婦，老人，兒童，均不可在高温湯中久浴。

飲温泉之注意

温泉除可浴身外，尙可飲。惟飲温泉之人，槪較浴者爲少。如欲取温泉供飲，必須從泉水湧出之處汲取方佳，當然無人意想吃他人之浴湯。貯藏之礦泉，及裝運至遠方之礦泉，其功效均減少。對於礦泉之種類，飲量，及所飲之次數等，由病症及礦泉之性質而定，應由醫生指示，不可隨便亂飲。

七　灌腸法、注腸法

灌腸法之種類　（一）

所謂灌腸法者，乃用各種藥液，從肛門灌入腸中，用以治療疾病者，有下列各種：（1）誘導灌腸　由高處跌下，或受打擊致腦及脊髓發生震盪症，入事不省時，可行誘導灌腸，刺戟腸管以誘導之。（2）通便灌腸　此爲日常所常行者。可用微溫湯、肥皂水、食鹽水等灌腸，使腸中積糞隨同灌入之水，一同排泄。此時用以灌腸之水，應略多。（3）滋養灌腸　患消化障礙、頑固嘔吐、胃癌、食道癌或婦女懷孕發惡阻、動輒嘔吐、飲食難下等時，可用適宜之滋養物，從肛門灌入。所用滋養物大都爲牛乳、生雞卵、肉汁、食鹽等。（4）興奮灌腸　病人現出虛脫症狀時，可用興奮劑（紅葡萄酒、白蘭地等）灌腸。（5）緩和灌腸　爲使腸中所積硬糞軟化，易爲排泄，則用此法。通常係用微溫湯灌腸，或於湯中加菱粉湯、橄欖油、蓖麻子油、牛乳，亦佳。（6）止瀉灌腸　患赤痢等時，用此法洗腸止瀉，須用特別藥品。（7）鎮靜灌腸　爲鎮靜痙攣時用之。有種種藥品，須由醫生指示爲之。（8）冰水灌腸　腸出血等時，用此法使之止血。（9）殺蟲灌腸　腸有寄生蟲，可用特別藥品洗腸，驅除蟯蟲常用此法。（10）甘油灌腸　此亦通便灌腸之一種，日常常行之。欲使小孩通便，用此法尤便。法用甘油半西西至十西西，乃至十五西西，加同量之微溫湯，用以灌腸。須注意其溫度，以與體溫相近爲宜。通常係用玻璃灌腸器灌入，用於小孩用橡皮噴水器(Spray)灌入亦可 又有曰注腸法者係用多量藥液（通常用食鹽水）注入腸中用以洗腸或治療。

施行方法

欲行灌腸或注腸，可於床上舖置油紙或橡皮布等，使病人臥近床緣，或使病人側臥，（以向右側臥爲便）臀部稍凸出床緣，或使病人仰臥，兩脚張開，膝屈向上內方，腹部臀部用枕墊高，使肛門稍抬高，病人之身體位置已安置妥當，欲爲灌腸之人，可坐於床側，先用左手之拇指及示指將臀部張開，右手持灌腸器或注腸器，嘴管向後上內方，徐徐插入肛門。嘴管應先塗凡士林（Vaselin）橄欖油等，使之油滑易於插進。 在灌腸時，宜使病人張口安靜呼吸，勿向腹部用力。 不論灌腸或注腸須使藥液留在腸中稍久，應先告知病人，令其盡力忍住。

八 濕布罨法（溫罨法冷罨法）

溫罨法之種類

溫罨法係使身體一局部溫暖，用以治病者，分爲濕性溫罨法及乾性溫罨法二種。

濕性溫罨法　用紗布、毛巾或絨布等，浸溫湯或溫暖之藥液，稍絞乾，貼置患部，宜注意其溫度之高低，勿使太燙熱或不甚熱。外面用油紙或布片包住，用繃帶包紮，一以防其熱氣發散，一以免溫湯流出。

為保持其同一之溫度，可每二十分鐘或三十分鐘更換一次。此濕性溫罨法之一種，有普里司尼茲氏罨法。法用脫脂棉花或紗布摺疊數重，浸濕清水或藥液，貼置患部，上用油紙蓋住，再用布巾或繃帶，輕輕包住。施行此罨法時，宜時常檢視濕布是否已乾燥，如已乾，宜即更換。此罨法異於熱罨法之處，為所貼置之濕布，係藉體溫自己熨暖，有長時間溫罨法之功效。又有曰巴布（Pap粥泥罨包）者，亦為濕性溫罨法之一種。法用麵粉或雀麥粉，加水拌和，煮成濃粥狀，乘熱用大小適宜之布巾包裹，另於患部皮膚上，先置油紙或布片，乃將此物置於其上，或直接將巴布置於皮膚上，再用布巾包住。或用熱米飯、熱麥飯，或大小適宜之麵包片蒸熱以代巴布亦可。或用蒸熱之蕃薯亦可。麵包片分量輕較佳，而蕃薯則稍重，為其缺點。

乾性溫罨法　用湯婆子、懷爐、熱沙囊，以焐暖患部。或用糠及食鹽同量炒熱，用布巾包裹，以溫暖患部。或用電氣溫熱器亦可。

冷罨法之種類

此法與溫罨法對反，係欲使身體之一局部寒冷則用之。其目的係欲消除炎衝、疼痛，或減輕疼痛。有冷水罨法及冰罨法二種。

冷水罨法（濕性冷罨法）　用紗布或毛巾浸冷水，稍絞乾，貼置局部，如已焐熱，即再更換冷者。宜屢屢更換，可使局部持續寒冷，如不注意更換，將變成溫罨法，現出相反之作用。如不能得冷水時，可於水中加鹽或醋用之。或用橡皮袋，冰囊盛冷水用之亦可。

冰罨法（乾性冷罨法） 用冰囊盛冰或雪用之。如以冷水不夠冷，欲使更冷者則用此法。冰囊有橡皮製，油紙製，布製，動物膀胱等，均可用。欲圍置頸部者，可用細長者。冰囊可盛冰塊半囊，捏出囊中空氣，將囊口緊縛，患部貼置適宜之布巾，乃將冰囊置於其上。 欲免患部被壓，可將冰囊懸住，有金屬製懸冰囊架可用。施行冰罨法，如爲時太久，有時致局部疼痛，有時致凍傷，局部之皮膚須加注意。 患盲腸炎時，欲於患部施行冰罨法，可用紗布小片數片，雜置於盲腸部，懸一小冰囊於其上，注意勿使腹部受壓，祇須使局部感到冷氣已可，無庸太冷。 患腦溢血病人及發高熱病人等意識昏糊時，於頭部置冰枕，每致凍傷耳朵等，宜用棉花將耳朵包住。

九 吸入法

吸入器用法

曰吸入法者，係於患呼吸器病等時，使藥液作細霧狀或蒸氣狀，從鼻及口吸入，以直接作用於局部者，有特製之吸入器以吸入。所用藥液通常用二%小蘇打水，硼酸水，食鹽水等。所用藥品宜由醫生處方指示。 吸入器用法先以蒸氣鍋注入水至三分之二處，（如有熱水，可注入熱水，則可易於燒熱。）鍋下有火酒燈，可點火。鍋中之水，經火酒燈燒熱，則從上方管口噴射蒸氣，此時可將盛藥液之玻璃杯，置於直立之一管下，則藥液亦隨同蒸氣作霧狀噴射。以上之準備已妥當，如病人能坐起者，可使病人坐起，自頸部以下胸前用油紙或橡皮布遮住，以免沾濕。次將吸入器移置病人鼻口前，置於相當距離處，以使病人吸入蒸氣。如病人不能坐起時，可使側臥行之。乳孩，幼孩行此法時，每致蒸氣噴射及全面，宜用布巾將眼睛以上包住，使蒸氣向其面噴射。幼孩口不張開時，或正睡去時，亦可使之安靜吸入。幼孩啼哭時，更能深深吸入氣管。已吸入一定分量之藥液後，可將病人之面揩拭淸淨，皮膚遇刺戟易發痱子者，可塗敷「貝爾替」水。(Baelty wasser 貝爾替水係苛性鉀、甘油、酒精、蒸溜水、香檸檬油或玫瑰露等合成，能使肌膚柔潤，皮膚粗糙等用之) 吸入器用後，宜即揩拭乾淨。　吸入所用之藥品及其分量，吸入之次數等，宜由醫生指示。

吸入法之注意

施行吸入法時，應注意者，爲有時火酒燈引火，火酒溢出，延燒近身衣服被褥，而致病人受火傷，或發生火災，故對於吸入器，必須注意，勿使有火延燒。近時有不用火酒燈，改用電熱者，較爲妥當。　蒸氣噴射時，在最初每有熱水噴及人之面上，亦須提防。

十　體溫及熱度檢查法

身體何故發熱

人之體温，在身體健康時，略有一定温度，並不因天時寒暑而變動。健康人之體温，通常爲攝氏三十六度至三十七度。（在腋窩檢查）人之身體，一方由物質之新陳代謝及腸中所吸收榮養物之燃燒而發生體温，一方則由皮膚及呼吸等發散熱氣。 體温之發生與熱氣之發散，由腦之温熱中樞調節之。腦之温熱中樞，藉其所發出之一定神經系統之助，而保持體温之調節。 通常周圍之氣温，較吾人身體之温度爲低，故吾人之身體，不絕由呼吸及汗之發散，發出熱氣。在作劇烈運動時、天熱時、發熱時、因須多發散熱氣，故常流汗。在此等時，由温熱中樞之作用，使皮膚血管擴張，流通巨量血液。由此而皮膚潮紅、温暖，其所發散之熱氣亦多。反之，周圍氣温太低，吾人覺到寒冷，則皮膚之血管收縮，流通之血液少，發散之熱氣亦少。又身體內部之燃燒，在周圍温暖時則減少，在寒冷時則增加。 身體發熱有時係身體內有巨量之熱發生，而熱發散則如常或者減少所致。有時熱發生如常，而熱發散減少，亦致身體發熱。 健康人之體温，略有一定，日夜二十四小時中雖略有高低，但概未相差至攝氏一度以上。在一晝夜，上午稍低，下午稍上昇，最低者爲上午二時，最高者爲下午四時頃，在飯後體温亦略上昇。體温上昇至一定程度以上時，謂之發熱。 體温有時又有降至平温以下者。此亦同樣逸出常軌，由於温熱中樞之調節機能失常所致。多數急性傳染病，皆有顯著之發熱。

檢温器

檢查體温，用檢温器。有三種：一爲攝氏檢温器，其冰點爲零度，沸點爲百度，德國日本醫生概用此器。

一爲列氏檢溫器，自冰點至沸點，分劃爲八十度，法國醫生概用此種。一爲華氏檢溫器，其冰點爲三十二度，沸點爲二百十二度，英美醫生概用此種。　檢溫器又由水銀之留住與否，分爲二種，一種爲示極檢溫器，（留點檢溫器）其水銀一經上昇後，即留於原處，非搖動之不下降。另一種爲水銀（或用着色酒精）由溫度而昇降，檢查體溫時，雖然按照體溫上昇，一經離開身體，即又下降。故檢查體溫，以用示極檢溫器爲便。

檢查體溫方法

檢查體溫部位　檢查體溫，通常於腋窩檢查之。先用乾布巾將腋窩之汗液揩乾，乃將檢溫器之水銀柱插入腋窩中，用臂緊胸夾住，手掌放在前胸之他側近肩處，如此則可將檢溫器緊緊夾住，不致脫落。衰弱病人或骨瘦如柴病人，將檢溫器插置腋窩不能緊緊夾住者，亦可插入直腸內檢溫，婦女亦可插入陰戶內檢溫，又有時插在舌下檢溫。　直腸內之溫度，通常較腋窩約高五分。小孩有時可插入肛門檢溫，有時可插置股間檢溫。

檢溫時間　通常將檢溫器插置十分鐘至十五分鐘已可。亦有所謂秒計檢溫器，感應極銳敏，祇二三分鐘，即可檢查體溫。但此種檢溫器，仍以插置十分鐘間檢查爲佳。

檢溫次數　通常朝夕各檢查體溫一次，共二次已可。有種病症，有時日須檢查體溫數次，每三小時檢查一次或每四小時檢查一次，由醫生指示行之。　檢溫器用後，即搖動水銀使之下降，不甚合宜。宜待其冷後，再搖動使水銀下降，較爲合適，如此則可不致損壞檢温器。可在用前，每次搖動水銀，見已下降，乃用之。用後宜即用酒精等消毒揩淨放入盒中。

體温表記法　檢查體温，應一一註明檢查時刻及體温度數。如記於醫院等所用之體温表，可同時將呼吸數，脈搏數記入。記此時，用點，作記號，後將各點用線劃連，則體温之高低情形，可以一日了然。連續檢查數日，有種病症，即現出一定熱型，可從體温表之高低劃線見到。通常記體温，用藍色鉛筆。記脈搏，用紅色鉛筆記呼吸，用黑色鉛筆。

第三編　疾病之豫防與療養

今日醫學雖已極進步，醫術已有長足之進展。然一般世人之日常生活，却仍與之不生關係，與數千年前醫學未發達衞生智識尙極蒙昧之時，未有所異。此多由於醫生只深居於高深學理之中，未能將醫學通俗化，使一般世人受惠之故也。

對於一般社會，給與醫學智識，使對於疾病，有正確之觀念，對於療病，有正確之見解，此不但爲醫生之義務，亦所以增進國家社會之幸福。與其用法律禁止病人吃香灰，看香頭，不如用醫學智識開導病人，使之脫離迷信。

指導國民醫學智識，乃今日一種之迫切要求。高深之智識，必須使之通俗化，成爲煙紙店之商品，乃能與民衆接近，爲民衆所必需，有如日常生活之水火然也。使醫學智識，成爲社會上普通之常識，而後社會衛生方可得而提高，始能解除民生之疾苦，然後人人可強壯而長壽，此本編之所以作也。

就吾人之所見，許多貧人之窮困原因，有由於家中相繼發生病人，更由種種錯誤迷信藥物，而作昂價之治療，以至於赤貧。社會研究家知欲增進平民幸福，須增進平民智識，對於疾病亦然，若無智識，乃最可怕之罪惡也。

許多疾病及意外死傷，本來可以避免，祇因世人缺少醫學智識，或不注意，致受健康上之損失，本書特將各種常見之病，如由冷熱、電氣、落水、船暈、蟲蛇咬傷等而起之病、寄生蟲、傳染病、肺結核、高血壓、腎臟病、糖尿病、胃腸病、便祕、肥胖與羸瘦症、氣管枝哮喘、神經痛、神經衰弱、尿石膽石等，皆詳述其原因症狀及豫防治療之法，而示之準的，又近世新戰術所生之疾患，如各種毒氣、潛水航空等病，雖患者僅限於從事該業之人員，而無普遍性，但目下尚無關於是等疾病之專著，因特別提出，使世人知所注意，知如何先事豫防及應付之方法。學問不可落伍，醫學智識更不可落伍，人人當隨時代鉅輪之推動而邁進，余雖年將七十，尚不甘成爲老朽，故將最新之說，識於本編，以備學者之采擇焉。

一 由冷熱、電氣、落水、船暈、蟲蛇咬傷等而起之病

一 火傷及燙傷

身體表面若有七分之一受火傷有時可致死，若有三分之一受火傷概於三十六小時之內致死。火傷對於全身之影響，不祗與受火傷部位之廣狹有關，又與受火傷部位之深淺有關，火傷愈深，其破壞身體之組織亦愈劇烈，其豫後亦愈惡。人受火傷，則血液發生變化，不但發生赤血球溶解素，而且血液水分亦大減少。受劇烈火傷時，其狀態酷似患過敏性震動症(Shock)有人謂係皮膚之Histidin(一種結晶性鹼爲血淸角質及其他動植物蛋白質之分解產物)變成Histamin(一種屍毒)而致發震動症。又有人謂係身體蛋白破壞致患身體蛋白破壞性中毒，又在重症火傷時，副腎發生高度變化，故有人謂係副腎發生障礙致死。重症火傷，現出震動症症狀，面色蒼白，瞳孔縮小，惟意識尙淸明。體溫初上升後即降低爲三十六度至三十三度，但於肛門檢驗體溫，有時則反而見體溫上升。心臟壓出血量增加，脈搏頻數，有時循環器呼吸器衰弱。血液變成濃厚，赤血球增加，但赤血球之破壞甚多，現出赤色素血赤色素尿，故赤血球之增加，乃由於血液水分減少所致。白血球亦增加，有時尿中現出蛋白。經過不良時，作昏睡狀態，發譫語，虛脫而死。有時受火傷後，經五日至十日，一時已見漸瘥，忽無何前徵而死，或因患身體蛋白破壞性中毒所致。又受重症火傷者，有時在逐漸痊愈之中，由火傷部位發生續發性傳染，有時肝、腎及消化器之消化腺，發生變化，尤每於火傷後發生胃潰瘍。其療法，宜致力以止其火傷疼痛，對於震動症症狀，可施行對症療法。又爲補救身體缺乏之水分，並排除火傷毒素，可注射林格爾氏液(Ringer's Lösung)葡萄糖液。

二　日射病及熱射病

光頭及項部，受日光劇烈照射，每致發生日射病。在濕熱空氣中，從事工作，每致發生熱射病。往時將此二病，分別爲二種不同病症，視爲係由熱之幅射，或由傳熱而異其病型，但據近年之生理上及物理學上研究，則見此二症，實在不能劃分，即在臨床上，及動物試驗，其所見亦然。

本症之發生，不僅與暑熱濕度等有關，又與房屋之空氣流通，衣服之合適與否有關。近時之新式輪船，房艙之空氣已流通。故火夫之患此症者亦大減少。肥人易患本症，身體壯健，筋肉發育佳良之人，亦常患之。但習於在暑熱中工作之人，及熱帶土人，皆不甚患此症。飢餓，貧血，衰弱，嗜酒等人，則易助發本症，發汗特少之人，與發汗特多之人，亦每患此症。其前期症狀，在長時間曝劇烈之日光，或長時間在濕熱之空氣中工作，每突然發病。有時離開此等暑熱已數小時，於就寢後發病。其前驅症狀爲頭重、疲勞、打呵欠、眩暈、精神朦朧、四肢運動困難、眼發火花、視力遲鈍等，如於此時期，即至陰涼空氣中休息，此等症狀亦即消散。如仍舊置身於暑熱環境中，即將發生本症，突然昏倒，不省人事。如體溫於一小時內，有攝氏一度以上之動搖者，即爲將發本症之徵。其腦症狀爲本症之主要症狀，自嗜眠狀態至昏睡，有種種階級。故昔時泰西曾呼此爲日光中風。(Apoplexia solaris)患者有半數發生痙攣，乃腦皮質症狀。狀如發羊癲風，發強直性及搐搦性痙攣。據史坦霍先氏(Steinhausen)言，本症有四分之一，發熱及譫妄，患者發狂躁或恐怖，有因興奮而圖自殺者，有從舟中跳海自殺者，發譫妄者概豫後不良。此等症狀，爲非化膿性腦炎，由於大腦皮質、腦橋、延髓、腦室周壁核擊發炎而起。在法律上頗關重要者，爲患者之發生精神症狀，現出迷朦狀態。患者突然精神錯亂，喪失記憶，有時兼發痙攣。此種迷朦狀態，通常約歷一日而消退，有時未有膝蓋腱反射。其體溫在前期，則甚上昇，昇至攝氏四十度以上，但至發生本態症狀，則體溫已經過最高點，或逐漸下降，或仍與前期相同，不再上昇。體溫愈高，豫後亦愈不良。據云體溫昇高至攝氏四十一度半者，約有半數不救。但據司坦霍先氏之報告云有體溫昇至攝氏四十三度半，而後仍獲愈者。在熱帶地方，尚有體溫昇至四十四度，甚至昇至四十七度者。體溫上昇，視爲由於體溫調節中樞失常所致。其呼吸有時頻數，有時如常有時遲徐有時停止。心臟健全，對於日射病，比較有抵抗力，身體虛弱者，肥胖者，中酒精毒者等，則心臟抵抗力較弱。其發汗中止者，爲喪失補償機能之徵。後再發汗者，爲中樞性，乃調節體溫之一徵候。其消化器有發嘔吐及泄瀉者，尤以重症爲然。關於本症之血液變化，尚未有精密研究。死屍血液之活動性，向爲人所注意，此或由於窒息而死之故。血球沈降速度大，白血球增多，發現骨髓細胞。其發病後，作深睡、醒後，卽恢復意識，但亦有於屢次發作之間發生精神病性障礙或神經性障礙者。其病後，有遺留歇斯的里神經衰弱症，癡呆症等病症者，有遺留舞蹈病狀，或指趾震顫病(Athetose)狀症狀者，有遺留血管運動神經性變調者。惟此等症狀，大都卽逐漸痊愈。其豫後之死亡率，各醫家報告，種種不一。歐洲兵士患此之死亡率，約爲一〇%左右，英國兵士出征美索不達米亞(Mesopotamia)時患日射病者，據威爾可克司氏(Willcox)之統計，其死亡率為八·四%，印度患日射病者之死亡率為一〇%。輕症者，豫後佳，體溫上昇甚高者，發譫語者，豫後不佳。體溫上昇至攝氏四十一度半者有半數不救。在其經過中，如有發汗者則豫後佳。其內分泌障礙與日射病之關係，尚不十分明瞭。據云具有胸腺體質者，易於致死。

據日射病屍體及熱射病屍體之解剖上所見變化全然相同。腦血管及內臟諸器官血管有高度鬱血、腦及腦膜處處有點狀出血，又有漿液狀滲出物，大腦皮質、腦橋、延髓、腦幹核之此等變化，與其臨床上徵候一致。此等變化，單視為頭部被日光所晒或受熱而起，毋甯視為由於高溫，致新陳代謝反常，其新陳代謝反常之產物流入血行，而引起此等變化。豫防本症，宜避免飲酒，須鍛鍊身體，注意衣服，宜有充分之休息及充分之飲料。據威爾可克司氏在美索不達米亞所得經驗，謂兵士每人至少應有九公斤(廷)至十三公斤半之飲料水，如飲料水少，易患日射病。將發日射病時，宜即速至陰涼之處，解寬衣服休息。對於本症，尚未有適宜之藥劑。如有必要時，可抽血或施行脊髓液穿刺，亦有功效。施行冷灌法，宜注意心臟，血管行之。此外可施行人工呼吸，心臟按摩等。

三 凍瘡、凍死、及感冒

遇寒冷空氣，冰雪等，可致人體冰凍，甚者凍死。除空氣寒冷外，濕度及風，與此有重大關係。濕度大，風烈，其奪去人之體溫亦大。正在溶化之雪，較積雪更能多奪人之體溫。雪當溶化時，需要溶化熱氣。雪一公分溶化所需之熱氣，等於攝氏零度之水一公分燒熱至八十度之熱氣。正在溶化之雪，尤極易滲透衣服、皮鞋、奪去體溫。反之，積雪較水爲不易傳熱，故對於身體之影響亦少。

（一）凍瘡　凍瘡係受寒冷致局部冰凍而起。其局部變化，可分爲三階級，即（1）發赤（2）發泡，（3）壞死是也。比較輕度之寒冷，仍可致身體局部失去彈性，變成膠狀狀態，使蛋白質變成近於膠凍狀態。由於寒冷影響，致身體組織之化學作用速度及平衡失調，又引起末梢血管之反射收縮，終而致組織極度貧血及壞死。身體所受寒冷之影響，以身體較小部位及較薄部位爲甚，故耳朵、鼻、手指等，最易受凍。祗一回之寒冷，尚不致身體組織發生變化，屢受寒冷，則致皮膚肥厚。小孩及皮膚敏感之人，接觸含濕氣之寒冷，則皮膚發赤、腫脹、疼痛、發癢，更進則皮膚肥厚，失去光澤，現青紫色，發生潰瘍，是爲輕度之凍瘡，此或由於副交感神經性榮養神經機能減弱所致。其療法，宜避免寒冷空氣，戴手套耳套，少用冷水洗滌，勿使小孩作擲雪球等遊戲，皮鞋不宜太緊，以略寬爲佳。如生凍瘡，可貼一%毛果芸香鹼(Pilokarpin)軟膏。　有發作性寒冷性血色素尿者，由於身體之一部分受凍或全身受凍而發。據杜那托氏(Donath)及蘭司泰奈爾氏(Landsteiner)言：此等病人，祗在寒冷時，血中含有溶解赤血球之溶血素。此症之其他症候，例如發熱、發蕁麻疹、關節痛、嘔吐、呼吸困難、白血球減少、血壓變動，血液凝結時間發生變化等，乃由於過敏症所致。

（二）凍死，　居寒冷之地，體溫被奪，則致凍死。至南北極探險之探險家，在攝氏零度下五十度，尚能活動，但在通常人所居住之地，有風雪時，零度之溫度，亦能將人凍死。肥人較瘦人對寒冷有抵抗力，此一由於身體表面之大小關係，一由於肥人多脂肪，不易傳熱故。小孩之身體表面與身體比例，較成人爲大，故亦易受冷。尤以初生嬰孩及早產嬰孩爲然。以個人而言，貧血之人，飢餓之人，病後之人，老人，均易受冷。善游泳者之溺死，多係由於過勞受寒冷凍死。在冰天雪地中，身體靜止不動，最易凍死，如作適度之活動，則不致凍死。故在寒帶之戰爭，立住不動之哨兵，最易凍死。人之將被凍死，必先寒戰，蓋身體顫動，可多發生體溫故。受凍之皮膚先發赤，次轉爲蒼白，終現出暗紫色，此蓋由於血管先收縮，次麻痺所致。如感覺疲憊，打呵欠，思睡，則爲將凍死之徵。次發生意識障礙，眼前黑暗，步行蹣跚，血壓有一時上昇，後即逐漸降低，呼吸、心臟衰弱，血糖下降，體溫下降，終而凍死。有時發生筋肉攣縮。欲免凍死，不可飲酒，身體宜作適度活動，以增高體溫。雖思睡，切不可睡。如作思睡狀態，宜由人攙之步行。如能飲下溫暖之飲料最佳。飢餓最能使人凍死，故登高山等時，必須攜帶充足乾糧。

人受凍時，身體之一部分，作膠凍狀態，故不可使突然得暖。宜先用雪水或冷水摩擦身體，次使入浴。浴湯最初用冷者，次逐漸增加其溫度，欲使浴湯溫度增至攝氏十六度乃至三十度，至少須費二小時以上，宜徐徐爲之，不可急。又可施行人工呼吸，用樟腦劑、咖啡鹼、番木鼈鹼等強心劑注射。如見發生寒戰，可望救活。如此則體溫逐漸上昇，體溫回復常溫，大都需一二小時。爲增高體溫，起見用溫暖之林格爾氏液(Ringer's Lösung)葡萄糖液注射，亦有效果。

其蘇生之後，大都有頭痛、四肢痛、發熱、精神失常及種種中樞神經系障礙、視覺障礙等，此等祇見於一時，後即漸愈。有時留下一部分神經系障礙，久久不愈。

(三)感冒　感冒與裸露身體受冷無絕對關係，在運動等時皮膚血管擴張發汗之際，雖不甚寒冷亦可致感冒。通常世人之所謂感冒，係指發鼻炎氣管枝炎等，惟此等病，是否單由感冒而起，抑感冒祇係其誘因，尙不十分明瞭。據辟格爾氏(Siegel)之見解，謂受寒而發顏面神經麻痺，坐在冷石頭上而發坐骨神經痛，受冷而發筋痛等，才是眞正感冒，有種急性腎臟炎亦屬於此症云。由感冒而起之顏面神經麻痺，其所受寒冷程度，並無一定。在溫暖之火車中，偶被窗隙冷風所吹，亦可發顏面神經麻痺。在同樣寒冷空氣中，素習於寒冷者，常安然無恙，而未經寒冷之鍛鍊者，則易受感冒。有許多病症，可視爲係由感冒引起。例如受感冒，呼吸器粘膜抵抗力減弱時，平時生息於上氣道，並不爲害之肺炎菌，每引起炎衝而致發肺炎，又有舊患之肺及氣管病症，因受感冒而轉劇烈。又如膀胱炎，亦每因感冒而再發。有種輕微害毒，在平時，並不致引起腎臟炎，而在感冒時，則可致引起腎臟炎。考發生感冒之理，則因寒冷作用於身體表面時，除身體組織作膠凍狀態外，又引起皮膚血管收縮。皮膚血管收縮，則腦及內臟血管擴張，獨腎臟血管收縮。此外如新陳代謝，及粘液分泌等，亦發生變化。此等成爲發感冒症之原因，有時發鼻炎，有時發膀胱炎，有時發胃病症狀。其病特發於某部位者，或由該部位有潛伏性素因，或由該部位抵抗力薄弱所致。第二可視爲感冒症之原因者，則爲受寒而致全身對於病菌抵抗力減弱，由此而發肺炎及其他病症。不但皮膚血管反射，視爲致感冒症之原因，皮膚血管不能充分反射，亦可致感冒。例如在運動時，或在暖室時，身體表面血管擴張，一遇寒冷，即易受感冒。又飲酒時，血管收縮神經中樞痺痲，遇寒冷時，皮膚血管不起反應，不感覺寒冷，反而致感冒。毛拉威脊氏伊赫爾司氏、司的赫林氏等，視身體中組織發生變化，爲發感冒之因。例如患發作性血色素尿者，由寒冷而身體內發生種種變化。易患感冒之人亦或由於身體內發生一種變化所致，例如血球沉降速度增加，血清蛋白減少，血球蛋白增加等。其豫防法：平生宜行冷水摩擦，冷水浴，日光浴等，以鍛鍊皮膚，增加抵抗力，使遇到寒冷，不易受感冒。常處於溫暖境地之人，偶遇寒冷即易受感冒。又有潛伏病症，或身體上有弱點，宜即治療。例如患扁桃腺肥大等，宜即割除。患感冒者，遇寒冷，將致病勢加重，宜充分保持溫暖。如能由暖氣使之發汗，對於病勢，有良好影響。對於發鼻炎、流鼻涕，尚無妙法治療。對於筋肉膠凍而發筋痛，可施行按摩，包紮溫濕布繃帶。

四　落雷及觸電

社會開化，有種種電氣設備，因而因電氣受傷或致死者亦日多，乃屬自然趨勢。何種電流，始對於人體有害，未有一定。自電壓之強度言，有在三百伏特（Volt）以下電流而發生危險者，有逢六十伏特左右電流而致死者，有觸及五千伏特之高壓電線而祇受比較輕傷者。據耶里奈克氏（Jellinek）言：對於五十伏特以上電流，即須加以注意，方免發生危險。自電流之強度言，有祇受百分之一安培（Ampere）之電流而致死者，有受一安培之電流而未喪失意識者，又有觸及落雷之電氣而不死者。世人只對於高壓電氣特別注意，反而受低壓電氣之死傷者特多。有頭繫無線電之收聽機，觸及電氣台電壓強度，與其傷害程度不相副者，一與人之個體特性有關，一與電流本流穿過身體或祇支流穿過身體有關，人體皮膚對於電流之抵抗力，由個人而異，又由其時之狀態而異，自二千歐姆（Ohm計算電氣抵抗力單位）至二百萬歐姆，種種不一。由皮膚沾濕、乾燥，或有胼胝，或多汗毛而各不同，又與衣服鞋襪沾濕，空氣濕度，地面傳導等有關。接觸電氣者，如其人有心爲之，受傷較輕，出於不意者，概受傷較重，此大約出於有心者，一逢觸電，立即知縮退之故。

其症狀即因觸電而受傷之特徵，爲皮膚所受之損傷狀態。受傷部位皮膚及皮下，作輪堤狀腫脹，現灰白色或灰白黑色，觸之不痛，未有發赤反應，未有毛髮燃燒等火傷痕跡。但在觸電時，如發電火，有時有火傷痕跡。受傷部位經二星期後，即重生皮膚。此時常見損傷部位，向外觀似乎健全之周圍擴大。損傷部位之周圍，有榮養神經障礙，現出血管變縮性之浮腫，或限局性之血管障礙。此等部位，用針刺之亦不覺痛。又有於後日皮膚變硬，類似硬皮症者。若傷及深部時，其最初骨及關節等，雖似無異狀，但經二三星期，即發生無菌性壞疽，惟均可迅速治愈，與皮膚同。全身榮養未受損，即喪失一手一脚者，其榮養仍佳。

全身症狀如下：（1）意識障礙——意識障礙，與受傷程度不相副。有受傷雖重，尚能自知脫離險地者，有受傷不重而喪失意識者，有於死前暫時恢復意識者，又有於觸電後歷一小時，發羊癲風狀痙攣而喪失意識者。此種多由於腦脊髓壓升高所致，施行腰椎穿刺，可以見效。（2）循環系障礙——發生恆久性不整脈、徐脈、期外收縮等。或受劇烈電氣時，發生心室浮動症(Flimmern)而死。用猢猻試驗，見其觸電後，發生心室浮動症，經廿五秒鐘至卅五秒鐘，再回復正常之心臟收縮。(3)呼吸障礙—呼吸障礙，發於循環障礙之後，血行停止，腦機能斷絕，同時呼吸中樞機能亦斷絕，停止呼吸。在觸電暴死之際有時心臟搏動已停止，却尚能呼吸發聲。

觸電死　觸電致死，是否由於發心室浮動症，抑由於腦中樞痲痺所致，尚不明瞭。大多數醫生意見，以爲係發心室浮動症所致，蓋以觸電死者，有時脈搏雖已全然消失，不能聽到心音，却尚能呼吸而且發聲故。但反對此種見解者，則以爲此等觸電受傷之人有時尚可救活，假如發心室浮動症，則將不易救活。但用猢猻試驗，見猢猻觸電，雖發心室浮動症，仍可恢復正常之心臟收縮。實際上，觸電昏厥之人，雖已人事不省，呼吸停止，脈搏心音已消失，如施行人工呼吸，尚多可救活。觸電昏厥時，是否爲假死，抑爲眞死，頗不易分別。有時雖未施行急救，亦能自然復甦。昏厥復甦後，有時遺留頭痛，疲勞，有時遺留精神與奮狀態，精神錯亂，羊癲風狀痙攣，憂鬱狀態等。在流通電流之時，有時全身筋肉發強直狀收縮，每因此爲電線等絆住，而受重傷。　其診斷在法廷裁判上，有時須辨別死傷者之損傷是否由於觸電，以明責任。觸電之重要證據，爲其傷口之中央，作臍狀凹入，其周圍組織缺少反應。又有時其皮膚、鞋上、或周圍器物上，留有電火狀痕跡，又有時鞋及衣服上金屬，或錶與錶鍊等有熔化痕跡。　療法凡觸電昏厥時，可用副腎素(Adrenalin)施行心臟內注射，施行人工呼吸。人工呼吸，須持續至三小時左右，因屢有至三小時始救活者。如現出死斑，可停止施行人工呼吸。因觸電負傷者，宜使之靜臥，保持其溫暖，

五　溺死及船暈

溺死由水或其他液體流入呼吸器管，呼吸受阻而起。除溺於江河海湖等外，又有於浴盆中發中風，羊癲風而致溺死者。在水中游泳時，有時發狹心症、筋痙攣而致溺死。初產下之嬰孩，有時因羊水（胎兒在胎中時，有羊膜包之，其中有水，名羊水，胎兒浮於其中。）流入呼吸器管，不能呼吸，亦與溺死同。或醉漢因自己嘔吐之酒食，流入呼吸器管不能呼吸而致窒死亦然。有時氣管有動脈瘤破裂，血液流滿氣管，不能呼吸，亦與溺死情狀相同。　溺死之症候，可分為三期（1）呼吸停止，（2）呼吸困難，（3）假死。在第二期及第三期，水或其他液體流入氣道中，深入肺小泡中，此時肺上葉較其他部位，為更易流入液體之部位。　溺死者之肺組織中，有空氣及液體混合存在，又因發肺水腫，故氣管、氣管枝發水泡水沫。　凡溺死獲救者，其後每發嚥下肺炎、肺水腫而致死。　其急救法（1）倒置其身體，使將水吐出。（2）施行人工呼吸。（3）保持身體乾燥及溫煖。施行人工呼吸，除可恢復其呼吸外，又可使肺中之水，向淋巴管血管排泄，不易觸到脈搏等時，可用樟腦劑、副腎素等，施行心臟內注射。

船暈由船舶動搖而起，小輪船較大輪船尤易致發此症。船暈一切人均患之，祇乳兒及四歲以下小孩，中樞神經尚未充分發育者，概不患此。又老年人反射機能減弱，亦較少患者。缺少三半規管之蝸牛殼成形不全症之病人（Aplasie des Labyrinthes 蝸牛殼係耳中器官名）聾啞者等，絕對不患船暈，神經過敏者易患船暈，尤以自律神經過敏者爲然。　船暈未見有免疫性，無論如何老於航海，有時仍不能免。　種種病症易引發船暈。例如胃腸病、貧血病、神經質、中酒精毒、中菸鹼毒、傳染病等。患膽石症者尤易發船暈。乘火車、汽車、迴旋運動器等，亦常致發暈，自旋轉其身體，亦致發暈，與船暈同。耳中之三半規管，係感覺身體位置之器官，由感覺身體位置及其動作而反射調節肌肉之張弛。船舶動搖，有種種錯雜刺戟，接連達到三半規管，則致自律神經中樞興奮，發生眩暈。故在船中從事自己工作之水手，較搭客比較不患船暈。又由眼睛調節身體位置之不順調，亦與眩暈有關。故在船中，注視上下之水平線，上下之波浪及搖動之船檣等，亦易發船暈。　其症候以精神上症狀爲主，重症者，兼發肉體上症狀。初感覺不適，菜肴氣味，油漆氣味，均可引起作嘔，感覺惡寒、眩暈、頭重、兩脚無力，毫無食慾，繼而頭重眩暈益甚，四肢厥冷而色蒼白，額流冷汗，口中瀦積涎水，脈搏微細頻數，毫無氣力，不能談話思考，連連嘔吐，初吐出胃中所留之飲食，後吐出胃中之粘液膽汁，有時雜有血絲。患者渴望早登陸地，極厭船之動搖。　其輕症者，衹初時感覺不適，未幾卽愈。中等症者，由於漸慣於船之動搖，歷數日而愈，或由天候轉佳，風浪平息，經數日而愈。重症者因毫無食慾，致身體極消瘦，在全程航海中，終不見愈，直至登陸，始而病象消失，恢復食慾，恢復健康。船暈本身，豫後佳良。體重減少，登陸後卽恢復。但患有動脈硬化症，腎臟病，心臟病者，不免感受惡影響。又劇烈嘔吐，每引起患肺癆病者之咯血，或使患胃腸潰瘍者吐血。其減少船身動搖，可以減少船暈，惜尙無使人滿意之法。豫防船暈，宜注意衞生，對於大便通暢，宜有適宜之調節，略進少量飲食，較空腹爲佳。桔子等不宜吃，香蕉亦不佳，能增加嘔吐。生梨較佳。船暈輕者，可略作適度之運動。較佳者爲在甲板上運動、談天、聽音樂，將注意集中於他處。不宜注視上下之水平線及高潮等。船暈重者，及易患船暈者，以平臥爲宜。其療法宜使患者平臥，可少感受船身之動搖，並可免患腦貧血。對於嘔吐，施行胃洗滌，無何效果。內服藥可服 Veronal-natrium 〇・五公分，或服 Medinal 〇・五公分或服 Luminal 〇・一公分。用阿托品 (Atropin) 施行皮下注射，亦有效果。此外可用 Pavaverin 〇・〇五至〇・一公分注射，或用 Mothersill, Seesickness, Remedy, Vasano, Nautisan 等治療。Nautisan 一藥，功效甚佳。

六　動物性保護毒中毒

（甲）毒蛇　毒蛇之毒腺，含有毒液。當毒蛇咬人時，其毒液即由毒牙之管或溝，射入創面。此毒液中，有毒性蛋白，有類似發酵素作用。熱至攝氏一百度至一百廿五度，（煮沸或晒乾）仍不破壞。其病理解剖則爲咬創浮腫，淋巴腺腫脹，出血等。其特有者則爲腎臟炎。其症候有局部症狀及全身症狀。咬傷之周圍腫起，作黑色，乃因發出血性浮腫故。其炎衝波及淋巴腺及淋巴道。中毒烈時，更發生知覺失常、苦悶、嘔吐、下痢、出血、血尿、痙攣、譫妄、虛脫。其診斷若被無毒之蛇咬傷，則有二行鋸齒狀線。若被毒蛇咬傷，則祇有二個至四個創點。其豫後即被毒蛇咬傷之危險程度，由咬傷之部位，毒腺之毒液量，而輕重不一。其死亡率爲百分之二至百分之十，自被咬至致死，約歷一小時至數日。其復元概甚遲。

其療法，爲求迅速將咬傷部位之毒液排除，或者將其毒質破壞，可用口將咬傷部位之毒液毒血吸出，（毒蛇毒液入口無礙。）或將該部位亂切，使流出毒血，或將該部位割去，或用火燒灼，或用烙鐵燒灼，或用安母尼亞及其他藥物腐蝕。用一%高錳酸鉀，二%氯化鈣碘酒或石炭酸等，注射於咬傷部位周圍皮下，頗有效果。如四肢被咬傷，宜速於其上部緊縛，以免毒血迅速上流，解縛時，宜徐徐爲之，以免毒素迅速流入血中。內服藥可用安母尼亞。或使飲葡萄酒等酒類，飲至酩酊，亦有效果。或用番木鼈鹼(Strychnin)，一公絲（𣮈）施行皮下注射。　又有用毒蛇血清者，如加爾梅托氏（Calmette）符拉塞爾氏(Fraser)等，製造毒蛇血清，以治療毒蛇咬傷。惟毒蛇種類頗多，而一種毒蛇血清，祇能中和該毒蛇蛇毒，不能中和他毒蛇蛇毒。日本所製之毒蛇血清，有飯匙槍毒蛇血清一種。（飯匙槍之蛇頭，形如飯匙，故名。其突起咬人，有如槍擊，故名飯匙槍。台灣山間多此蛇。）

（乙）有毒昆虫：被蜂蟻等昆虫螫傷，局部雖不免紅腫疼痛，但概不致發危險之全身中毒症狀。

（丙）蝦蟆　其皮膚腺分泌一種毒素，名Bufagin 有強烈腐蝕性。

（丁）蟾蜍　有 Bufagin, Adrenalin （副腎素）及一種痙攣毒素。

（戊）斑蝥　斑蝥含有斑蝥酸，能刺戟局部發泡，對於腎臟有劇烈刺戟作用，醫學上用以製發泡膏，又用作催淫劑。　其豫後，如中重症斑蝥酸毒者，則甚爲危險。　其療法，宜速排除其毒，並治療胃腸炎，腎臟炎。

二 寄生蟲及其豫防

吾人之身體各部位，有時有小動物寄生。此等小動物，或破壞吾人之身體組織，或吸收吾人之榮養，或產生毒素，使人發生病狀。此寄生於人體內之小動物，名爲寄生蟲。以寄生於腸者爲最多，此外亦寄生於肺、肝、血中、肉中。寄生蟲之種類，大體可分爲下列三類：（1）線蟲類 十二指腸蟲、蛔蟲、鞭蟲、蟯蟲、寄生血中絲蟲（Filaria）等。（2）吸蟲類 肺蛭（肺二口蛭）、肝蛭（肝二口蛭）橫川氏腸吸蟲（Metagonimus）日本住血吸蟲等。（3）縧蟲類 廣節裂頭縧蟲、有鈎縧蟲、無鈎縧蟲等。今將其中最常侵入吾人身體，爲害於人者，記述其病狀及其豫防法於下：

（一）線蟲類

A、十二指腸蟲 此蟲常爲害於人。人體中有此蟲多數寄生，則致患重症貧血，現出種種病狀。此蟲長約三四分左右，雄者小，雌者大。蟲活時作淡紅色透明，死時作灰色，不透明。概寄生於人之十二指腸及小腸之上部，吸附於腸管，從腸管吸取人之血液及滋養料。其數目多寡不等，多時有多至數百條，數千條者。此蟲之蟲卵，隨人之糞排泄。其蟲卵在濕地或水中，逢溫度適宜，祇二三日即孵化成幼蟲。其幼蟲經過二次脫皮，成爲被囊幼蟲。如接觸人體皮膚，即從人之皮膚鑽入皮內，經血管及淋巴管而至心臟，更進入肺臟，於此經過一定發育，再經氣管而進入食道，又經胃而入小腸，於此獲得其卜居之樂土，更發育成爲成蟲。　此蟲初寄生於人體中時，最初尚未有何病狀，但歷時久，其害卽漸顯。其主要症狀，爲消化器症狀，血行器症狀，神經症狀等。消化器症狀爲有時作嘔，嘔吐，發口内炎，唾液分泌亢進，有時吐血。又有時胃部臍部作痛。或有食慾，或無食慾，未有一定。如病勢漸進，發生貧血，則少食慾，同時對於食物嗜好發生變化，嗜吃炭，壁土，辛辣酸味之物。血行器症狀之主要者爲貧血。因貧血而致顏面蒼白，有時心悸亢進，呼吸困難，指爪薄而脆，向上面翻轉。兒童有此蟲寄生時，不但貧血，而且榮養極不佳，害及身體發育。　神經症狀爲頭痛、耳鳴、眩暈、不眠、心神疲勞等。兒童有此蟲寄生者，精神發育，甚形延遲，智能發育亦不佳。　欲豫防此蟲寄生，最重要者，爲防其幼蟲從皮膚鑽入，故不可赤足踏入田中、濕地、水滞等。菜蔬須煮熟方可吃，不可吃生菜。驅除此蟲，須用相當强有力藥劑，宜住院由醫生驅除，較爲妥當。

B、蛔蟲　腸寄生蟲以此蟲爲最多，亦爲人所常見。其形略如蚯蚓，色作帶黄白色。稍帶紅。雌者較大，雄者較小，雌者長約七寸半，雄者長約半尺，此蟲通常寄生於人之小腸内，但時常向各處流竄，有時從腸上行至胃，更上溯食道從口吐出。有時竄入肝中及膽囊中爲害。有時穿破腸管，進入腹膜腔，有時從咽頭竄出鼻腔，又有時竄進中耳，穿破鼓膜從耳竄出。兒童有時有多數蛔蟲，互相糾結，成爲一團，致腸閉塞不通。　蛔蟲成蟲在人小腸中所產之蟲卵，隨人之糞便排泄，在夏季約二星期，成爲成熟卵。此蟲卵抵抗力頗强，冷熱及化學藥品，均不易使之死滅，經一二年乃至多年，尚能孵化成蛔蟲。此成熟卵隨同食物吃下，至小腸而孵化，卽成爲幼蟲。此幼蟲穿破腸管及其他臟器而至肺，或穿通腸管進入血管，隨血液經過心臟而至肺。進入肺中之幼蟲，逐漸發育，次又經過氣管進入食道，終而仍至小腸，成爲其久居樂土。寄生於腸之蛔蟲，數目多寡不等，有時祇有一條，有時有數十條，數百條。但從不在腸中蕃殖。

人之腸中雖有蛔蟲寄生，多未有何症狀。初或食慾亢進、兒童對於食物嗜好發生變化，嗜吃壁土、炭、粉筆、香等。有時食慾不振，作嘔、嘔吐、唾液分泌亢進、腹部膨脹、胃腸有壓痛。有時多數蛔蟲糾結不開，致腸管閉塞不通，發生險象。有時蛔蟲穿破腸管進入腹膜腔，致發腹膜炎，或竄入肝中，致發黃疸病。兒童每因腸中有蛔蟲而發熱、發痙攣。　欲豫防蛔蟲寄生，以注意勿使有蛔蟲卵隨同蔬菜吃下，最爲切要。蔬菜近根部部分，因施肥料關係，常沾附有蛔蟲卵，宜洗滌清潔，煮熟方可吃，尤不可吃生菜，鹹菜亦須洗滌清潔煮過方可吃，不可生吃。此外宜注意蒼蠅之媒介傳染，勿使蒼蠅飛停在飲食物上。兒童每將污垢指頭及玩具等，放入口中，亦易將蛔蟲卵媒介吃進口中，宜加禁止。驅除蛔蟲可服山道年（Santonin）或服鷓鴣菜，宜由醫生指示服之。

C、鞭蟲　此蟲通常寄生於人之盲腸，人之有此蟲寄生者亦頗多。蟲作細長圓柱形，長約寸許。向來視爲與人無害，但據近時研究，則謂有時能致發神經症狀，貧血症狀。其傳染入人腸中之路徑，大體與蛔蟲相同，此蟲頗不易驅除，驅除此蟲之藥，用麝香草酚(Thymol)。

D、蟯蟲　此蟲爲白色絲狀小蟲，多寄生於兒童婦女，雌者大，雄者小，雌者長約二三分，雄者長倘不及一分。通常寄生於人之小腸中，雌者每至大腸產卵，隨同人之糞便排泄。爲產卵而出至大腸之雌蟯蟲，每爬出至人之肛門外，因此有此蟲寄生之人，每在夜間睡時，覺到肛門近處發痒。此蟲之傳染入人體，未經過中間宿主，蟲卵亦屢在人之腸中，孵化發育。當人覺到肛門奇痒而搔爬時，每有蟲卵沾附於指頭或指甲，如將指頭放入口中，則將蟲卵媒介入口，吞入腸中，再孵化發育，成爲成蟲。隨人之糞便排泄之蟲卵，每沾附於蔬菜等，人吃下，即在腸中孵化而寄生。驅除此蟲，頗非易事，可服驅蟲藥並用灌腸方法驅除。此蟲之蟲卵，每沾附於患者自己之指頭，媒介入自己之口，須加注意。手指及肛門附近，須揩拭清潔。又蟲卵亦每隨蔬菜吃下，與他寄生蟲相同，須一樣注意。

（二）吸蟲類

A、二口蛭　此蟲之寄生於人，較上述之腸寄生蟲爲少。寄生於肺者，名肺蛭。肺有此蟲寄生時，其症狀頗似患肺癆病。此蟲初寄生時，大概未見何症狀，其症輕者，祇有咳嗽而已。及病勢稍進，則發胸痛，痰咳增加，痰中屢有鮮紅色，暗黑色血斑。用顯微鏡檢查，可見到痰中有多數蟲卵。此二口蛭除寄生於肺外，又有寄生於肝，胰肝等。　有此寄生蟲流行之地方，欲防此蟲寄生，宜注意飲食物，勿飲生水，勿吃蟹。病人所咯出之痰須消毒。蟲卵遇攝氏五十五度熱度，十分間即死滅，七十度熱度，五分間即死滅。　治療此蟲寄生，尚無特殊方法，須由醫生指示。

B、日本住血吸蟲　此蟲雌雄大小不同，雄者長四分餘，作灰白色，體形作管狀，雌者長五分餘，蟲卵孵化幼蟲，在水中游泳，先鑽入中間宿主之卷貝內，於此寄生發育後，又出水中浮游，如接觸人之皮膚，卽從皮膚鑽入進入血管淋巴管逐漸發育，上溯腸間膜靜脈而達腸管產卵。人體中有此蟲寄生時，初則食慾亢進，下痢。肝初腫大，後縮小。次脾腫大。此外有腸胃出血，門脈鬱血等。由瀦積腹水而膨脹。欲豫防此蟲寄生，最切要者爲勿赤足踏入流行地方之水中。驅除此蟲，須由醫生指示爲之。

C、肝二口蛭　寄生於肝，進入膽道之二口蛭，謂之肝二口蛭。肝二口蛭，體形如瓜子，或如柳葉，長六分左右，闊一分左右。或以其形如膏藥抹刀，呼爲抹刀形二口蛭。此吸蟲通常多數棲息一處。病人之肝中，屢有此蟲二千條至四千條，有時多至一萬條者。　人之肝中，有此蟲寄生時，則肝腫大並變硬，發生腹水、脾腫、腸炎等。如蟲不多，尚不現出病象。如蟲多，在一千條以上，則現出病象。此蟲之幼蟲，寄生於鯽魚、白鰱等淡水魚肉中，人吃魚，卽隨魚肉進入人之體中。此蟲之胞囊，隨同魚肉吃下，至人之腸中後，蟲卽從胞囊爬出，由開口於腸之輸膽管口，上溯進入膽囊，更上溯膽道，進入肝中。蟲每將窄細之膽道擠開，多數擁擠一處。此蟲有兩中間宿主，第一中間宿主爲小田螺，第二中間宿主，爲上述之淡水魚。欲豫防此蟲寄生，不可吃淡水魚魚生，宜煮熟方可吃。驅除此蟲用 Neo-stibnal 藥。

D、橫川氏腸吸蟲　此蟲之體形及大小，略與上肝二口蛭相似，蟲卵亦相似，故檢查人糞中蟲卵時，每致混誤，此蟲亦有兩中間宿主，其第二中間宿主爲溪鰮，鯽等魚。此蟲之成蟲，寄生於人之小腸，吸附於腸管，如蟲不多，尚不現出病象。惟有時致發慢性腸炎或下痢。　欲豫防此蟲寄生，不可吃溪鰮，鯽等魚生。驅除此蟲方法，與驅除十二指腸蟲相同。

（三）縧蟲類

縧蟲亦名腸帶蟲，種類頗多，今記述其較重要者于下：

A、廣節裂頭縧蟲　此蟲為最常見之縧蟲，亦為縧蟲中最大者，有長至二三丈者。蟲之體形如帶，由四千個節片相連續而成，頭圓如乳頭或略扁，節片在首端者甚小，在尾端者甚大，其子宮形如花卉。其蟲卵入水中後，數月孵化，成為幼蟲。幼蟲在水中游泳，鑽入中間宿主水蚤中。魚（鮭鱒等）吃水蚤，則轉而寄生於魚之肉中及肝中。人吃此等魚之魚生，則轉而寄生於人之腸中，迅速發育成為裂頭縧蟲。其寄生於魚肉中之幼蟲，如將魚肉燒煮十分間，幼蟲即死。　人之腸中有此蟲寄生，有時未見何病象，有時現出腸胃病症狀，食慾亢進，或減退，發生腹痛下痢等。有時發生貧血。其節片隨人糞排泄，每由糞中發現此蟲節片，而知有此蟲寄生。

B、無鈎縧蟲　此蟲長一二丈，寄生於人之腸中，以其頭部吸盤，吸住於腸管。其節片隨人糞排泄，節片中之卵，孵化成為幼蟲，隨溪水及雜草吃入牛之體中，則轉而寄生於牛之肉中，發育成為無鈎囊蟲。吃未煮熟之牛肉，則轉而寄生於人之腸中，發育成為縧蟲。　欲豫防此蟲寄生，宜注意將牛肉煮熟方可吃。驅除此蟲，須由醫生監督驅除之。

C、有鈎縧蟲　此蟲先寄生於猪肉中，再由猪肉而寄生於人之腸中。其症狀及寄生於人之徑路，大略與前條相同。此蟲長六尺至九尺，頭如帽針頭大，略作方形，有吸盤四個或六個，頭頂有唇狀突起，其周圍有鈎環。欲豫防縧蟲寄生，須注意將牛肉、猪肉、魚肉煮熟方可吃。驅除縧蟲，尙無確實見效藥劑，有鈎縧蟲，較易驅除，無鈎縧蟲，較難驅除。如不能將縧蟲之頭排除，留在腸中，則仍再長出節片。驅除此之藥劑，均係劇烈藥劑，宜由醫生監督驅除之。 欲知腸中有無寄生蟲，以檢査糞中有無蟲卵，最爲確實。如疑慮有寄生蟲時，可托醫生檢査糞便。如糞中有蟲卵，當然有寄生蟲。糞中雖無蟲卵，仍未可卽斷爲無寄生蟲。因若祇有雄蟲，未有雌蟲，亦未有蟲卵，或雖有雌蟲，而不在產卵期，糞中亦未有蟲卵。

三 傳染病（豫防及消毒）

所謂傳染病者，乃有病菌或病蟲進入人之體中而致發病者。此等病菌病蟲之進入人之體中，有種種徑路。有多數傳染病之病菌，係由病人談話、咳嗽、噴嚏時之唾沫、水滴等傳染於他人，例如肺癆病、流行性感冒等是。有種傳染病病菌，係由糞溺沾汚衣服、物品、手指等傳染於他人，如傷寒、赤痢等是。有種傳染病病菌，係由皮膚落屑傳染於他人，如猩紅熱、痧子等是。有種傳染病，係由動物媒介傳染於人，如瘋狗病，馬鼻疽等是。有種傳染病，係由昆蟲媒介傳染，如衣虱之媒介斑疹傷寒病菌，瘧蚊之媒介瘧疾原蟲是。虱子蚊子等先吸病人之血，連同血中之病菌病蟲吸入腹中，後再咬螫他健康人，卽將此等病菌病蟲吐入健康人血中。又如蒼蠅常飛集於傷寒霍亂等病人糞汚上，將病菌帶至飲食物上，而傳染於他人。有種傳染病，係由病菌直接從傷口進入人體中而起，如化膿菌及破傷風菌等是。有時病菌雖進入人之體中，却暫時不發病，但如其人患感冒或有何有害影響，致其身體之抵抗力減弱時，該病菌立即大形蕃殖，擴展勢力，乘機發難，使人病倒。此等情狀，常見於居於口鼻之肺炎菌。又吾人腸中之大腸菌，亦每於吾人患腸炎時，穿過損傷之腸管進入腎盂而發腎臟炎。病菌又有時沾附於玩具而傳染於兒童。例如猩紅熱之病菌，每由猩紅熱病孩沾附於玩具，經數月仍不死滅。如他兒童玩弄該玩具，即由玩具爲媒介而傳染此病。各種傳染病各有其病菌病蟲，由此而發病，現出各種不同之病象，並有其特有之經過。

潛伏期與帶菌者　病菌進入人體中，並不立時發病。自其進入人體中，至發病，須經過一定時間。其時間之長短，各菌不同，是謂潛伏期。又病菌雖進入人體，亦不一定發病。例如有一傳染病發生，雖然有許多旁人，沾染病菌，却不悉數發病，祇身體虛弱，抵抗力弱之人發病，身體強壯之人，病菌雖然進入其體，往往不能爲害，或病菌自己死滅，或再被排出。又有人身體中雖有病菌，却能主客相安，永不發病。但其排泄物中却屢排出病菌，可以傳染他人。醫學上名之曰帶菌者。例如有人糞中有傷寒菌，但其人之本身，却不患傷寒病，而其糞中之傷寒菌，每傳染旁人，使他人患傷寒病。傳染病每多數一時發生，成爲時疫，有流行甚廣，遍及全世界者，如流行性感冒，曾流行全世界是。又有祇在一地方流行者，如瘧病之在熱帶地方流行是。

急性與慢性　一切傳染病所共有之病象，爲發熱，身體疲僨，食慾不振，口渴等。此等病象，蓋由於人體之自然機能對於病菌現出抵抗而起。傳染病有急激發病而其經過亦迅速者，名曰急性傳染病，如鼠疫、霍亂、傷寒、副傷寒、斑疹傷寒、再歸熱、猩紅熱、痧子、風疹、天花、水痘、丹毒、白喉、流行性感冒、赤痢、流行性腦脊髓膜炎、敗血症、破傷風、瘋狗病等是。有徐徐發病，作長期間經過者，名曰慢性傳染病。如肺癆病、梅毒、癩瘋等是。

今將急性傳染病之潛伏期，附錄於下以資參考。

傷寒	一星期至三星期	赤痢	二日至七日
猩紅熱	二日至七日	斑疹傷寒	四日至十四日
痧子	八日至十四日	流行性感冒	二日至三日
白喉	二日至五日	霍亂	一日至四日
鼠疫	二日至十日	天花	十日至十三日
瘋狗病	十五日至十六日	流行性腦脊髓膜炎	二日至四日

傳染病之豫防及消毒　吾人爲保持健康，必須盡力避免患傳染病。其最重要者，爲使身體强壯，增加抵抗力，以免爲病菌所乘。次爲勿接近傳染病病人，以免被傳染。對於傳染病人，宜隔離，消毒，以免傳染旁人。各個人對於傳染病，應有相當之智識，以防傳染。　病人之痰、糞、尿以及咳嗽之飛沫、水滴等，含

有病菌，對於此等物，必須加以注意。又病人所接觸之一切器具，亦沾染有病菌。當病人咳嗽噴嚏時，每飛沫四濺，其所含病菌，撒布於周圍。其唾沫乾燥後，隨同塵埃飛揚於室內空氣中，亦可傳染。對於病房除保持清潔外，尤須注意消滅病菌。肺癆病人，不可隨地吐痰，以免痰乾後，隨塵埃飛揚傳染。吐痰宜吐在痰盂，痰盂盛〇・五至三%之石炭酸水消毒，經三小時後，病菌即死滅，可將痰盂之痰傾入陰溝。赤痢、傷寒、霍亂等病人，其糞、尿、及嘔吐之物，均須消毒。可將病人排泄物置於一定容器中，加同量之石灰乳或三%石炭酸水消毒。糞便應與消毒液攪拌混和消毒。

食器、寢具、寢衣等，可用煤溜油酚水（Kresololwasser）洗淨，洗淨後再用清水洗淨。可用水煮沸消毒者，可用蘇打水煮沸十五分鐘，後再用水洗淨。病房最佳每日用煤溜油酚水揩拭。又宜注意空氣流通。病人之面及手，宜常用溫湯及肥皂洗滌。傳染病愈後，對於病房中一切，宜再施行一次，最後消毒。凡價廉之物，不必愛惜者，以燒燬爲是。寢具衣服等，可浸於煤溜油酚水中，或昇汞水中消毒。病房中器具，亦可用昇汞水或煤溜油酚水洗滌。病房可用福爾麻林（Formalin）氣體消毒。福爾麻林氣體之消毒，祇止於器物表面，不能透入深部，故器物必須攤開消毒。患傷寒、赤痢、霍亂等傳染病時，廁所宜傾入多量石灰乳消毒。豫防傳染病，尚有施行豫防注射方法，（打防疫針及種痘等）見下條。

四　免疫與豫防

感受性與素質　對於疾病抵抗力之强弱，各人不同。有許多人，對於某種疾病，有特殊感受性。或由於全身體質較劣，或由於各器官較弱。故患其病之人，乃對於該病，有特別素質。又人之患病，不僅與病菌侵入體中有關，更與病菌之數量及其生活力（毒力）有關。自病人一方言，又與其人當時之體力及其生活狀態，有無異常關係。平時身體健康强壯之人，有時亦身體虛弱，易於患病。或因感冒風邪，過勞等，身體抵抗力減弱，亦易爲病菌所乘而患病。　進入吾人體中之病菌，係極么小之生物，須用顯微鏡，才能見到。一進入吾人體中，即產生新陳代謝產物及毒素。此等毒素由血液而循環於人之全身，流入組織液中，對於吾人身體，現出有害作用或破壞作用。

免疫性　人體對於病菌之侵入，亦現出抵抗防禦反應，產生抗毒物質，抗毒素等。人體所產生之抗毒素，能與病菌之毒素化合抵消，使其毒素變成無害。有種病，患過一次後，後日再染該病，身體對於該病，已有相當防禦能力。此蓋因前次患病後，尚留有若干抗毒物質（免疫物質）故。除前次尚留存有免疫物質外，同時又有迅速生成免疫物質能力。身體有此種免疫物質，對於同種病菌，再度侵入，立能加以抗拒，將其制服，而不致發病。　吾人對於某種疾病，身體具有防禦力不致發病，謂之具有免疫性。有種病，患過一次後，即永不再患，即因其人對於該病終生有免疫性故。例如患過痧子，以後即不再患痧子。或患過傷寒，以後即不再患傷寒是。

人工免疫　虛弱之人，患某種傳染病時，不能產生充分防禦物質，藉自己之體力，以制服該病者，亦可由人工供給免疫物質，以治愈其病。例如患白喉，破傷風等時，可注射此等病之免疫物質，以治愈之。此等病之免疫物質係先用白喉菌破傷風菌（生者）等注射於馬或其他動物，待經過一定時日，動物體中已產生免疫物質，乃採取其血清以注射病人。此血清中含有免疫物質，經注射後，可與病菌之毒素化合抵消，使之不能爲害。此種注射血清方法謂之被動免疫。　對於天花、霍亂、傷寒等傳染病之豫防注射，又與上述之免疫方法不同。所謂豫防注射（俗呼打防疫針）者，乃欲使健康人不致患某傳染病，而用該傳染病死菌注射，使其體中生成免疫物質，而對於其病，具有免疫性。例如欲豫防傷寒，非取他動物體中所生成之現成免疫物質注射，乃用死傷寒菌注射，注射後，其人體中對於傷寒菌及其所含毒素，生出抗毒素抗體等，在六七個月間，對於傷寒有相當之免疫性。霍亂之豫防注射其理亦與此相同。　施行豫防注射後，有時仍不免患該病。惟其病狀大概甚輕，較少危險。　對於天花之種痘，可獲得確實可靠之免疫性。古時未有種痘方法，天花流行甚烈，年年夭殤小孩，不計其數，自有種痘方法後，乃獲保全無數小孩性命。種痘之痘苗係從小牛之痘瘡採取。如從患天花之人之痘瘡，採取痘苗，則其毒性甚強，種痘後，每致發重症天花。如先移種於小牛，再從小牛採取痘苗，則其毒性弱，種痘後，祇種處生出輕微痘瘡，而一樣可獲得免疫性。

五　肺結核

肺癆病乃可愈之病

以前世人視肺癆病爲不治之病，故一聞所患爲肺癆病，不啻受宣告死刑。實則此乃極大誤會。自今日之醫學上觀肺癆病祗須治療得宜，極易治愈，决非不治之症。昔日之偏見，對於病人之精神上，有極大打擊。病人每因此而無故悲觀，致其病勢加重。今日所見之肺癆病，大都屬良性，尤以都市人所患之肺癆病，多比較易於治愈，其惡性者極少。如能於染病之初，卽有合適之療養，大多數可以全治。

肺癆病之發生

肺癆病亦名肺結核，乃由傳染結核菌而起之病，結核菌之侵入人體，係從口、鼻、喉、扁桃腺、腸等侵入，有時從皮膚侵入，而以從呼吸器直接侵入者最多。結核病除肺之外，有皮膚結核、腸結核、腎臟結核等，而以肺結核爲最多。患結核病者之排泄物中，有結核菌，肺結核病人之痰中尤多。　以前曾視肺癆病爲遺傳病，實則非由遺傳，乃由於傳染。惟患肺癆病父母，每遺傳虛弱體質，致兒女易患肺癆病。　傳染結核菌而患結核病，與素因及誘因，頗有關係。所謂素因者，乃指易於患病之狀態，例如乳兒、男女懷春期，瘦長之體格等。所謂誘因者，乃指易於引發疾病之情狀，第一爲不合衞生之生活，又多數爲身心過勞，其次爲感冒、氣管枝炎、貧血、糖尿病等，使身體抵抗力減弱之病症。　吾人雖已傳染結核菌，却不悉數發病。大抵都市人至長大成人，大多數人皆不免傳染結核菌。試用「都佩爾克林」（Tuberkulin結核菌苗）注射，多數人均現出陽性反應，證實其人曾傳染結核菌。然傳染者並不全數發病，蓋由於有相當免疫之故。曾一度傳染結核菌後，其後仍不免再度傳染。此種時，大都係由其傳染程度及第一次傳染所獲得之相當免疫程度，而決定其後之經過。有未發生何病狀者。有雖現出刺戟症狀而未達到病症進行程度者，有現出病狀而發病者。如相當免疫程度頗高，雖然再吸進結核菌，仍不致發新病竈。（發生病變之局部，謂之病竈。）但其後如由某種情形，致相當免疫力之減弱，則可致結核菌發生新病竈，或致舊結核病竈死灰復燃。又一時突然傳染多數結核菌或一再傳染多數結核菌，無論如何有相當免疫，仍不免發重症之肺癆病。

肺癆病之進行

肺癆病有徐徐持續進行者，又有多數作階段進展者。此種作階段進展者，一時雖見病狀減輕，後又有幾分變化，而再進展。其進展時，在臨床上所見之病狀，爲發熱、咯血、榮養狀態變化、咳嗽增加、痰量增加等。他覺上病狀，有時除用愛克司光拍照可見者外，尚未能明瞭。咯血在無論何病型，均屬病勢突然進行者。此種作階段進展，人有時祇視爲普通感冒，未加注意。結核病竈之由局部而向他部位蔓延者，有種種之徑路。一爲局部浸潤直接向周圍而蔓延。二爲經由淋巴道而蔓延。三爲經由血管而蔓延，四爲經由氣管枝等管腔而蔓延。

肺癆病之諸型

（一）初期症狀羣　此初期症狀羣，乃從未傳染結核菌者首次所見之結核性病變，在人一生中，祇有一次。在傳染後之經過中，決未能見到此種病變。此首次傳染，大都見於幼兒時期，概未有何顯著症狀，通常多未加注意。

（二）血行性肺結核　屬於此型者，有粟粒結核，撒布性結核，肺尖結核等。其所以現出諸種型者，與進入血中之結核菌多寡及其毒力等有關，又與免疫關係局部情狀，及體質等有關。

（甲）粟粒結核　此亦可稱爲結核菌之敗血症，爲極惡性者，大抵不救。

（乙）撒布性結核　此爲小結核病竈，在肺之一部分範圍內作廣汎撒布者，此種病竈，如吸收硬化，則成爲一時休止性之中間型。或從此發生一種肺門結核，現出滲出性浸潤成爲肺癆。

（丙）肺尖結核　昔時視肺結核均係由肺尖發病，近乃知其不然。據列台圭爾氏等之研究，謂從肺尖結核蔓延於他部位者占三%至七·六%，多作佳良經過云。

（三）早期浸潤及乾酪性肺炎

（甲）早期浸潤　從此早期浸潤，變成通常之慢性肺癆者最多，實已奪向爲人所注意之肺尖結核之席。此型係由外氣道傳染，其特徵爲極易吸收，但又極易破壞，在打診上及聽診上不易發現病狀，又少自覺症狀等。因此有時每視爲感冒，未加注意，但此乃病勢極易進行者，必須從早治療方可。

（乙）乾酪性肺炎　多由於有多量乾酪性物質，吸引於氣管枝而起，或由有多量咯血續發，此亦爲極惡性者。

（四）通常慢性肺癆　從初期症狀，卒血行性結核，早期浸潤，蔓延進展，而成爲慢性肺癆。故其病狀種種不一，其病竈亦有新舊種種。其進展情狀，由體質、遺傳、年齡等而異，又由各種條件而異。例如患急性傳染病病後（痧子、百日咳等）懷孕、月經、時季、過勞、榮養不良、不合衛生生活等，又由有無其他併發症而異。

初期之症狀

肺結核在初期，極易治愈，但至病已相當進行，則治療較爲棘手，故病人宜早診治，早有合適之療養。今述其初期之症狀，以資參考。

（一）全身症狀

（1）熱　在肺結核初期，有時未有他項症狀，祇有發熱。其發熱，（甲）有時如受感冒，熱度頗高，後轉爲微熱，而永不下降。（乙）有時自初即熱度不高，祇不過攝氏三十七度二三分（健康人爲三十七度）較健康人高二三分而已。有時此二三分微熱，祇見於夕刻。（丙）有時並不每日有微熱，祇稍運動時或稍從事工作時，乃發熱。

（2）體重減輕（羸瘦）　體重減輕之外，多覺到身體易於疲勞及無氣力，又多兼有發熱、咳嗽、咯痰等。此與夏季疰夏之身體消瘦情形不同。

（3）貧血　顏色蒼白，現出貧血症狀。

（4）胃腸障礙　少食慾，消化不良，又時有下痢便祕等。

（二）局部症狀

（1）咳嗽咯痰　如有感冒症狀及氣管枝炎症狀，久久不愈，咳嗽咯痰，久久不止，歷二三星期以上者，宜就醫生診視，有無患肺結核。

（2）咯血　在初期，亦有咯血者。有時病人自信身體健康，忽然咯血。有時略覺病體疲憊，忽然咯血。如有血痰咯出，不知其是否從肺咯出，抑從他處流出，宜就醫生診視是否患肺結核。

（3）胸痛及肩痠　有時單獨覺到胸痛肩痠，有時與他症狀同時發生。此亦爲肺結核初期之一徵候，宜加注意。

要之，肺癆病之初期症狀，其主要者爲咳嗽、咯痰、發熱、羸瘦（疲憊消瘦）等，又有貧血，胃腸障礙神經衰弱狀症狀等，有時在初期並無何症狀，經醫生施行健康檢查乃偶然發現患有肺癆。故自信身體健康之人，亦宜定期施行健康檢查，尤宜施行愛克司光檢查，血液檢查等。

傳染之豫防

吾人雖注意欲免傳染結核病，然通常人大都於不知不覺之間，已受傳染。但雖受傳染，却不一定發病，有時不但不發病，而且可獲得免疫性，不易患結核病。　雖然稍有免疫性，假如新由肺癆病人受劇烈之傳染，仍屬危險，故無論何時，仍宜注意勿受肺癆病人傳染。自另一方言之，肺癆病人應自己注意勿使傳染家人及旁人。最重要者，爲注意咳嗽及痰。病人宜注意不可直對他人咳嗽，以免唾沫噴及他人。在咳嗽噴嚏時，必須用手巾或紙，將口鼻遮掩。不問健康人或肺癆病人，皆不得隨地吐痰。吐痰必須吐於痰盂，或吐於陰溝或吐於廢紙上，投入火爐中燒燬。或將該廢紙投入廁中。痰盂之痰，可用石炭酸消毒後，傾棄於陰溝或廁中。 病人之碗筷，必須另備，另置一處，不宜與家人混用。食器之消毒，以放入沸水中煮沸五分鐘，最爲便利，最爲妥當。 被褥衣裳等之消毒，以用日光消毒，最爲便利。逢晴天，可將被褥等晒於日光。 要之，輕微之結核病，通常人大都於不知不覺之間，不免沾染，而又於不知不覺之間，自己治愈，故輕微之結核病，似乎不能算病。但如吾人不注意攝生，身心過勞，損害胃腸，榮養不良，或患感冒及其他病症，致體力減弱時，則潛伏之結核病，往往乘機進行，或突然發病，成爲真正肺癆病，故欲豫防肺癆病，必須平時注意攝生，身體有不適時，不可勉強，必須早日治療。

療養與費用

假如已發肺癆病，應如何治療？最要者，爲應有合適之療養。對於肺病之療法，有食餌療法，大氣療法，安靜療法，易地調養療法，日光療法，對症療法，人工氣胸及其他外科療法等。對於此等療法，如分別善用之，可以獲得相當效果。 肺癆病常能自然治愈，雖然照常工作，病亦常能自愈。故無論其人或吃肉而愈，或吃素而愈，或多飲泉水而愈，或易地調養而愈，或不易地調養而亦愈，或吃蛇而愈，或針灸而愈，均不足爲奇。反之，有人因易地調養反而發熱，有人因吃滋養品反而下痢。有人吃種種補藥反而咯血或下痢。有人行日光浴，反而病狀增惡。此亦非其法不善，乃用之不合適耳。故所謂合適之療養者，不在其方法，而在善用其方法。各人之病狀不同，甲用之有效，乙用之不一定有效，必須與自己之病狀適合方可。總之對於肺結核之療養，其極重要者，尙有經濟問題。肺結核乃需要長期療養之病，故對於療養之費用，必須作長期持久打算，方免後難爲繼。病人切不可爲誇大廣告所騙，購買莫名其妙之藥品濫服，不但濫費金錢，而且要吃壞胃口。須知現時治肺結核，並無所謂特效藥品。對於他人之經驗談，亦不可輕信。因一種療法，對於其人縱然果有功效，對於他人，却不一定有效。所謂某藥或某項療法，對於某人極有功效者，實際却是其人之病，本將自愈，會逢其適而已。故輕信報紙之廣告及他人之經驗談，而濫費金錢購藥吃之，結局乃是自受無謂之損失。要之，對於日常生活費用，宜可省卽省。對於療養，宜擇不多費錢而可以長期持久之方法。今述各種療養方法於下，以供參考採擇。

（一）安靜療法

治療肺結核之一重要方法，爲安靜療法。第一、安靜可以減少體力消耗。第二、如不安靜，則患部不得安靜，將妨害其治愈。第三、如不安靜而運動，將增加局部毒素吸收，而致發熱，害及食慾，使神經過敏，使身體消瘦。向來不多安靜之病人，如遵守安靜，每數日熱卽下降，精神爽快，有食慾，痰咳減少。通常健康人，如多運動，可以使腹餓，增加食慾，但患肺癆病人，身體發熱而作運動，則反致減少食慾，卽使食量略有增加，仍不足彌補其運動之消耗。在身體發熱時，身體之消耗，本已增多，如再運動發熱，將使體力愈加消耗。大抵患肺癆病人，即在無熱時，其新陳代謝，亦較普通健康人爲高。一切疾病，欲使治愈，均需要安靜。例如指頭割破，如保持安靜，勿使搖動，自然傷口合縫而愈。肺之患部，如保持安靜，亦自然易於治愈。如後面所述之人工氣胸療法，及其他外科療法，其目的亦係欲保持肺之安靜。對於安靜程度，當然應視各人病狀而定。各人之病狀不同，應當與其病狀配合。大抵有熱病人，（體溫在攝氏三十七·度以上者）以安靜靜臥爲佳。熱度在三十八度或更高者，更應絕對安靜。咯血病人，亦當絕對安靜，宜安靜靜臥，一切可由他人代爲之。飲食可由看護人喂吃，大小便亦由旁人扶助，以免吃力。又不可多談話，以緘默爲佳。有事時，可用筆談代口。心悸亢進及氣喘之人，亦需要安靜。咳嗽劇烈，痰多，有盜汗等時，大體亦需要安靜。祇有三十七度二三分之微熱者，其安靜程度，可視各人之情形定之。除肉體之安靜外，尤須注重精神上之安靜。假如祇身體靜臥，而終日談空話，或與人辯論，或者悲觀，或者心懷不平，至於夜間不能安眠，仍非真正安靜。肉體需要安靜，精神更需要安靜。關於此層，另於精神療法條下再述之。

（二）大氣療法

大氣即指戶外空氣。大氣療法，約在五十年前，爲德國布列鳴氏及美國托爾特氏所創始，目的在使病人能終日居於自然之清淨空氣中。最好爲居於戶外，或者將居室窗戶，儘量開放，使室中之空氣，與戶外之大氣，無甚差異。窗戶不但晝間開放，夜間亦不可全部關閉，以使病人能時常呼吸新鮮空氣。此大氣療法對於肺結核之治療上極有功效，現今肺病療養院所行之主要療法即爲安靜大氣療法。通常人，每以爲肺病人應當使身體溫暖，不可受風，不但將窗戶關閉，保持不自然之溫暖，更厚着衣服，不知衣服過厚實際均極不宜。　大氣療法之功效第一爲使精神爽快，增加食慾，使熱下降，減少盜汗，此外可減少痰咳，使貧血及其他一般榮養狀態改善，更能增加全身之抵抗力，促進肺病之治愈。惟在咯血時，病人身體甚形衰弱，並極貧血者，或患重症結核，熱度甚高，感覺惡寒者，或患腸結核有劇烈下痢者等時，欲行此療法，應略變通行之。　大氣療法可分爲戶外療法及開放療法二種，述之如左。

（甲）戶外療法　將躺椅、沙法等，置於戶外躺臥，以享受室外新鮮空氣。夜間亦可臥於戶外之帳幕中，或臥於祇有屋頂，四周無牆壁之小屋中。惟在夜間有時頗有不便，難於實行，故一般夜間多臥於室中，將窗戶開放，使空氣流通，以替代戶外。

（乙）開放療法　不離開室中，祇將窗戶儘量開放，以多接觸戶外空氣。欲行此開放療法，病房以擇向南者爲佳。在初時，如病人不慣者，可先開放窗戶一扇，及漸慣，再將其他窗戶開放。終而將全部窗戶開放。晝間固然開放，夜間至少亦宜開放一二扇。如已慣者，夜間亦可全部開放。不論晝夜，室中如有特異之臭氣者，即由於空氣未能十分流通，宜速將窗戶開放。　大氣療法，如從夏季開始，使之習慣，至秋冬仍繼續行之，自極適宜。但即自冬季開始，如注意行之，亦不難行。有時病人所行之開放療法，雖不免冒昧開始，對於其病體仍無妨礙。一般人雖視寒冷極不宜於肺痨病人，實則不然。世界有名之許多高山療養院均設在山上寒冷地帶，冬季氣温降至攝氏零度下二三十度，對於療養上，並無何妨礙。

（三）易地調養療法

易地調養療法，亦名氣候療法，乃選擇空氣清淨，多日光之地，居住調養者。當然與氣候有關，自不待言。但却不一定需要温暖土地，祇須選擇乾燥土地。病人欲易地調養，宜先就商於醫生，不宜冒昧爲之。須知調養較易地尤爲重要。以爲祇須易地，病卽可愈，此是錯誤見解。在初期或急性時，身體正需要安靜，尤不宜欲易地調養。　關於易地調養地點，山間與海岸孰佳，可就商於醫生定之，大體如能充分療養，概無大差，惟由病狀，不免有幾分之適與不適而已。對於易地調養，應注意下列各項：

（1）居於温帶地帶之人，到處均可療養，大都無易地之必要，須知調養較易地，尤爲重要。（2）在發病後，正需要安靜時期，不宜到處奔波。欲易地調養，宜待醫生診視病勢後，決定療養方針，或可易地調養。（3）易地調養，仍須受醫生之指導，故不可選擇過於偏僻不便之地，庶有就醫之便。最妙爲住於醫院或療養院。（4）選擇土地，宜擇多陽光之地，及照射陽光時間較長之地。宜避免多濕氣之土地。空氣當然須新鮮方佳。　（5）宜避免氣候炎熱之地，以夏季亦涼爽者爲佳。冬季雖寒冷亦無妨礙。惟爲散步及從事工作計，自以冬季比較温暖之地爲佳。　（6）對於經濟方面，亦須計及，不可於一時浪費巨量金錢，而致後難爲繼。

（四）日光療法

日光浴對於皮膚有佳良刺戟，對於全身亦有好影響，如肺結核漸趨向治愈，熱度下降，痰咳亦減少者，可利用日光浴以促進其治愈。 但行日光浴，必須愼重行之。咯血時、有熱時、病狀作活動性時，均不可行日光浴。有時因濫行日光浴，致病勢反而惡化，不可不注意。 行日光浴，不宜一時即從全身開始。宜先晒足部，次晒下腿，又次晒下肢全體，又次晒下肢及上肢，又次晒腹部胸部而及全身。同時宜注意體溫、咳嗽、體重、有無血痰，及其他局部情形行之。病人往往妄信日光浴之效果而濫行之，致使病勢惡化，必須注意方可。（參看第二編日光療法）

（五）食餌療法

所謂食餌療法者，即講求飲食榮養，使身體肥胖之療法。肺癆病人，如身體肥胖，其病較易治愈。身體雖不胖，固然肺癆病亦一樣可以治愈，但身體發胖，病亦即漸愈者，實際甚多。且平素身體瘦削之人，即屬不健康，講求飲食榮養，以使身體肥壯，自然亦屬佳事。 輕症肺癆病人，或慢性無熱之肺癆病人，其所需飲食分量，較普通健康人增多無幾，在不損害胃腸程度，可較所需分量多吃若干。病勢較進行並有熱之病人，其所需飲食分量，較健康人所需爲多。但此種病人，每少食慾，其胃腸亦多不強健，宜注意吃多滋養而易消化之食品，多咀嚼，努力加餐，使飲食能達到所需要之分量。 世上每傳說某種食品，能愈肺病，實則並無其事。亦無特別效果。若爲離奇之物，每致損及食慾，切不可亂吃，更不可強吃。自經濟上言，出重價購買此種奇物吃之，更屬愚舉。 世上又有許多所謂滋養劑出售，此等滋養劑，大體係蛋白質或其分解物所製。普通食物中，均含有此等物質。祇須吾人有消化蛋白質能力，實無另吃此等滋養劑之必要。惟有胃腸病者吃之，或有幾分效果。但即有胃腸病，實亦無需乎此。祇須稍吃通常肉類及卵等，亦不必吃滋養劑。此外尚有用雞卵及牛乳所製之滋養劑，或用糖類所製之滋養劑。購此等滋養劑吃之，實不如徑吃牛乳雞卵。　在二三十年前，世人尚不知有所謂維他命（Vitamin）近時已知飲食物中含有各種維他命，對於吾人健康，甚爲重要，近時藥房更有各種維他命製劑出售。健康人在健康上需要各種維他命，肺癆病人亦同樣需要各種維他命，但吾人如不偏食，此等維他命，日常食品中所含頗多，實無另行購吃之必要，祇須注意選擇其維他命豐富者吃之即可。例如向藥房購昂貴之維他命甲吃之，實不如吃魚肝油，因魚肝油中含有維他命甲甚多故。肺癆病人，在有熱時，較健康人需要較多之維他命乙，宜注意多吃。尤以兼患脚氣時，每致使病勢加劇，有時須服酵母劑（酵母中含維他命乙甚多。）或其他維他命乙製劑。吾人平日吃白米飯，白米中含維他命乙甚少，而糙米（未舂過之糙米）則含維他命乙甚多，故實不如吃糙米爲佳。或吃胚芽米，半搗米，七分搗米亦佳。爲增加榮養起見，平日宜吃飯，不宜吃粥。但如有胃腸病，或發高熱，或咯血等時，亦可吃粥。副食物宜略吃肉，兼吃牛乳雞卵。又豆類及其製品，如豆腐、豆腐漿等，亦可多吃。此等食品，乃蛋白質食品，肺癆病人應較常人略多吃蛋白質食品。其次又宜多吃油脂，油脂對於肺病之療養上，亦極切要。如胃腸能消化，亦可多吃。肉、牛乳、雞卵等，亦含有豐富油脂。惟蛋白質亦不可吃得太多，祇以較常人所吃略多爲度。吃得太多，反而不宜白脫油爲極佳之油脂食品因其富於滋養而又易消化故如嗜吃者日可吃至二十公分以上，如吃至五十公分尤佳。要之，日常飲食，應以米麥飯等爲主，略多吃蛋白質及油脂。又宜多吃蔬菜水果，以免缺少維他命。宜混合各種食物吃之，不可偏食。最後宜講究烹調，使飲食甘美，增加食慾。少食慾之病人，尤宜選擇種種材料，注重烹調，羅列一桌，以引動食慾。酒類槪不宜飲。惟平生嗜酒者命之人，亦可飲少許。如能不飲，仍以不飲爲佳。香煙能刺戟肺及氣管，决不宜吸。

（六）外科療法

所謂外科療法，非直接割開肺結核之病灶，乃欲限制患側肺之呼吸，使之保持安靜狀態，而促進其治愈者。如人工氣胸，胸廓成形術，橫隔膜神經捻除術等是。人工氣胸，爲公元一八八八年意大利福拉尼氏所創始，俗呼打空氣針。係將空氣或其他氣體注入肋膜腔，以使肺收縮而保持安靜者。人工氣胸對於治療肺結核之所以能見效，蓋由於可使患肺安靜，使空洞粘合，又由淋巴鬱積，使局部毒素不致迅速散布，由結締織之增殖而使患部易於治愈等。如上所述，安靜療法，對於肺結核甚爲重要，但吾人無論如何安靜，仍因有呼吸，無法使肺安靜。如施行人工氣胸，則可使肺保持安靜。施行人工氣胸成功後，經數日至數星期，一般自覺症狀即轉佳，熱度下降，痰咳減少，赤血球沉降速度轉緩，體重逐漸增加。用愛克司光拍照觀之，有時可見浸潤吸收消失，有時可見到結締織增殖及患部之石灰化，見患部之趨向治愈。此法雖極有功效，如用之不得其當，將有害而無益，須由醫生參酌病狀，視爲適宜，乃可行之。其他外科療法，其目的亦相同，或用以輔助人工氣胸，或因不能施行人工氣胸時行之。此項療法，可與上述之安靜大氣療法食餌療法及其他種種療法並行。

（七）精神療法

肺癆病人大都不免患神經衰弱，一般肺癆患者，概多少帶有此項症狀。其所以致此者，由於病菌毒素，使其神經過敏，固亦爲一因，而病之經過長久，對於病之治療，在物質上及精神上感受種種痛苦，亦與有關。此外對於生計問題，對於將來方針，對於旁人之不滿等，亦爲其致此之重要原因。故肺癆病人之神經衰弱，實由種種問題交錯而起。眷屬對於病人之精神上痛苦，如不設法解除，則其病亦將不易治愈。對於此點，必須使病人能脫離痛苦及憂慮，或使病人改變其心境，抱樂觀主義。凡樂觀之人，其病亦易於治愈。悲觀之人，其病則不易愈，如病人能達觀，四大皆空，或有熱烈之宗教信仰，精神不動搖，其其肺癆病多作良好之經過。故對於肺癆病，不可作無謂之恐怖，不宜作無謂之憂慮，應堅信其可愈，應抱樂觀。但肺癆病亦不能單靠樂觀而治愈，尚宜注意有合適之療養。假如忽於療養，仍可致病勢惡化。世上往往有宗教家，對於肺癆病，並不注重療養，但亦一樣可以治愈。此固由於達觀，而亦由於其所患之肺癆病，乃良性者，極易治愈所致。自一般言，不可專恃樂觀，仍宜兼重療養方可。

肺結核與皮膚衛生

皮膚在生理上能幫助肺臟營呼吸作用，又能調節體溫，故對於皮膚，宜常保持清潔，並致力增強其抵抗力，使不易受感冒。　除咯血時外，皮膚每星期至少宜揩拭二次。可用毛巾浸温湯絞乾，將皮膚摩擦至發紅，使之清潔。温湯中可加酒精十分之一至二十分之一。用濕毛巾摩擦後，可再用乾毛巾揩拭，揩去皮膚上水氣。如此揩拭，縱不入浴，亦可保持身體之清潔。　此外可行温浴、冷水摩擦、空氣浴等。其開始時期及其他等，可與醫生商酌，遵從醫生指示。

療養上之注意

（1）發熱　對於發熱，最有效果而安全之療法爲安靜。病人有熱，則致害及食慾，增加體力消耗，對於治療上甚有害，可用適宜之退熱劑使之退熱。惟此宜由醫生給服。不宜隨便購退熱藥吃之。如病不甚進行者，大都安靜即可退熱。　又有病人無故怕吃退熱藥，每詢醫生以可否服退熱藥。此乃屬誤會，凡由醫生所給服之適宜退熱藥，可以安心服之。

（2）咳嗽及咯痰　咳嗽每致引起咯血，宜極力避免强烈之咳嗽。欲免咳嗽，宜安靜。宜緘默，少說話。宜行大氣療法。　凡咯痰後，宜漱口，使口中清潔。痰不可嚥下，若將痰嚥下，每致害及食慾，發生腸結核，必須吐出方可。亦有病人因極端怕患腸結核而常吐出唾沫，實則唾液吞下亦無妨礙，祗須將痰吐出即可。　鎮咳劑、祛痰劑等，有必要時，亦可服。此須由醫生給服，遵從醫生指示。

（3）咯血　對於咯血，宜絕對安靜緘默。食物宜擇不須多咀嚼者，勿吃須用力咀嚼者。以吃不甚熱之流動食或半流動食爲宜。又不宜吃刺戟性食物。用洋菜等所製膠質食品，如洋菜糕等，有止血功效，亦可吃。止血有種種止血劑，病人不知亦可，如有必要，當由醫生給服。在咯血時，無庸驚慌，宜鎮靜沈着，飲薄食鹽水，安靜仰臥。有時可於胸部置冰囊，靜待醫生來診。切不可一邊吐血，一邊奔向醫生處求診。應當安靜，不可四處奔跑。止血後未經多日者，雖已無熱，仍宜安靜。宜避免精神興奮，勿大聲呼叫，勿用力，勿飲酒。未有血痰後，至少尚須靜臥一星期。

（4）盜汗　對於盜汗，第一、宜行安靜大氣療法。大都祇行此療法，已可使盜汗消失。第二、宜避免厚着衣服，被褥宜少宜輕。第三、在就寢前，可用和酒精之冷水揩拭皮膚，再略撲 Tannoform 等粉末。第四、在就寢前可飲冷牛乳加白蘭地少許。惟此仍宜與醫生商酌爲宜。

觀書及娛樂

肺癆病人，固宜心身安靜，但求安靜，不作何事，不觀書，必苦無聊。除重症者及咯血時外，亦可稍觀書報，或觀修養書籍，或爲消遣而聽無線電播音亦佳。但觀書時，切忌熱心太過。較適宜者，爲閱娛樂雜誌，勿觀可使精神興奮者。與自已事業有關書籍，在有熱時，以勿觀爲佳。要之一切宜避免精神興奮，以使精神平靜爲宜。各種娛樂，如撲克、象棋、圍棋、叉麻雀等，在結核作活動性之間，以勿爲爲佳。又影戲、戲劇、運動比賽等，亦同樣能使精神興奮，以勿觀爲佳。

肺癆病人之運動

在病勢正進行，作活動性時，對於運動，宜加限制。即散步，亦宜注意。初時宜緩步，不可作快步。避免登階及登斜坡等。以免吃力。對於散步之距離，亦宜徐徐由近而遠。最初宜止於近距離，逐漸增加其距離。夏季散步，可擇朝間涼爽時，避免日間強烈之日光。在飯前及飯後，宜有半小時至一小時之安靜。在散步時，應注意身體溫暖，但不宜過於厚着衣服。如散步而發咳嗽、氣喘、或覺身體疲憊，或發熱者，宜即停止散步。又體重不再增加，或者體重減少，亦不宜多運動，宜加注意。　肺癆病人之運動，大體以散步最爲適宜。有時亦可至河邊垂釣，或作其他輕易運動。在病愈後，仍只可作輕易運動，切不可作激烈運動。

肺結核之藥餌

最後對於藥餌，亦應提及。如前之所述，肺結核現在並未有何特效藥，但市上却有無數治療肺結核之藥品出售。此等藥品，對於肺結核非有何效果，祇可作爲一般療養之輔助而已。　世人每以爲祇須吃藥，雖不講求攝生，病亦可愈。此乃極錯誤之見解。實際病之能愈，乃是靠自然之力，單靠藥並不能將病治愈。藥餌祇是用以輔助自然之力而已。對於肺結核，如爲使病人榮養佳良，或欲使病勢頓挫，或欲減輕其各種症狀（如咳嗽、咯痰、盜汗、不眠等）有用藥餌之必要時，有時亦可用藥。但此須醫生視爲有服藥之必要時，乃給以藥。病人不宜自己濫購藥吃。　如上所述，肺癆病有種種療養方法，宜視病人之病狀，而採用適合之療養法。除醫生之指示外，病人尤宜自己注重攝生，使日常生活，合乎衛生生活。宜達觀，宜樂觀。不可浪費金錢，一切宜作持久打算。祇須調養得宜，肺癆病不難治愈。

六　高血壓

何謂血壓？

所謂血壓者，乃指血液流過血管中之壓力。如以心臟譬諸抽水筒，以血管譬諸水管，則血壓恰相當使水流入水管之壓力。水管穿孔，則水必從孔噴射。由水流之強弱，其噴射之水線有高有低。約在二百二十餘年前，英國赫爾司氏，即本此理，將玻璃管插入動物之動脈內，以觀血液能噴射幾多高。　血液由心臟之縮動而從心臟流入動脈。健康人每分間約由心臟壓出血液七十次左右。自來水水管之水，係以一定壓力而流，流於血管之血液，其壓力却一高一低。當血液初自心臟壓出時，其血壓最高，在其漸停時，其血壓又降低。故觀波阿施爾氏血壓計之及銀柱，可見其常一上一下。在其血壓昇至最高時，謂之最大血壓，在其降至最低時，謂之最小血壓。最大血壓與最小血壓之差數爲脈壓。通常所謂血壓一百三十者，乃指最大血壓一百三十。　波阿施爾氏血壓計，係法國人波阿施爾氏所創製。氏用水銀重量以與血液之噴射力量對抵，由水銀柱高度而知血壓爲若干。所謂血壓一百三十者，乃指血液之壓力與一百三十毫米水銀柱之重量相等之謂。　割開血管以測量血壓，乃是一種笨法，故以後又有人研究如何可以不割開血管亦可測量血壓之法。約四十餘年前，意大利洛西氏，用一空氣袋，纏於臂上，用橡皮球灌空氣入空氣袋中，空氣袋由灌入空氣而膨脹，壓住臂上血管，接連於空氣袋之血壓計水銀柱，亦受同樣壓力而上昇。當空氣袋逐漸膨脹，力壓臂之血管，流入血管之血液即減少。將空氣灌至一定程度，將血管壓住，橈骨動脈脈搏即消失。此時可視水銀柱昇至幾多高度。次旋開空氣袋之活塞，洩出空氣，空氣袋之空氣壓力減少，水銀柱即漸降低，空氣袋之壓力既鬆弛，血管之血液即又流通，橈骨動脈又再搏動。此時再觀水銀柱昇高若干。此前後二次水銀柱之高度，即其人上膊動脈之最大血壓，及最小血壓。

或不用按脈方法，用聽診方法亦同。例如將聽診器置於近空氣袋之肘窩動脈之上，一面灌入空氣，初時可聽到一種雜音，及空氣袋空氣灌足，將血管壓住，血管音即消失。如使空氣，洩出，使壓力鬆弛，即又可聽到血管音。此時之壓力，爲最大血壓。可看明水銀柱昇至若干。再洩出空氣，血管音即增大，終再轉小。此時之血壓爲最小血壓。用此等方法所測得之數字，與割開血管直接測量血壓，大略一致。

或不用水銀柱，而用彈簧，使空氣壓力加於彈簧，由其表面之盤之度數，表示壓力。其一度之壓力，與一毫米水銀柱之重量相當，故其計數，亦與用水銀柱相同。

上述不割開血管之測量血壓方法，乃是測量血液從心臟壓出，流過血管時，對於血管側壁所加之壓力。故就精確言，除血壓外，實尙包含有儀器中之抵抗力，臂部皮膚、肌肉、腱、血管等之抵抗力。例如臂膊粗大，肌肉發育之人，較瘦細之人，其抵抗力亦大。現時血壓計有各種種類。血壓計不同，其所測之數字，有時亦略不同。又對於最大血壓最小血壓之規定，亦由人而不同。例如測量上述之最小血壓，有人視血管音已自然消失爲最小血壓。故一般又呼照前法測量者爲第四點，照後法測量者爲第五點。在實際上，如每次均用同一方式測量，自然不論用何方式均可。又同一人之血壓，又由立坐臥之位置而有異，係在何位置測量，亦須註明。空氣袋之位置，大體宜與心臟在同等高度，亦宜規定。血壓又由左右臂而略異，宜規定在左右何方一臂測量，或採用左右兩方平均數字。 空氣袋之闊度，大體爲十二厘米五十六厘米，通常用十三厘米。由空氣袋廣狹不同，其所測得血壓亦有高低。測量血壓時，宜將襯衣袖子脫下，以免衣服在空氣袋上方壓住動脈。

健康人之血壓

健康人之血壓，由年齡而異。大抵年齡愈多，則血壓亦愈高。在幼時，男女血壓均低，至成年，則突然增高。以後年齡愈多，血壓亦愈高，但老年則又低。據美國洛布氏之調查，各年齡男子之最大血壓如下：

年齡	人數	平均最大血壓	血壓動搖平均數	動搖上界	動搖下界
二一—二五	二七一	一二二·〇四	九·二〇	一四〇·四	一〇三·六
二九—三五	一五七六	一二三·七八	九·二八	一四二·三	一〇五·二
三六—四五	二四六三	一二五·九一	一一·〇〇	一四七·九	一〇三·九
四六—五五	一七四七	一三〇·九〇	一四·三二	一五九·五	一〇二·三
五六—六四	五四三	一三九·七七	一九·七〇	一七九·二	一〇〇·四

又據沙列爾氏之調查如下：

二一—三五	七八五	一二〇・六	一一・六	一四二・八	九八・四
三六—五〇	六八三	一二二・〇	一二・九	一四七・八	九六・二
五一以上	五九六	一三〇・四	一八・七	一六七・八	九三・〇

健康人之血壓，又由人種而略異。大抵西人血壓較高，我國人較低。日本人亦較低。此種差異，似乎係由於氣候及食物所致，但亦不單由於此。居於我國之西人，與居於其本國者，血壓無大差。據日本種村氏之調查，日本人之最大血壓如下：

年齡	最大血壓		最大血壓	
	男	女	男	女
四	七二・〇	六九・一	四九・三	四七・八
五	七五・三	七一・七	五一・四	四九・六
六	七六・七	七四・二	五二・三	五〇・三
七	七八・九	七五・七	五三・四	五一・四
八	八〇・六	七七・五	五四・七	五二・〇
九	八二・〇	七九・九	五六・三	五四・四

一〇	八四・三	八二・五	五七・七	五六・二
一一	八七・〇	八五・六	五八・九	五八・四
一二	八九・七	八九・七	六一・一	六一・三
一三	九五・四	九四・一	六三・七	六三・〇
一四	九七・八	九八・九	六六・一	六六・〇
一五	一〇四・一	一〇四・〇	七九・三	六九・五
一六	一一一・二	一〇七・四	七四・八	七一・九
一七	一一五・八	一一〇・三	七七・八	七三・一
一八	一一九・一	一一一・〇	七九・七	七四・二
一九	一二一・三	一一一・四	八一・二	七四・三
二〇	一二一・九	一一一・七	八二・一	七四・九
二一	一二二・四	一一一・四	八二・八	七四・六
二二	一二二・八	一一一・四	八二・七	七四・二
二三	一二一・三	一一一・〇	八二・〇	七四・二
二四	一二〇・六	一一〇・六	八二・三	七四・四

二五	一二一・三	一一一・〇	八二・一	七四・五

又據日本林眞氏之調查，日本男女之最大血壓如下：

年齡(男)	最大血壓	平均	最小血壓	平均
一九	一一九—一二三	一二一	七六—八五	八三
二〇	一一九—一二四	一二二	七六—八九	八四
二一	一二〇—一二三	一二二	七四—八五	八四
二二—二五	一二一—一二四	一二二	八〇—八九	八四
二六—三〇	一二三—一三〇	一二五	八二—九〇	八五
三一—三五	一二三—一三八	一二七	八二—九四	八五
三六—四〇	一二九—一三八	一三〇	八〇—九二	八三
四一—四五	一三〇—一四〇	一三三	八二—九四	八七
年齡(女)	最大血壓	平均	最小血壓	平均
一五	一〇四	一〇四	六六	六六
一六	一〇八—一一二	一一〇	七二—七六	七二
一七	一一〇—一一六	一一二	七二—八〇	七二

一八	一一二—一二〇	一一四	六九—七八	七四
一九	一一〇—一二〇	一一四	七二—七八	七四
二〇	一一二—一一八	一一五	七〇—七四	七四
二一	一一〇—一二〇	一一二	七〇—七八	七二
二二—二五	一一二—一一八	一一五	七六—七八	七九
二六—三〇	一一八—一二四	一二〇	七八—八〇	七七
三一—三五	一二〇—一二五	一二四	七六—七八	七六
三六—四〇	一二二—一二六	一二六	七四—八〇	七七
四一—四五	一二六—一二九	一二七	七八—八〇	七九
四六—五〇	一二八—一三二	一三〇	八一—八五	八三
五一—五五	一三五—一三八	一三七		

有人定出各種公式，欲以計算各年齡之最大血壓，例如於年齡加九十，視爲其人之最大血壓等。克列吉鳴氏規定下列之公式，可以計算各年齡之血壓：

二十歲以下之最低標準＝60＋（年齡×2）（年齡以足歲計算）

同　最高標準＝100＋（年齡×2）

二十歲以上之最低標準＝90＋（年齡÷2）

同　　最高標準＝130＋（年齡÷2）

西人之統計及其計算血壓公式，均較吾人實際上之血壓略高。

血壓又由男女而略不同。女子之血壓，概較男子爲低，惟女性在月經閉止期前後，有血壓突然增高者，（關於此點，後另詳述。）此後男女兩性血壓，則無何差異。最小血壓，反而女性一方較高。　體重較重及身較高者，其血壓亦概高，惟祇言身之高與矮，對於血壓似無大影響。身高而血壓亦高者，乃由於年齡加大及體重較重之關係。

血壓之動搖

血壓時時刻刻，常有變動。健康人之血壓，亦有各種動搖。今將各種血壓動搖，列記於下：

姿勢與感情　（1）就身體之姿勢而言，最大血壓，在臥下時最高，坐時最低。站立時，較坐時，高一・二至一・三毫米水銀柱。臥下時較站立時，又高二毫米至三毫米水銀柱。反之，最小血壓在臥下時最低，坐時次之，站立時最高。惟此等又由個人而不同。（2）感情與奮時，血壓高。（3）血管收縮時，血壓高。血管擴張時，血壓低。關於此點，後再述。（4）休息時，血壓低，精神上休息與肉體上休息均同。（5）熟睡則血壓低。（6）肉體上運動，使血壓增高，但有時反而降低。此由運動程度或由運動性質而異。慣於運動之人，較不慣之人，血壓不多變動。

朝夕之變動　在朝間，一般身體不疲勞時，血壓低。從下午三時至七時左右則轉高，終日臥在床中，其朝夕血壓之差，有時差至五毫米至十五毫米水銀柱。

周期之變動　血壓不但一日之中有高低，每經數日，亦有變動，血壓乃隔種種間隔而發生變化者。

氣壓與時季　考夫曼氏謂：血壓在春秋二季高。石川氏謂：血壓在冬季高，在夏季低。考夫曼氏謂：氣壓低，空氣濕潤鬱蒸時，血壓高，氣壓高，天氣晴朗時，血壓低。此除與氣壓及空氣濕潤有關外，與精神之爽快與否，亦必有關。高山及氣壓較低處，血壓低。乘飛機昇至高空，因缺乏氧氣而血壓低。

飲食　在飯後，血壓比平時昇高五毫米至十毫米水銀柱。但約經一小時，仍回復常狀。在飯後三小時，血壓又再昇高。在飢餓時，衰弱時，血壓低。

沐浴　作冷水浴時，最初因皮膚血管收縮，而血壓昇高，後由血管擴張而降低。溫浴時，亦最初血壓昇高後降低。惟浴於四十度以上之熱湯時，在入浴中，血壓均高。慣於溫浴之人，血壓不因入浴而多變動。

氣候　氣候溫暖時較氣候寒冷時，血壓高。或謂：極暑時，血壓反而降低。愛斯基摩人少高血壓，埃及人印度人等居住熱帶地方，亦少高血壓。氣候與高血壓至何程度有直接關係，尚不明瞭。

高血壓之種類

如上所述，健康人之血壓，亦受種種影響而動搖，故血壓昇至若干，始謂之高血壓，頗不易斷定。大體中年人如測量數次，血壓均在一四〇左右者，可視爲高血壓之始。但祇測量一次，見血壓在一四〇左右，尚未可視爲病態，因有時血壓雖在一四〇至一五〇之間，仍有非病態者。高血壓大略可分爲下列各種程度：

一五〇至一七〇	輕度高血壓
一七〇至二〇〇	中等程度
二〇〇	高度
二五〇以上	危險

高血壓有爲一時性者，有持續性者。

一時性高血壓　除上所述者外，又見於中鉛毒、中番木鼈鹼毒、窒息、子癇、脊髓癆等時。

持續性高血壓　輕度之血壓昇高，見於大動脈硬化，大動脈瓣閉鎖不全（此種時之最小血壓反而降低）又有種病，心臟收縮有異狀時見此。血壓極昇高者，見於腎臟炎及萎縮腎等，另於他篇詳述之。向來視一切反常持續之血壓昇高係由腎臟炎或腎臟動脈硬化所致，但據近年多數之研究，見腎臟及其血管確實未有變化，亦有血壓昇高者。此種高血壓，名爲本態高血壓。

本態高血壓

此症頗多。最初祇有高血壓。腎臟機能未有異狀，尿中亦未有蛋白。血管未有硬化，心臟肌肉亦未有異狀。但高血壓長久持續，則致損傷心臟肌肉，或致動脈硬化，尤以腎臟動脈，每早卽硬化，害及腎臟機能，發生動脈硬化性萎縮腎病。　有許多人雖然有輕度高血壓或中等程度高血壓，却並無何種障礙。又有人雖然有高度高血壓，却毫無痛苦，祇偶然檢查血壓，始而發覺。有人對於此事，毫未注意，而使人忽視此症。　患高血壓之人所常見之症狀，爲呼吸困難、頭重、頭痛、易逆上、眩暈、不眠、出血、易疲勞等。呼吸困難，其初在安靜時，尚不覺到，但在登斜坡、登階等時，及稍運動過度，則覺到氣喘。如榮養心臟之動脈等，發生硬化，則於夜間發心臟哮喘。頭重頭痛以上午爲甚。又頸部肩部亦每疲痛。出血見於敲打時，工作時，有熱時等。又常時亦每無何原因而出血。出血部位爲鼻、咽喉、子宮、尿中、腸等。眼睛結膜亦屢出血。有時在檢查血壓時，因空氣袋緊束臂膊，可致皮下出血。　如腎臟及心臟衰弱，則夜間每較晝間之小便增多。患高血壓者，心腎雖未有病，亦有時夜間尿量增多。　高血壓有種種症狀，大體可分爲下述三型。有一部分症狀屬於一型，而一部分症狀，屬於他型者。

高血壓之三型

腦型　屬於此型之高血壓，以有劇烈頭痛爲其特徵。又發生眩暈，手足麻木等。由腦動脈萎縮，而致一側眼睛患盲或弱視，或發生一時性複視，網膜出血，（網膜在眼睛內面。）或發失語症，輕度運動性麻木，（尤多見於腕。）記憶力減退，精神興奮。有時在入浴時，精神興奮時，肉體過勞時，飲食過飽時，飲酒時等，突然發生腦溢血。如溢血程度輕，約數小時或數月，其病象卽消失。如發生大溢血，每致暴死。在

發生腦溢血後多一時血壓降低

心臟大動脈型　屬此型者，概心臟發生故障。例如大動脈擴張，心臟之心室肥大擴張。運動時，發生劇烈呼吸困難，心悸亢進。與奮時，血壓昇高，或發狹心症。有時夜間發心臟哮喘。此外因血液循環不良，而發生鬱血或浮腫。因心臟衰弱，搏動無力，有時反而血壓降低。

腎臟型　屬於此型者，腎臟機能比較早即減弱，尿中含有蛋白、血液、及其他病態產物，發生浮腫。如腎臟排泄血中老廢物之機能受損，則尿量增加。尿中排泄物雖少，如尿量多，尚不致老廢物瀦積於體中，設使再發生障礙，則致患尿毒症。屬於腦型之高血壓有時腎臟機能並未甚受損，亦發生類似尿毒症之症狀，名爲假性尿毒症。腎臟型高血壓發此症時，名爲眞性尿毒症。

特殊之高血壓

腎臟並未有病，而發生高血壓者，尚有下列各種：

高血壓性血球過多症　此症亦血球增加，血壓高，有時肝脾腫大。

高血壓鬱血（查里氏）　通常心臟機能衰弱，則血壓降底。但如心臟衰弱，血中之炭酸增加，刺戟延髓之收縮血管中樞，則致全身之血管收縮，發生高血壓。

閉經期性高血壓　在閉經期前後之婦女，每有頭痛、肩痠、記憶力減退、眩暈、逆上、精神興奮等種種症狀，同時發生高血壓。此蓋因在閉經期，卵巢及與此有關之內分泌腺機能發生變化所致，名曰閉經期性高血壓。基林氏謂男子之生殖腺及與此有關之內分泌腺發生故障時，有時亦血壓增高。

高血壓與病因

欲根本治療高血壓，一方宜去其病因，一方宜治其機能反常。自遺傳上言，高血壓每見於一家族，假如夫婦均有高血壓素因，所生子女自不免常有患高血壓之虞。現時雖未禁止有高血壓素因之男女結婚，却有一加考慮之必要。尤以本症每見於神經質之人，實應加以注意。注意勿使患傳染病，此事極關重要。對於易引起傳染病之扁桃腺炎等，亦宜加以注意。早就醫生診治，此對於豫防傳染病，甚爲切要。血壓病之病因與腎臟炎、心筋炎、心內膜炎等之病因，有共通之點，可見其關係重大。患有梅毒之人，宜試行驅梅療法。心臟及腎臟有病者，對於驅梅療法，須加斟酌，應遵照醫生指導。碘鉀乃人所常用之內服藥，據施貝克氏意見，謂碘有治梅毒功效，故似乎對於動脈硬化，亦有功效，蓋氏視動脈硬化與梅毒有極密切之關係。惟患高血壓者之中，有人因甲狀腺之機能亢進，又不可濫服碘劑。腦有故障之高血壓病人，以用水銀治之爲宜。尤以照向來用水銀軟膏塗擦爲佳。如腎臟及其他未有何故障，長期間染有梅毒者，宜兼用九一四、鉍、水銀治之。必須澈底治療，不可半途而廢。若半途而廢後患無窮。注射九一四，應由老練之醫生行之。

在日常生活上，應注意不可暴怒，勿使精神興奮。

血壓降低之可否

高血壓是否非使降低不可？高血壓雖然是病態，但亦可視爲一種補償作用，究竟可否使之降低？譬如有平地半畝，向來用五匹馬力之抽水機，已可灌漑，今因園地發生變化，現出起伏傾斜，須改用十四馬力，方能灌漑。如將十四馬力，減爲五匹馬力，必然有一部分不能獲得充分灌漑。以人體言，平常有一二〇血壓，可使血液充分循環者，如因動脈硬化等關係、阻力增加，自非增強血壓，打勝其阻力不可。假定心臟爲打勝阻力方能使血液得以充分循環，而使血壓增加至一八〇，今強將血壓壓低，必致身體有一部分，血液不能充分循環，與上述之有一部分園地不能獲得充分之灌漑，其情狀正同。此種情形，在實際上確可見到。例如濫用血壓下降劑，而致腦之血液循環不良，或發腦貧血，或覺頭腦浮腫，或發浮腫等是。惟此浮腫是否由腎臟不能充分排泄血液中之水分而起，抑由血液循環不良部分，血液中之水分漏出血管而起，則當另論。

假如照上述爲打勝阻力而血壓增高，如強將其壓低，乃是違反天理，心臟勢必須增加搏動，方可多將血液送至身體之各部。在抽血太多時，每可見到此種情形，或濫用血壓下降劑時，亦可見到此種情形。

又自另一方言，患高血壓之人，如心臟之搏動機能轉弱，血壓必降低。在高血壓病末期，心臟如極衰弱，血壓反而降低。由此觀之，是否可強將血壓壓低，尚待考慮。

然則置之不問可乎？是亦不可。血壓高，則心臟之負担增重，心臟肌肉疲勞。血管常受高壓，易於硬化。必須就商於醫生方可。但却不可亂服藥及抽血。

高血壓爲慢性病，治療此病，宜注重減輕心臟及血管之負擔。最重要者爲使心身均獲得休息。在患高血壓病之初，有人祇臥於床上休息，亦見血壓減低。熟睡對於治療高血壓，甚爲切要，最要爲深睡，而不在長時間久睡。在睡前宜先致力鎮靜感情，以求得安靜之酣睡。若多飲茶或吃得太飽而就寢，則不能充分安睡，乃人人之所知也。

飲食上之注意

飲食最忌暴飲暴食。如無重大障礙者，祇須勿吃刺戟性食品，不飲酒已可。如有浮腫或心臟性哮喘者，飲食宜限制水分減少食鹽。此項限制，應遵照醫生指示。高血壓之原因，雖未可視爲吃鹽太多所致，但美國亞連氏所提倡之限制食鹽療法，有時却頗有效果。惟濫限制食鹽，有時反而害及食慾，或致血中有種含氮物質增加，（在患尿毒症時增加。）非常人所能行。水果及蔬菜，自昔時即視爲有治高血壓功效。故宜多食。對於每日所飲液量，通常倘無庸加以限制。惟有人迷信飲下巨量之水，可以沖洗身體，使之清淨，實則身體不比馬路，可以如此沖洗，以勿濫飲巨量之水爲宜，如心腎有病，必須限制所飲液量。但如患尿毒症時，則反而須多飲水，此亦宜遵照醫生指示。煙、酒、咖啡等嗜好品，以勿吃爲佳。在素常嗜此之人，如不能禁絕，稍吃亦可。如能不吃，自以勿吃爲佳。雖有人證明健康人或動物飲酒亦未見血壓增高，然仍未可視酒爲無害。酒能強心臟搏動，能傷害心臟，血管，肝臟及其他器官，此乃的確之事實。香煙在不慣吸之人吸之，則血壓發生動搖，發腦貧血及種種不快症狀。使狗吸煙，則血壓增二三倍。故香煙非禁絕不可。雖在平素嗜吸之人，祇血壓高無其他重大病象者，亦以從早禁吸爲是。因性命不可兒戲也。

温泉療法與運動

温泉療法，由其所行方法，有時對於高血壓，亦有相當之效果。炭酸泉能使皮膚血管擴張，減少血液流動阻力而使血壓降低。除温泉之種類外，温度尤有重要關係。最適宜之温度爲攝氏三十六度至三十八度，故以微温爲宜。過熱之浴湯及冷水，能使皮膚血管收縮，使血壓增高，不宜浴。身體寒冷，突然浸入熱湯中，尤不相宜。 關於運動，深呼吸者使血壓降低，自昔爲人所知。近時用呼吸運動以治療高血壓，亦極有功效，惟一切運動皆忌過度，呼吸運動亦然，宜注意勿致過度方可。對於此等處，宜與醫生商酌。散步及其他輕易運動，能使大便通暢，能減少身體肥胖，亦甚適宜。

高血壓與醫藥

治療高血壓有種種藥物。惟現時治療高血壓藥物之一般缺點，爲用時縱能使血壓降低，但一經停用，血壓即又昇高。用以擴張血管，減少血流阻力，以減低血壓者，有硝酸甘油酯(Nitroglycerin)亞硝酸鹽、罌粟鹼(Papaverin)等。用以消除腎臟等內臟血管收縮以使利尿者，有利尿素(Diuretin)等製劑。近年又有種種臟器製劑，賀爾蒙(激動素)製劑等。 鎮靜劑亦可用以治高血壓，用以治本態高血壓，尚有效果。惟此種時，縱然不服靜鎮劑，祇須有充分睡眠，亦有效果。碘劑、海藻等，古來亦常爲人所用，但似未見確有效果，或謂對於動脈硬化症、梅毒，頗有功效。但對於血壓，似無甚效果。雖云有減少血液粘性之功效，但照人所服分量，長期間服藥，似仍無多大改變。欲確定一藥之效果，頗非易事，尤以患高血壓病人，其血壓極易受精神狀態之影響。縱使其藥並無效果，如信其有效而服之，或服之而覺到心安，必然亦可使其血壓降低。爲防便祕，亦可服鎂劑或其他輕瀉劑。但服藥以求大便通暢，實不如多吃蔬菜水果，使大便通暢之爲佳。又每日宜有一定時間，上廁一次，自可逐漸養成習慣，而使大便通暢。惟病人心臟衰弱時，有浮腫時等，當然可服醫生所給之藥，使大便通暢。抽血亦然。　對於肩痠等，可施行按摩，使血液循環佳良。　最後應爲讀者告者，對於血壓實無庸濫自恐怖，假使發現自己有高血壓，祇須善自攝生，仍可全其天壽。血壓雖高壽亦高者，不少其人，無庸見高血壓而沮喪。

七　腎臟病、萎縮腎

腎臟之機能

腎臟生在腰部脊梁之兩側，肋骨之最下部處。破而觀之，見其分爲皮質髓質兩部分。外側爲皮質，內側爲髓質，更內側有腔，名曰腎盂。分布於腎臟之動脈，在腎臟之皮質分成許多細小動脈，纏繞一團，名曰絲毬體。此等動脈之一端，成爲靜脈，接連腎靜脈。絲毬體有膜包之。此膜有內外二層，膜之一端成爲一細管，名曰細尿管。許多細尿管，互相合流，於髓質處，經幾多曲折，而至腎盂開口。腎臟之機能，一爲將血中諸成分中之較濃者排泄之，一爲將血中之過多水分排泄之。由此可使血液之成分及濃度，常保持其中庸之道。腎臟之排泄固質成分，概由細尿管任之，排泄水分，概由絲毬體任之。

健康人之尿

通常成人吃普通飲食者，每日尿量，約為一二〇〇西西至一五〇〇西西，如每日尿量，連續多日在三百西西以下，或在三千西西以上者，多屬病態。尿之比重，常人大體在一·〇二至一·〇二五之間。如尿量多，其比重亦自較輕。尿量少，其比重亦自較重。尿量及尿之比重，由多吃飲料或多發汗，而有大變動。尿色，常人為淡黃色，或橙褐色，亦由多飲飲料或多發汗而發生變動。　用藍色石蕊試紙，放入尿中，大都變為紅色，此因尿多為弱酸性故。但如多吃菜蔬，或服小蘇打等鹼性藥劑，或在通常飯後，尿每變為鹼性，用紅色石蕊試紙，放入尿中，即變成藍色。　健康人之尿，有時尿混濁，酸性尿之現出混濁者，多由於尿中析出尿酸鹽類及草酸鹽類所致。尿酸鹽類現紅瓦色，故有時人每誤為尿中混有血液而作無謂之杞憂。如尿中有尿酸鹽類析出，於尿中加苛性鈉，使變成鹼性，於火上燒熱，即溶化。但草酸鹽類則不溶化。如用顯微鏡檢查，可見到草酸鹽類作信封形之特有結晶。　鹼性尿有時由析出燐酸鹽類而混濁，如於尿中加醋酸等酸類，即溶化。

腎臟病之種類

腎臟之主要部分，為上文所述之絲毬體，細尿管、血管等，如此等部分有病，則發生各種腎臟病。

（1）絲毬體腎炎　由於絲毬體受病而起，分為慢性及急性。慢性腎炎如更增惡，腎臟之機能衰退，則成為續發性萎縮腎。

(2)上皮性腎炎(Nephrose)　由細尿管受病而起。

(3)腎硬變　由腎血管受病而起，其末期，成爲原發性萎縮腎。

絲毬體有病時，大都細尿管亦不免受病。患慢性腎炎時，大都血管亦同時受病。

腎臟病與蛋白

所謂蛋白尿者，乃指尿中含有溶解性蛋白質之謂，爲腎臟病所必有之病象。欲檢查尿中有無蛋白，可用以下各法，如尿混濁，可先濾淸後再施行檢查。

(A)煑沸　如尿作酸性，卽可煑沸檢查。如作鹼性，可加稀醋酸數滴，使成爲酸性，而後煑沸檢查。如尿中含有蛋白，煑沸後，卽現出白色混濁，或生沈澱。但如尿中含有燐酸鹽類及炭酸鹽類，亦同樣現出混濁或生沈澱。可再滴下稀醋酸及稀硝酸，如混濁加甚，係尿中含有蛋白。如溶化，係燐酸鹽類或炭酸鹽類。

(B)赫爾列爾氏檢查法　取試驗管盛稀硝酸二西西至三西西，將試驗管斜放，取尿輕輕沿試驗管壁注入，使二者不立卽相混和，如尿中含有蛋白，此二者之接觸面，卽生因白色輪。但如尿中含有尿酸鹽類甚多時，亦同樣生出白色輪，此種時，可於火上烘熱之，卽消失。或自始先將尿稀薄而後注入，雖含有尿酸鹽類，亦不生白色輪。此蛋白白色輪，在注入尿後經二三分鐘後觀之，最爲明顯。

(C)磺基水楊酸檢查法　如尿非酸性，可先於尿中加稀醋酸數滴使成爲酸性，而後檢查。於尿中加二%磺基水楊酸(Sulfosalicylsäure)如尿中有蛋白，則現出白色混濁，或生沈澱。此法甚爲銳敏，用以檢査健康人之尿，亦常見含有些微蛋白。故通常用赫爾列爾氏檢査法，如見有蛋白質白色輪，方可視爲蛋白尿。

尿中所含他種物質，易與蛋白混誤者，除上所述者外，尙有以下二物：一爲醋酸體。尿中含有此物，祇於尿中加醋酸，即現出白色混濁。此物見於腎臟炎之恢復期，及後述之起立性蛋白尿等。並非蛋白，不可視爲病態。二爲Albumose（或譯作消化蛋白，分解蛋白，蛋白糖等）尿中含有此物，加磺基水楊酸，即現出白色混濁，但烘熱之即消失。如係通常蛋白，雖烘熱，白色混濁仍不消失。身體中有化膿部位（如肺炎等）時見此。又尿中混有精液時亦見此。欲確實知尿中含有蛋白若干，可用愛司巴哈氏蛋白計檢査，或用其他方法檢査，今從略。

各種蛋白尿

除患腎臟病有蛋白尿外，在有他種病時，亦有蛋白尿。故用上述方法驗尿，雖見有蛋白尿，仍不可一概指爲患腎臟病。腎臟病以外之有蛋白尿者如下：（A）起立性蛋白尿　有種人站立時，有蛋白尿，但臥時則無蛋白尿。（B）熱性蛋白尿　許多熱性傳染病，患者有蛋白尿，但熱退，其蛋白尿即消失。（C）惡液性蛋白尿　見於白血病、壞血病、黃疸、糖尿病等。（D）神經性蛋白尿　發羊癲風、醉漢、譫妄、患精神病、腦出血、偏頭痛、白死掉氏病（Basedow's krankheit）等，有時有蛋白尿。（E）患腸餓頓、下痢、肝臟病時，有時有蛋白尿。（F）患各種皮膚病時，有時有蛋白尿。（G）心臟衰弱時，有時有蛋白尿。又常人作激烈運動，行冷水浴，或精神極興奮，亦每有蛋白尿。又婦女在月經時、分娩時，亦屢有蛋白尿。此等蛋白尿，其原因消除，蛋白尿亦即消失。 蛋白尿之輕重，在急性腎臟病，大抵與病勢之輕重並行，但在慢性腎臟炎等，蛋白尿之輕重，却不一定與病勢之輕重並行，學者不可不知。

尿圓柱

所謂尿圓柱者，乃蛋白質在細尿管中凝結生成，流出尿中者，用顯微鏡檢查，可以見之。尿圓柱有許多種類，例如玻璃狀圓柱、顆粒狀圓柱、上皮圓柱、蠟狀圓柱、血球圓柱、脂肪圓柱等。 健康人之尿中，概未有尿圓柱。惟玻璃狀圓柱，除腎臟病外，亦見於健康老人及小孩之尿中。又劇烈勞動身體後，服水楊酸藥劑後，以及飲巨量之酒，患黃疸，患急性傳染病，中毒等時，有時亦見之。如尿中持續有圓柱出現，爲數甚多，而又兼有蛋白尿者，可視爲腎臟有病。 此外患腎臟病時，尿中屢見有赤血球、白血球、腎臟上皮細胞、脂肪球、尿酸、及其鹽類、草酸鹽類結晶、細菌等。

腎臟病與浮腫

腎臟病之浮腫，概見於面上及眼瞼周圍，心臟病之浮腫，概見於下肢等。浮腫易於見到，故腎臟病大多數皆係先由浮腫而爲人所注意。腎臟病更增惡，浮腫更現於軀體、四肢，若用指壓下，即凹入。 心臟病之浮腫，有鬱血，皮膚作紫藍色。腎臟病之浮腫，則皮膚概現蒼白。腎臟病病人站立時，浮腫亦見於足。

腎臟病人之尿，色淡，比重不高，蛋白質頗多。心臟病人之尿，色濃，比重高，蛋白質不多。脚氣之浮腫，病人站立時，類似心臟病之浮腫，病人臥時，類似腎臟病之浮腫。浮腫增惡，有時發生水胸、腹水。包裹心臟之心囊，有時亦有積水。陰囊（俗呼腎囊）亦現浮腫。眼睛結膜，口中粘膜，亦每發浮腫。有時聲帶亦發浮腫，而有窒息之憂。如浮腫發於肺，則患肺水腫，致呼吸艱難，發咳嗽咯痰。如浮腫發於腦，則患腦水腫，現出腦病症狀。 腎臟病之浮腫，由於腎臟有病，不能充分將水分及鹽類排泄，瀦積於體中而起。又患腎臟炎等時，全身之血管壁壓亦受病，水分及鹽類易於滲出血管外，又不能從血管外吸收水分及鹽類，從腎臟排泄而發浮腫。 患上皮性腎臟炎（Nephrose）急性絲毬體腎臟炎等時，每發生劇烈之浮腫。但雖有劇烈浮腫，病勢却不一定沈重。患萎縮腎及尿毒症等時，雖然病勢甚重，有時却祇有輕微之浮腫。

腎臟病與血壓

患腎臟病時，大概血壓昇高，此乃人所共知。但患上皮性腎臟炎、腎臟結核、腎盂炎、腎石等病，通常未見血壓昇高。腎臟病之血壓昇高者，爲急性及慢性絲毬體腎臟炎、萎縮腎等。 腎臟有病，何以血壓增高，其理尚未充分明瞭。或謂係腎排泄出尿中之物質未能充分從腎排泄，留在體中其物質之刺戟，使血管收縮，而致血壓昇高。或謂係腎臟之血管收縮，腎臟之血液供給不充足，而致血壓昇高。或謂腎臟之血管受病，同時全身之血管亦同樣受病，而致血壓昇高。血壓持久昇高後必致心臟肥大。血壓增高時，心臟爲打勝末梢血管之阻力，以供給其血液，故負擔較重之工作。因此而致心臟肥大。如心臟負擔過重，超過一定程度，則反而致心臟衰弱，引起心臟擴張。又血壓高則血管逐漸變硬，發生動脈硬化。

尿毒症及其症狀

所謂尿毒症者，乃由於腎臟有病，而現出中毒狀腦病症狀或胃腸症狀者。此等症狀，屢見於尿量減少或尿閉時，昔時以爲應排泄出之尿中成分，因腎臟有病，未能充分排泄，留在體中，致發此種中毒症狀，故名爲尿毒症。但近時已知並不盡然，縱未有此種成分留在體中，亦可發尿毒症。現今醫家分尿毒症爲下列之三種：

（1）眞正尿毒症　見於重症之絲毬體腎臟炎及萎縮腎之末期。由於應排泄出尿中之氮化合物，未能充分排泄，瀦積於體中而起。患者全身疲憊，雖嗜睡而不能安睡，發譫語，終而昏睡。在昏睡前，身體諸肌肉疼痛，或發痙攣。瞳孔小，反應遲鈍，昏睡時，有時瞳孔之反應消失。在此時間，又每發生胃腸病症狀，例如毫無食慾、嘔吐、下痢、口煩渴、口發尿臭、口腔粘膜紅腫、鼻、齒齦、胃腸、皮下皆易出血。發尿毒症，皆在病勢惡化時，初雖一時病勢似有起色，未幾即又轉惡，陷於昏睡，終於不救。又有在未昏睡前，由心臟衰弱而死者。

（2）急性尿毒症　患急性腎臟炎，姙娠腎等病，有劇烈浮腫時見之。或在浮腫稍退，尿量增加時見之。患者先覺頭痛，全身疲憊，突然發生羊癲風狀之發作，顏面肌肉痙攣，漸次擴及全身，意識消失，全身緊張，眼球翻白，呼吸亦一時停止，顏面蒼白，繼發出不規則嘆息，全身現出不規則動作及痙攣，經數分鐘後，此等症狀逐漸減輕，全身疲軟無力，沈沈睡去。未幾卽醒覺，對於發作中之情狀，毫無所知。在發作過後，仍頭痛，通身疲憊。發作極輕者，有時未喪失意識，有時有一時失明。此等發作，有時連發數次。病人之症狀，雖可使家人見而心痛，但病勢則概較眞性尿毒症爲佳。患本症者概屬較年少之男子，其尿中之氮化合物之排泄，未受阻礙，異於眞性尿毒症。

（3）假性尿毒症　見於患動脈硬化之老年人。老年人之患劇烈動脈硬化者，其尿中之氮化合物之排泄，概未受阻礙，而每突然於一時現出精神症狀。此類病人，時時常患頭痛、記憶力減退、不眠、眩暈、耳鳴。本症見於老年人，多同時兼患有萎縮腎。本症之病因，向來視爲由於腎臟病，近時則視爲由於腦動脈硬化，腦之營養不良所致，故名爲假性尿毒症。如延髓等重要中樞動脈發生變化，每致呼吸紊亂，甚屬危險。本症發作，多止於一時，但往往反覆發作。本症病因，係由動脈硬化而起，故豫後概不佳。以上三種尿毒症，有時並不現出定型症狀，每有一部分症狀似甲，而又一部分症狀似乙者，

眼底之變化

腎臟炎之病勢沈重者，眼底每發生變化。發尿毒症者，每發生半盲症等一時性視力障礙，檢查其眼底，屢見發生蛋白性網膜炎。此症徐徐發生，或兩眼同時患之，或兩眼相繼患之。萎縮腎、急性腎臟炎，亦皆患此症，又姙娠腎有時亦見此症者。患者皆爲高血壓也。本症發生，對於視力尚無十分障礙，惟發本

症時，大都腎臟病勢已甚沈重，不可不加注意。 此外眼底每發生網膜出血，患者突然視力減弱。如出血停止並吸收，則再恢復視力。患本症之人，大都血壓高，易患中風。

各種腎臟病及其療法

急性腎臟炎

患急性絲毬體腎臟炎者，以實行安靜靜臥，尤爲切要。除病勢極輕者外，一切皆須絕對安靜，即大小便，亦須在床上爲之。安靜期間，需時較久，最妙爲持續至浮腫消退，血壓降低，肉眼上所見血尿已消失乃已。如此安靜一個月至一個月半，如蛋白尿已大體消失，血尿亦止者，每日可於床上起坐五分鐘間至十分鐘間。如病勢不變惡者，可逐漸由坐而立，由立而行動。但如病勢又變惡者，宜即再安靜一星期左右。有人雖然嚴守安靜，而血壓仍不易降低，血尿不易消失，此類病人再逐日靜臥，待病勢減瘥乃漸起坐，由坐而立，由立而行動。如病勢不變惡者，如此持續調攝約一二年，病即可愈。 急性腎臟炎概祇安靜即可愈，以長期安靜謹慎爲佳。又本病極忌潮濕、寒冷、過勞，須加注意。 保持全身溫暖，自然腎臟之血管亦擴張，使其血行佳良，如此可使腎臟病早日治愈。又注意溫暖，對於豫防感冒、亦極切要。但所謂保持溫暖者，却非濫將身體烘暖之謂，祇是提防受冷，保持暖氣而已。 便祕對於腎臟病有害，每日必須有大便一次至二次。有時須服醫生所給瀉藥，以防便祕。 皮膚病宜保持清潔。尤以有浮腫時、易致化膿，必須竭力保持清潔。皮膚可用溫湯或酒精揩拭，但暫時不可入浴。須待至病已入恢復期，可在室中步行，尿未有何變化時，乃可稍稍入浴。浴後如未有異狀，即可漸次增加入浴次數及入浴時間。口腔亦當注意清潔，可用一%或二%硼酸水漱口。如此則不但可保持口腔清潔，並可豫防咽喉腫起。

食餌療法　食餌療法，對於急性腎臟炎，與安靜同等重要。此二者實爲治療上最切要事。食品中之炭水化合物及脂肪，吃下後，在體中分解爲炭酸及水，從呼氣、皮膚、腸等排泄，不使腎臟多受勞。反之，蛋白質之分解產物，例如尿素、尿酸、黃質(Xanthin)、縮水筋肉素(即變性肉汁素 Kreatinin)、核素，(Nuclein)浸出物質等，須經過腎臟而排泄之。若腎臟有病，則致刺戟腎臟，且排泄困難。氯、燐酸、硫黃等鹽類，亦排泄困難。香辛品等刺戟性食品亦然。爲庇護腎臟起見，一面宜顧及病人之營養，一面宜視病勢而選擇適宜之食餌。　在發病之最初一二星期左右，飲食應以炭水化合物(飯、粥、麵包、麵、蔬菜、水果等)及脂肪(白脫油、猪油、花生油、麻油)爲主，不可吃肉、肉湯、肉汁、食鹽等。牛乳在初時亦不宜飲，因牛乳含蛋白頗多，又含有食鹽一·六%故。且以牛乳供榮養，日非吃二三公升不可，而本症對於飲食，却須限制液體，故不相宜。　蔬菜概可吃，惟刺戟性物如辣椒、生薑、胡椒、芥辣、辣醬油等，不可吃。含有揮發油之葱、蒜、韭、蘿蔔、亦不宜吃。又有刺戟香氣之芹、蘆筍等，亦不宜多吃。水果必須多吃。酒、濃茶、咖啡、可可、茶不宜飲。香煙亦不宜吸。　食鹽在健康人，日有二公分已足。常人大概日吃鹽十五公分至二十公分。從事農業之人，有時日約吃鹽三十公分至四十公分。對於患腎臟病病人，宜限制其吃鹽量爲平日之五分之一或十分之一。對於食鹽數量，若濫加限制，有時致害及食慾，發生神經症狀，但在本症急性期內，限制之時日不長，尙無妨礙，可注意烹調方法，總以使病人少吃鹽爲佳。飯中、粥中、和豆、芋等吃，雖不加鹽，亦比較易吃。通常麵包，含有〇・五%食鹽，但亦可不加鹽，改用牛乳，糖，芝麻等和味，製成無鹽麵包吃之，或離菓醬吃之亦佳。包豆沙餡等餅食，雖不含鹽，亦易吃。白脫油中通常含鹽頗多，可在水中揉搓多次，洗去其鹽，或購不含鹽者吃之。 蔬菜類之烹調，可改用糖，醋之調味，或用油炸煮成之素菜，卵不和鹽，亦可吃。卵祇吃少許即可，不可多吃，因含有蛋白故。牛乳如祇飲少許，亦可飲，可與他食品配合吃之。肉類如不加鹽，甚難下咽。魚肉如用油炸或炭火炙焦，尙易吃，或由糖醋調味亦佳。如吃魚，宜吃淡水魚，以白色肉爲宜。貝類含鹽頗多，不宜吃，牡蠣含鹽尤多。 小便已通利時，對於每日所飲液量，仍須加以注意。大體每日所飲液量，以一公升（合一市升）爲度，如飲牛乳，日以飲一小碗至二小碗爲度。牛乳之液量，當然應計入一公升中。每日所飲液量，不可超過尿量。口渴時，可飲白開水，牛乳。亦可飲少許咖啡及茶，但必須沖淡方佳。酒不可飲。但如病人嗜酒，亦可飲葡萄酒少許。如有尿毒症徵候，縱有浮腫，仍宜將液量限制放寬，可與醫生商酌。 在小便已通利時，每日所可吃蛋白質分量，以肉類言，應以一百公分以下爲度。大體體重一公斤，每日可吃蛋白質一公分。吃獸肉，不如吃魚肉爲佳。魚肉以白色肉爲宜。吃動物性蛋白質，不如吃植物性蛋白質（豆、豆腐、豆腐干等）爲佳。但有急性腎臟病症狀及尿毒症時，忌吃蛋白質，可與醫生商酌，於一定時日，勿吃蛋白質食品。卵黄亦可吃少許，但不可多吃，以煮熟者爲佳。肉類所含之核素及浸出物質，較蛋白質尤爲刺戟腎臟，故肉湯肉汁，皆不可飲。

動物內臟含核素甚多亦不可吃。貝類之肉除含食鹽外又含有利尿浸出物皆亦不宜吃。水腫已無障礙，血壓減低，浮腫消失，尿中之異常成分已大減少，仍須注意飲食。在此時期，肉每日可吃少許，仍以吃魚肉爲佳。動物內臟，肉湯肉汁等仍不可吃。食鹽仍須限制。每日所可飲液量大體以一千二百西西爲度。仍以多食水果菜蔬爲是。　如尿之異常成分已消失，尿中亦不見有蛋白質者，可逐漸恢復平常飲食。惟肉類及鹽仍不可多吃。

慢性腎臟炎

慢性絲毬體腎臟炎，每持續至數年，病人不甚自覺有病，一方宜注意保護腎臟，一方在不妨礙調攝範圍內，對於飲食限制，可略寬大。例如對於食鹽，限制過度，致害及食慾，自屬不宜。又如脂肪對於腎臟無害，雖可多吃，但如吃油脂過多，致身體過胖，害及心臟，亦屬不可，須加注意。　患者如未有浮腫，心臟衰弱，及血尿，可一面提防受寒，避免過勞，一面從事適宜工作或運動。患者如爲婦女，未有浮腫傾向，未有心臟衰弱之兆者，可無庸打胎。又懷孕已三個月以上者，可一面觀察病勢經過，與醫生商酌，保全胎孕。又對於嬰孩之喂乳，如未有劇烈腎臟障礙，未有高度之血壓亢進等，亦無妨礙。入浴亦可每日一次，但浴湯不可太熱，亦不可久浴。如欲飲礦泉，以使大便通暢，亦可飲。惟礦泉中有含有多量食鹽者，不宜飲，須加注意。　每日所吃蛋白質分量，應以五十公分至一百公分以下爲度。以吃牛乳，卵，及植物性蛋白質爲佳。肉不宜吃至三十公分以上。卵在脫離急性期後，日可吃二枚或三枚，可煮半熟吃。有時可規定減少蛋白質食餌日，於是日少吃蛋白質亦可。飲食可多吃炭水化合物及脂肪，以使榮養佳良。水果亦佳，可多吃。限制食鹽應以有浮腫時爲限。限制過度，反而不宜。大體所吃食鹽量，可以常人之半爲度，日約吃五公分至十公分。如用醬油，日約用二十公分至六十公分，如用醬，日約用五十公分至一百公分。患者如未患心臟衰弱者，每星期可於一日先分飲水，以排泄身體所瀦積之物質。惟本法每爲世人所誤解而濫用，宜與醫生商酌行之。如有浮腫傾向，有心臟衰弱之兆者，則不可多飲飲料，本症病人，爲治愈其浮腫，亦可吃加列爾氏乾燥食餌。酒不可飲，香煙不宜吸，香辛品亦不宜吃。

上皮性腎臟炎

對於上皮性腎臟炎之治療，最重要者爲安靜，不論病之重輕，自始即當靜臥安靜。

本症之主要症狀爲浮腫及蛋白尿，故對於飲料及食鹽，應特加注意。食鹽在初時可限制爲日吃二公分至三公分左右。如病勢減輕，可增加分量。醬油及醬，亦含有食鹽頗多，須加限制。請參看篇末各食品所含食鹽及蛋白質分量表。白脫油可用水洗去其鹽，或用不含鹽之白脫油，如可用他物代替食鹽調味尤佳。每日所飲水量，不可超過尿量，可視一日尿量若干，而規定飲料之分量。如浮腫甚劇者，可試吃加列爾氏乾燥食餌。浮腫不宜單憑眼睛估量，以秤量體重觀之，最爲正確。飲料可飲白開水，水果露等，如欲飲茶、牛乳、咖啡、可可茶、可與醫生商酌，至一定限度亦可飲。但酒及肉湯、肉汁，均不可飲。如吃濃粥湯及粥，應將其中所含之水分計算。大體濃粥湯所含之水分爲一〇〇%，粥所含水分爲六〇

%麵包所含水分爲三〇%左右 胡椒辣椒芥辣等不可吃葱蘿蔔亦不可多吃如祇少許亦可吃芝麻可吃。尿中膽脂（Cholesterin）增加殊不相宜故油脂不可多吃以上於一定程度爲佳。惟本症尿中排泄氮質尚不如食鹽及水分之有害故蛋白質尚可吃但以不較常人多吃爲度。本症病人每因撒蛋白尿體中蛋白質消耗頗多，故不宜對蛋白質嚴加限制。如卵每日可吃二三枚。 飲食可以炭水化合物食品爲主。可吃粥、藕粉、穀粉、麵、蔬菜、水果等。

腎硬變之療法：

本症病人之調攝，大體與高血壓病人相同。宜避免精神精猶及肉體過勞，宜有充分睡眠及休息。對於大便通暢應特加注意。欲使大便通暢，可由飲食加以適宜調節，例如多吃蔬菜水果等，致力矯正便祕之惡習。如過於患便祕，可由醫生給服適宜瀉藥使之通暢。

飲食以米、麥、蔬菜、水果爲主，亦可吃卵、牛乳。惟肉只可吃少許。每星期宜有一日或二日全不吃肉。規定爲「無肉日。」水果之中，以香蕉最佳。香蕉有利尿功效，又不多發酵，最爲合適。 食鹽不可多吃，但亦不宜過於限制，通常每日所飲水量，以一五〇〇西西左右爲度，如心臟衰弱須減少其飲量。如有尿毒症症狀，則宜解除限制，可多飲。其他可參看高血壓症條。

各主要食品每百公分中所含食鹽量及蛋白質量

食品（每百公分）	食鹽量（公分）	蛋白質量（公分）

白米	○・○三九	六・七三
穀粉	○・○二—○・三五	×
雀麥粉	○・二六—○・二九	一三・八
麵包	○・二——一・○	七・○六
牛乳	○・一五—○・一八	三・二一
奶油　普通奶油	一・○—三・○	○・七
無鹽奶油	○・○二—○・二一	
雞卵	○・三一	一三・六
卵白	○・三一	一二・八七
卵黃	○・○三九	一六・一二
醬	九・○二（約略）	一二・三
醬油	一一・四四—一五・六九	×
辣醬油	○・七——一・五以上	一○・九
芋類	○・○一六—○・○七八	二○・八
蔬菜類	○・○一六—○・○七八	○・七—三・○
肉類	○・一—○・一五	三○・○

淡水魚	○·○六一—○·○八六	一八·○
海魚	○·一二—○·四一	一七·○
牡蠣	○·三一—一·一四	八·五
水果	○·○○四—○·○二四	○·二一—一·一
蔗糖	○—○·一一	○·五五
茶、咖啡	○·○五—○·一五	×

八　糖尿病

何謂糖尿病

食物之主要成分，爲炭水化合物、蛋白質、脂肪，此三者之中，最能給人以多量之氣力者，爲炭水化合物。所謂糖尿病者，乃此炭永化合物在體中之新陳代謝發生障礙之病。食物中之炭水化合物，以澱粉爲主，其他有葡萄糖、果糖、蔗糖等。炭水化合物由化學上構造可分爲下三種：

（1）單糖類　葡萄糖、果糖、橡皮糖(Galactose)甘露蜜糖(Mannose)等屬此。

（2）雙糖類　由二單糖類化合而成者，如蔗糖（由一葡萄糖分子與一果糖分子化合而成。）乳糖（由一葡萄糖分子與一橡皮糖分子化合而成。）麥芽糖（由二葡萄糖分子化合而成。）等。

（3）多糖類　由多數單糖類化合而成者。例如澱粉（由多數葡萄糖化合而成）肝粉(Glycogen亦呼肝糖，由多數葡萄糖化合而成。）土木香粉（Inulin含於土木香等植物根莖汁中，爲澱粉之一種，由多數果糖化合而成。）甘露蜜(Manna含於梣樹、等植物中，由多數甘露蜜糖化合而成）等。

炭水化合物之經過消化而從腸吸收，乃分解成單糖類而吸收。例如澱粉在口中受唾液酵素（Ptyalin)消化而變成麥芽糖，又一部分澱粉在腸中受肝（膵臟）之胰液酵素(Diastase)消化，變成麥芽糖，麥芽糖再受腸液中之麥芽糖酵素(Maltase)消化，分解成葡萄糖，於是乃從腸吸收，流入腸之血管中。

在飯後，所吃炭水化合物，逐漸消化分解爲葡萄糖，從腸吸收，爲量甚巨，然而健康人血中之血糖，却未巨量增加，此蓋由於健康人之身體，有種種完全調節，使血中之血糖，不致增加過度使然。身體所吸收之單糖類，經過同化，而貯存於肝臟、肌肉、及其他臟器中。此等貯存之糖，在人體需要時，即再變成單糖類，流回血中，流至身體各部位，供給身體之消費。故健康人血中之血糖，有一定分量，約爲〇・〇八至〇・一一%。如吃下葡萄糖百公分，吃下後半小時至一小時，血糖量增至最大，較平時約增三〇至三五%，但在吃後二三小時，即又逐漸恢復常狀。假如身體之機能失常，從腸吸收之單糖類，不能貯存於肝中或肌肉中，從肝及肌肉所流出之糖，不能充分消費，則血中之血糖量增大，飯後之血糖增加，更有不易消納之勢，且經長時間，仍未能恢復常狀。例如血糖量增至〇・一六乃至〇・一八%以上，經三四小時，仍未恢復常狀，因此血糖量常在〇・一五%以上。如此種狀態長久持續，則致糖排泄出

尿中是爲糖尿病

「賀爾蒙」之調整

血中之血糖增加至若干，尿中始見糖，此由個人而異。此項限度，名爲糖排出域，（糖排出界限）在通常健康人，約在〇・一六至〇・一八%之間。有人此項糖排出域甚低，血中之血糖並不甚增加，而尿中已見有糖，此種名爲腎性糖尿症。　如上所述，健康人血中之血糖有一定分量。如一時有多量之糖，流入血中，則貯存於肝中及肌肉中等，在需要時再流回血中，以供消費。與此項調節機能有關者，除肝之外，尚有種種內分泌腺所分泌之賀爾蒙，（Hormon內分泌素或呼激動素，）例如胰肝所分泌之胰島素，（Insulin）能促進葡萄糖使變成肝糖，以貯存於肝中肌肉中。能抑制肝糖使不致分解爲葡萄糖。反之，副腎所分泌之副腎素，（Adrenalin）則能促進肝糖使變成葡萄糖，抑制葡萄糖使不易變成肝糖。　此項賀爾蒙分泌，又受腦神經之支配。常人在興奮時，吃驚時，每由神經之作用，引起副腎素分泌，而致血糖增加。酷使頭腦之常人，亦往往尿中有糖。

糖尿病之起因

上文所言，乃對於糖尿病之豫備智識。糖尿病之發生，乃因胰肝發生障礙，不能充分分泌胰島素，致炭水化合物之新陳代謝機能失調，血中之血糖量過多，有葡萄糖排泄於尿中。此種症狀，長期持續而不變。若由於驚愕與奮等而起之一時性糖尿，及由於糖排出域較低而起之腎性糖尿，哺乳婦女所常見之乳糖尿等，則不名爲糖尿病。　糖尿病不問男女老幼均有患者，但中年以上之患者特多。兒童患此者甚少，設有患者，多屬重症。女性較男性少患此症，酷使頭腦之人，患者較多。由人種而病有輕重。又與遺傳有關。屢有一家中或一族中，有數人患此病者。脂肪肥胖之人多患此症，又患痛風之人亦每患此症。有時在精神過勞或肉體過勞後，忽發現糖尿病，似由於精神及肉體過勞所致，但大多數却係以前早已患過此病，祇由於過勞而致病勢惡化而已。

糖尿檢查法

病勢重者，病人多尿，煩渴，食量大，身體羸瘦，現出所謂糖尿病病徵。病勢輕者，病人每不自覺，不感痛痒，祇偶然檢查其尿，發現尿中有糖而已。　糖尿病之最重要症狀爲糖尿。尿中之糖量由病之程度種種不一。病勢輕者，在空腹時及祇吃少許炭水化合物食餌時，尿中無糖。吃炭水化合物食餌至若干分量，尿中乃見糖。病勢重者，在空腹時，尿中亦有多量之糖。檢查尿中之糖，有種種方法，其簡便精確者，有尼蘭台爾氏檢查法，所用藥品如下：

次硝酸鉍	二公分
酒石酸鉀鈉	四公分
苛性鈉（一〇%）液	一〇〇西西

將上藥品混和，如有不溶化之物，可放置數日，使之沈澱，取其上層之清液，貯置滴瓶中密閉之。　檢查

糖尿方法，可用試驗管盛尿，加試驗藥五分之一或十分之一（以容量計）於火上燒二分鐘至五分鐘而袞沸之，如尿中含有葡萄糖，則先現黄色，次作褐色，終變黑色。但病人如服大黄、旃那、安替比林（Antipyrin）薩羅（Salol）金雞納等藥時，亦現出此種反應。此時可用貝奈迪克托氏檢查法檢查之。又尿中除含有糖外，如兼含有蛋白質在〇・一%以上者，則生出黑色沈澱。可先於尿中加同量之飽和食鹽水，使蛋白質凝結，將尿濾過而檢查之。用本法檢查糖尿，如尿中含有葡萄糖〇・一%以上，可以證明。健康人之尿有時雖亦含有葡萄糖〇・〇二%左右，但用本法檢查，不致現出陽性反應。患者之尿量，大體由糖量而增加，有每日尿量多至數公升者。（通常成人每日尿量爲一公升二公合至一公升半）又其比重略與糖量爲比例增加，有時在一・〇三〇至一・〇五〇左右。（常人尿之比重大體爲一・〇二至一・〇二五左右。）每日尿中所排泄之糖量在病勢重者，有時多至數百公分乃至千公分。尿中糖量之增多或減少，由病勢之輕重及所吃炭水化合物食餌之多少而左右之。

病狀及經過

如糖之排泄量甚多，水量甚多者，則病人每煩渴，屢食不飽。雖然食量甚大，而身體却羸瘦。本症病人，每患蛀牙、齒槽膿漏、齒齦炎、口腔炎等。如胰肝有劇烈病變者，每因脂肪不易消化而下脂肪糞。皮膚易生疔、癰、濕疹。重症者每皮膚乾枯發痒，眼每發白內障，或發網膜炎，有時視神經萎縮。 生殖器系亦屢現出病象。男子每患陽萎，婦女往往陰唇發生濕疹，疔癤。神經系每發生神經痛，（坐骨神經痛及其他等）肩痠，有時知覺鈍麻。運動神經發生障礙。　本症病人血中之血糖分量過多，對於傳染病之抵抗力減弱，每易患肺結核、肺膿瘍、肺壞疽等。如忽患急性傳染病，每致糖尿病病勢亦惡化。　病人如不注意其食餌中之炭水化合物，每致病勢逐漸惡化。但病勢極輕者，放置之有時亦未見惡化。　輕症之病人亦有身體肥胖者。但病勢漸進，則身體漸消瘦。由此而身體逐漸衰弱而死。或患肺結核、癰等而死。西人患糖尿病者，每發所謂糖尿病昏睡而死。重症之病人，有發顯著之酸毒症者（尿中有多量醋酮體）易發生昏睡，須加注意。　所謂糖尿病昏睡者，乃糖尿病重篤時，吃下之炭水化合物，在體中不能充分分解為水及炭酸。體中產生多量之醋酮，醋醯基醋酸，B氧化酪酸等脂肪質不完全分解物，由此等物質而發生自家中毒者。如放置之，則病人昏睡不醒而死。　在發生昏睡之前，先有頭痛，胸部壓迫感，不安，食慾消失，便祕或下痢等前兆。有時無何前兆，突然發生昏睡。病人先呈意識昏糊，終而昏睡不醒。尿中除有糖外，又有醋酮，醋醯基醋酸等。　檢查醋醯基醋酸，有種種方法，其簡便者，為格爾哈爾特氏檢查法。再經溫泰尼賚氏改良者。法取試驗管盛一〇%之三氯化鐵溶液至試驗管之三分之一處，加入約其半量之尿，如尿中含有醋醯基醋酸，則現赤褐色或深赤褐色。尿中如含有醋醯基醋酸，大都亦含有醋酮。醋酮檢查法從略。　病人尿中又含有昏睡圓柱，具特殊形態，用顯微鏡檢查可見到。　尿之臭氣，如爛苹果氣味，與其呼吸所呼出之臭氣相同。病人之呼吸大而且深，脈搏多而弱，體溫屢下降，有時在死前上昇。試從眼瞼上壓其眼球，則見其眼球較常人為柔軟，此亦為本症之一重要症候。糖尿病昏睡，雖比較不常見，然却爲一險症，向來對此症每視爲絕望，惟近時發明胰肝賀爾蒙胰島素，如於昏睡之初，用以治療，每可得救。

治療上之注意

治療糖尿病，最重要者爲食餌療法。此外尙有下列各項，能使血糖受其影響，亦須注意。（1）勿使病人精神上感覺不安，應告以善自調攝，可以痊愈。飯後，可使作適宜運動、游戲、談天、或閱讀書報，勿使對於食餌上之影響，發生杞憂。（2）輕症病人，在不致過勞之範圍內，可使之運動。運動則糖之消費增加，而排出尿中之糖減少。（3）如病人下痢，則尿中所排泄之糖量亦增加，此時卽宜略減炭水化合物食餌。（4）病人如未有充足之睡眠，則致血糖增加，尿中之糖量亦增加，故病人應有充足之睡眠方可。（5）本症病人極易患神經衰弱，如兼患神經衰弱，對於本症，常有惡影響，宜有適宜之方法豫防之。（6）此外病人宜注意治療其蛀牙，治療疔瘡等。

食餌療法

近時發明胰島素，用以治療本症，極具功效。然食餌療法，對於本症，仍極關重要，尤以早日發現本症，在病初卽用食餌療法，保護胰肝機能，更易見效。　如上文所述，吾人吃炭水化合物食餌，則胰肝爲消化炭水化合物，必須擔負鉅大之工作。患糖尿病之人，乃因胰肝有病而起，必須使胰肝減輕其工作，能得休息方可。爲使胰肝減輕工作，獲得休息，必須減少食物中之炭水化合物之分量，此與吾人不使用傷痛之手，使之休息，恰同一理。但炭水化合物，乃吾人之重要榮養品，占食品之大部分，假如濫加限制，勢必致害及身體之榮養。因此對於糖尿病之食餌療法，一方宜顧及胰肝之休息，限制炭水化合物分量，以免胰肝疲勞。一方宜顧及身體榮養，勿使因限制炭水化合物食品，而致害及身體之榮養。實則人如全然不吃炭水化合物食品，對於胰肝，反而不甚相宜。因胰肝雖然稍有受病，並未全然喪失其機能，假如矯枉過正，使之變成無爲，必致使其機能，日就萎靡。一般肥胖之人，其胰肝所担負之工作，亦較常人爲重，因而胰肝易致疲勞。故本症病人，宜避免大食及安坐無爲，應有適宜之運動，以免身體過胖。

在開始用食餌療法之前，應先由醫生檢查病人對於糖之同化力，受病至若何程度。首宜檢查病人之糖容納力，知病人吃炭水化合物至若干分量，不撒糖尿。次可使病人吃所能容納之食餌，檢查血中之血糖量，測定糖之排出界限。昔時祇測定糖之容納力，卽據以施行食餌療法，實尚欠完善。因有人糖之排出界限甚高，雖然血中之血糖量甚多，卻不撒糖尿。欲規定糖尿病人之食餌，不可單以不撒糖尿爲標準，應使血中之血糖量亦不超過正常以上方可。　在飯後，血中之血糖量，可以增加至若干，由人而略異。據日本阪口教授之意見，謂在飯後一小時左右，血中之血糖量，增加至〇・一七%，尚無妨礙。如照此標準，規定炭水化合物食餌之分量，大都可使病人之糖容納力，逐漸恢復，至少不致使其病勢增惡。

測定糖容納力法　先使病人吃規定分量之炭水化合物。（例如吃米飯二百公分或一百公分。）

而視其撒出糖尿與否。如撒出糖尿，應再減少其分量。如未撒出糖尿，則再增多其分量。由此而知病人吃炭水化合物至若干分量，乃排泄糖尿。測量糖容納力時，逐漸減少炭水化合物分量，以測量糖容納力，較之逐漸增加炭水化合物分量，以測量糖容納力所測得之糖容納力每較低，在極輕症者，不行此法亦可。一切可聽任醫生爲之。

測定糖排出界限法　如已測定糖之容納力，即可吃所規定分量之炭水化合物食餌，再測定血中之血糖量增至若干。如血糖量最高大體在〇·一七%以下者，已極可滿意。

如此測定炭水化合物分量後，尚須注意者爲食餌全體之熱量。（Kalorie 亦呼發溫量）設熱量不足，將致榮養不良。人每日所需要之食餌，應有若干熱量由人而異。担任艱巨工作之人，從事勞苦工作之人，所需之熱量較多。安坐無爲之人，所需之熱量較少。譬如終日駕駛之汽車，自需較多之汽油。不多開行之汽車，則所需汽油亦少。據專家之研究，人之體重每公斤每日所需熱量如下：

在床中靜臥時	三〇——三五加洛里(Kalorie)
作輕度運動時	三五——四六加洛里
作中等程度運動時	四〇——五〇加洛里
作激烈運動時	四五——六〇加洛里

在極輕症之本症病人，對於含炭水化合物最多之糖類及米飯等，可視其糖容納力，加以相當限制，

對於含炭水化合物不多之副食物等，不妨隨病人之意進食，可無庸限制。但必須注意勿使飲食過飽方可。

症狀與療養法

在輕症者，可先測定糖容納力及糖排出界限，並注意食餌熱量，勿使分量不足，由醫生規定每日食品及分量。惟有時每因種種障礙，頗不易規定，尤以對於血糖量等爲然。在此種時，輕症者，可照下列之方針調攝：先測定糖容納力，照所規定之炭水化合物（米飯）分量，可略多吃少許。注意祇多吃少許，不可多吃。如此最初雖有糖尿排泄，經數日，即糖量漸減，終而不見糖尿。於是再略多吃極少許，其初又有糖尿排泄，繼而糖量漸減，終而又不見糖尿。可照此種方法，逐漸增高糖之容納力。但有種病人，雖較其糖容納力，祇略多吃極少許，却始終未見糖尿絕跡。此類病人，大概血中之血糖量甚高，必須較其糖容納力吃較少量之炭水化合物方可。例如照其糖容納力分量，祇吃三分之二爲宜。　有種種食品，雖含有炭水化合物，却可代替米飯吃。請參看炭水化合物等量表之第一表。　糖之容納力逐漸增高，應增高至何種程度，方可滿意？對於此點，各醫家見解不一。大體吾人一日三餐，如每餐吃飯二碗（中等大）其分量在二五〇公分左右，而不排泄糖尿，飯後，血中之血糖量在〇・一七％以下者，已可滿意。

中等程度及重症之糖尿病，應由醫生治療。但如略知食餌療法之大概，對於醫生之指示，自亦較易領悟，今略述其大略於下。假如照所限制之程度，仍不合宜者，則應全然勿吃炭水化合物。　重症糖尿病病人，雖然不吃炭水化合物，祇吃蛋白及脂肪，亦仍撤出糖尿。其糖之來源，係來自蛋白質。因蛋白質之氨基酸，亦可轉變成葡萄糖故。因此對於症狀較重之病人，倘須限制蛋白質。蛋白質之性質，由其種類而略有異。肉類較爲不宜，卵蛋白質，植物性蛋白質較佳。應限制之蛋白質分量大體體重每公斤每日可吃蛋白質〇・七五至一・〇公分，其他所需之熱量可以脂肪代替之。但據近時諾爾田氏之研究，謂蛋白質超出一定限度之所以不宜者，乃由於濫吃脂肪所致。假如對於脂肪分量加以適宜之調節，可使蛋白質之有害性質消失。且胰肝之分泌胰島素，需要蛋白質分解所生之氨基酸，故每日仍須吃少量之蛋白質。（每日約三〇公分左右。）

次述糖尿病人可吃之食品與不宜吃之食品。

植物性食品

五穀及薯類　通常吾人所吃之食品，有米、大麥、小麥、雀麥、蕎麥、小米、黍、玉蜀黍、山芋、馬鈴薯等。又從此等物所製之食品，有米粉、麵粉、玉蜀黍粉、澱粉、麵包、切麵等。此等食品，或爲吾人常食，或爲吾人副食物，各包有多量之炭水化合物。糖尿病病人施行食餌療法時，對於此等食品必須加以注意，故對於此等食品，宜有充分智識。今假定有一糖尿病病人，其糖容納量爲米飯一百公分，倘此人要改吃切麵，應吃若干？或有糖尿病病人之糖容納量爲白麵包一百公分，倘此人改吃米飯，應吃米飯若干？今將各食品炭水化合物等量表（第一表）列載於後。

炭水化合物等量表(第一表)

食品	蛋白(%)	脂肪(%)	炭水化合物(%)	每百公分加洛里	與米飯百公分同量(公分)	與麵包百公分同量(公分)
穀類及其製品						
白米	八・四	○・五	七五・七	三四八・八	四二	七○
米飯	三・二	—	三二・三	一四五・六	一○○	一六六
雀麥	一二・五	四・二	五七・一	三二五・六	五五	九二
麵粉	一○・七	一・一	七四・七	三六○・四	四五	七五
切麵	一三・○	—	二一・一	一三九・六	一五三	二五四
白麵包	七・○	○・一	五三・五	二四九・○	六○	一○○
粥(平均)	一・二	○・三	一三・三	六二・二	二四三	四○二
粥湯	○・一	—	二・六	一一・三	一二○○	一九八○
餅干(平均)	八・一	六・九	七七・一	四一三・五	四二	七○
豆類及其製品						
黃豆	三四・七	一八・○	二七・七	四二三・二	一一七	一九三
赤豆	二八・○	○・四	五五・七	三二一・一	五八	九七

蠶豆(陳)	二五・七	一・七	四七・三	三一四・八	六八	一一三
豌豆(陳)	二三・四	一・九	五二・七	三二九・一	二六〇	四三〇
落花生	二七・五	四四・五	一五・七	五九〇・八	二〇六	三四〇
豆腐	六・六	三・〇	一・一	五八・六	二九四〇	四八七〇
凍豆腐	五〇・八	一九・四	一一・五	四三六・〇	×	×
油豆腐	二二・〇	一八・七	〇・五	二六六・〇	×	×
百葉	五一・六	一五・六	六・七	三八四・二	×	×
豆腐渣	三・七	〇・八	六・四	四八・八	五〇五	八三六
豆豉	一九・三	八・二	六・一	一八〇・四	×	×
飲料						
牛乳	三・五	三・八	四・九	六九・八	六六〇	一〇九〇
酸乳酪	五・八	三・六	七・五	八八・〇	×	×
牛肉汁	二・八	〇・三	—	一四・三	×	×
雞肉汁	二・三	—	—	九・四	×	×
威士忌(三九・六%)	—	—	〇・一	二七七・二	×	×

白蘭地（三二・四%）	—	—	七・九	二五九・二	×	×
葡萄酒（八・五%）	—	—	—	五九・五	×	×
啤酒（四・七%）	○・五	—	四・○	五一・四	×	×

就上表觀之，可以吃米飯一百公分之病人，如欲吃切麵，則可吃一百五十三公分。可以吃白麵包五十公分之病人，如欲改吃米飯，則可吃八十三公分。白麵包一百公分所含之炭水化合物為五三・五%，米飯一百公分所含之炭水化合物，為三二・三%，$\frac{53.5}{32.3}\times100=166$公分。即白麵包一百公分，等於米飯一百六十六公分，白麵包五十公分，等於米飯八十三公分。某醫生曾論及飯及麵包曰：『有人謂糖尿病不可吃飯，改吃麵包，但米飯百公分。等於白麵包六十公分，反而言之，白麵包百公分，等於米飯一百六十六公分，米飯之炭水化合物，顯然較少。』……

此處頗易引起誤會，世人或有人以為就此而言，似乎麵包不當吃，吃米飯較優，在實際上，亦常有病人對此發生疑問。但上文明言米飯一六六公分，與麵包一〇〇公分之炭水化合物相等，假如仍照米飯重量吃麵包，自屬不可。惟麵包物甚輕鬆，雖然覺得所吃已不少，但實際秤其重量觀之，卻為數無多，麵粉經過發酵烘成麵包，氣孔甚多，雖然吃下一大塊，卻祇有少許之麵粉。因其輕鬆，雖所吃實際無多，卻易吃飽。麵包之炭水化合物含量，雖然較米飯多，但因實際所吃之量甚少，故所吃下之炭水化合物分量亦少也。欲問麵包可吃不可吃，應就此等處分別觀之，不可專就食物分析表而論。

蔬菜類　蔬菜所含之炭水化合物分量，比較甚少，但糖尿病病人，仍以吃其炭水化合物含量在五%以下者爲妥。如吃含量較多者，對於所吃分量應加注意。有種物品，亦不可專憑炭水化合物含量而定其可吃不可吃。例如苔條（海苔）之炭水化合物含量雖爲四○%百公分中有炭水化合物四十公分之多，但實際上並無人將苔條盛滿一大碗當飯吃。因所吃者少，故吃下之炭水化合物分量亦少。

上文曾言及蛋白質有比較有害者，亦有比較無害者，炭水化合物亦然，雖然同屬炭水化合物，却有比較對於糖尿病有害者，又有比較無害者。例如薯芋類等澱粉，較蔬菜中所含之炭水化合物，尤易發生糖尿是。故不但注意其炭水化合物含量在五%以下，並須注意其種類。羅蔔馬鈴薯等之炭水化合物，即使炭水化合物含量在五%以下（羅蔔之炭水化合物含量爲三・七%，馬鈴薯爲一九・二%，）因其炭水化合物，多屬葡萄糖，故不宜多吃。　蔬菜中之炭水化合物含量較少在五%以下者，爲菠菜、小松菜、白菜、芹、萵苣、茄子、黄瓜、冬瓜、羅蔔、番茄、大頭菜、筍、蘆筍、捲心菜、豌豆（連莢）芋頭等，又蒟蒻、洋菜（雖含有炭水化合物頗多，但因不吸收亦可吃。）等，雖不屬於蔬菜類，亦可算入此中。此等蔬菜，經燒煮後，不免喪失一部分炭水化合物，自然其炭水化合物含量更少。此等蔬菜，輕症之糖尿病病人，均可以吃。即中等程度病人，如不多吃，亦可無庸慮及炭水化合物含量。　蔬菜之中，亦有炭水化合物含量甚多者。其炭水化合物含量在五%以上者，有南瓜、胡羅蔔、藕、甜薯、馬鈴薯、洋葱頭、甜瓜、芥菜、苔條、芝麻、辣椒、生薑等。但如注意吃之所吃分量不多，亦可吃。惟百合、慈菇、澱粉質甚多，則不宜吃。　以炭水化合物之含量言，甜薯一百十二公分與米飯百公分相等，甜薯一百八十六公分，與麵包百公分相等。馬鈴薯一百六十八公分，與米飯百公分相等，馬鈴薯二百八十公分，與麵包百公分相等。芋頭二百七十六公分，與米飯百公分相等，芋頭四百五十七公分，與麵包百公分相等。蔬菜類之榮養價值，自其熱量言，雖然無多大榮養，但因其滋味甚佳，可用脂肪及病人所可吃之調味料烹調吃之，故宜於糖尿病病人。

水果類　水果類約含有炭水化合物一〇％左右，除重症者外，輕症及中等程度病人，皆可吃。此蓋因水果之大部分爲水分，而且吃水果祇作爲副食品或嗜好品，自無妨礙。又水果之炭水化合物爲果糖，亦不若葡萄糖及澱粉之有害。

炭水化合物等量表（第二表）

水果類

食品	蛋白(%)	脂肪(%)	炭水化合物(%)	每百公分加洛里	與米飯百公分同量(公分)	與麵包百公分同量(公分)
桔子	一・一	—	五・六	二七・五	五七七	九五六
胡桃	二八・五	五・二	三・二	六八〇・二	—	—
外國楊梅	〇・六	〇・五	六・二	三二・五	五二〇	八六三
梨	〇・四	—	九・一	三九・〇	三五五	五九〇

萍果	〇·三	—	八·九	三七·七	三六三	六〇〇
桃	〇·九	—	九·三	四一·八	三四七	五七五
香焦	一·四	〇·四	二一·六	九八·〇	一五〇	二四八
栗子	二·九	〇·四	三六·五	一六五·〇	八八	一四七
西瓜	〇·二	—	四·八	二〇·五	—	—
梅干	〇·九	—	七·五	四五·六	—	—
杏	一·二	一·二	一一·〇	五〇·〇	—	—
菠羅蜜	—	—	一〇·二	四一·八	—	—
柿	〇·六	—	一二·六	五四·一	二五六	四二五
柿餅	一·五	〇·一	六五·二	二七四·四	—	—

西瓜一物，人每易貪吃過量，吃時必須注意其分量，將其重量與炭水化合物含量相乘，知其分量，勿使所吃超過所限制之炭水化合物分量方可。又花生一物，炭水化合物含量比較不甚多，而富於熱量，故常用作糖尿病人食餌。但花生之炭水化合物含量爲一五%，仍不可無限制多吃。

豆類　豆類富於蛋白質，但炭水化合物含量亦頗多，（參看第一表）不可無限制濫吃。輕症及中等程度病人用作副食物時，仍須加以注意。豆類製品如豆腐、百葉、凍豆腐、油豆腐等，炭水化合物較少，蛋白質較多，中等程度病人，對於其蛋白分量，尚可無庸憂慮，安心吃之。如上所言，植物性蛋白，較動物性蛋白，對於糖尿病比較無害，故頗宜於糖尿病病人。惟豆腐漿則炭水化合物含量頗多，含有糖三・二%，必須注意計算其分量吃之。豆腐渣一物，從分析表觀之，雖頗富於熱量，但實際可從腸吸收之榮養質甚少，故其榮養價值，亦須大打折扣。惟此物可用脂肪及病人所可吃之調味料而烹調之，增加其榮養質及熱量，並滿足病人之食慾，故亦宜於糖尿病患者。

脂肪質食品

糖尿病患者，因對於食品中占最大部分之炭水化合物，須加限制，故飲食熱量，易致不足，爲補充其熱量之不足，以熱量最多之脂肪，作爲食餌，自極合宜。肉類亦富於脂肪，因蛋白質太多，故宜節食。猪肉之脂肪，較牛肉爲多。魚類之富於脂肪者，爲鰛、鰻、秋刀魚等。　各種脂肪質食品之脂肪含量及其熱量如下：猪油含脂肪九九%，每百公分熱量九二一・九加洛里，白脫油含脂肪八三・七%，每百公分熱量七八三・六加洛里，牛奶餅（Cheese 乳酪）含脂肪二一%，每百公分熱量三三八加洛里。魚肝油含脂肪九九・七%每百公分熱量九二七・二加洛里。麻油含脂肪九八・五%，每百公分熱量九一六・一加洛里。橄欖油含脂肪九八・五%，每百公分熱量九一六・一加洛里。　油脂類食品，在胃腸較弱之人，每不堪多吃，如能吃慣，亦可多吃。糖尿病病人之胃腸，對於巨量之脂肪，多能消化吸收，並不因多吃油脂而害胃腸病。惟如前之所述，重症病人，如吃脂肪太多，反而不宜，對於此點應加以注意。如醫生發現尿中有醋酮體，應照前述注意，以防發生糖尿病昏睡。欲多吃油脂，可與各種食品烹調吃之。例如豆腐渣一物雖極少榮養質但能多吸收油脂，則可增加其榮養質及熱量。豆腐渣故可多用油脂炒吃，其滋味亦頗佳。其他蔬菜，亦可多用油脂烹調或油炸吃之。

嗜好品及飲料

紅茶、咖啡茶等、糖尿病患者，通常雖可飲，若要加糖，則須注意。輕症病人，如用果糖代糖亦可。如以果糖價昂，改用蜂蜜亦佳。蜜蜂含有果糖三〇至四〇%，價則較廉。可可茶、麥茶等雖含有炭水化合物，祇飲少許，尚無妨。如非重症，祇須加以注意，勿飲太多，亦可飲。患者如病勢加惡，則覺煩渴，病勢減瘥，渴亦漸解，汽水等中含有糖，不宜飲，應加注意。病人可否飲酒，亦屢成爲問題。酒有相當之熱量，且易氧化，至一定程度，可減少糖尿。自飲食上言，不喜油脂之人，一部分脂肪，可用酒補充。又多油脂之食品，用酒佐食，頗能增加其食慾，自此點而言，酒殊不應禁止。威士忌白蘭地等所含炭水化合物較少，較啤酒爲佳。此等烈性酒雖亦含有相當炭水化合物，但吃少許，卽可得陶醉之快感，故實際所吃下之炭水化合物，爲量無多。然則應提倡病人吃酒乎？是亦不然。向來不吃酒之人，決無庸強吃，祇平生嗜酒之人，不必強禁而已。若已兼患動脈硬化症，心臟病、腎臟病、肺痨病等，此時可否吃酒，須視其合併症之輕重而定。然究竟以不飲爲無流弊。

調味料

烹調食品，須用醬油、食鹽、味精、醬醋等調味料。醬中含有炭水化合物一八%，應加注意。惟通常用醬烹調食品所用之量不多，在輕症及中等程度病人可無庸顧慮。用糖調味之食品，對於糖之分量，須要節省。如祇用少許，尚無妨礙，多用則不宜。果糖及蜂蜜在身體中善能同化，可用以代糖，惟其價較昂，而甘味亦較薄。重症糖尿病病人，可用糖精(Saccharin)調味。糖精經過燒煮，或加入滾熱食品中，則作苦味，祇可將其溶液加入冷食品。糖精雖然味甘，却非榮養身體食品，對於身體，並非榮養質。故用糖精調味，祇可以有甜味可口爲度，不宜超過調味以上之分量。因使用多量糖精，並無何用處故。

九　腸胃病

如何可免患胃病

欲免患胃病，宜注意飲食。第一、宜注意飲食品之性質，飲食品宜注重新鮮，凡腐敗食品，發酵食品，均不可吃。又太熱或太冷，亦有害，食品應溫度適宜方佳。各種嗜好品如酒、咖啡、茶、煙等，不宜多吃。香辛品亦不可多吃。第二、宜注意飲食之分量，飲食過量，使胃負過重之負担，最爲不宜。假如每餐放開肚皮大吃，吃得太飽，日積月累，必致胃積勞成病。最聰明之辦法，爲每餐飯少吃幾口，留有餘地，則胃自然健康。譬如人有十分氣力，祇用九分，自然綽有餘裕，若被迫須使用十一分氣力，超過其能力，勢必疲憊不堪。許多健康人之胃，頗有耐勞苦之能力，雖屢受暴飲暴食之虐待，仍可勞而不怨。然而胃之耐勞，亦有程度。超過一定限度，勢必引起胃之怠工或罷工，欲保持胃之健康，須有一副健全之齒牙，亦極重要，吃物時，應充分咀嚼而後吞下。若齒牙不健全，則不能充分咀嚼。吃物不多咀嚼囫圇吞下，最易患胃病。

自一般言，全身強壯，則胃亦自然強壯。其消化力亦強，故平生宜注重身體之衛生及鍛鍊，多呼吸新鮮空氣，多接近日光，有適宜之運動，以使體力增強。但對於胃病，因各人之體質不同，其感受性亦不同，倘宜分別講求衛生，自不待言。

對於胃病之一般療養

患胃病時，其最重要者，則為對於胃加以庇護，勿強胃作消化之工作，使有相當之休養。由此可使胃再恢復其正常之消化機能，以恢復其健康。欲使胃休養，其最簡單直捷之方法，則為絕食。如一方斷絕飲食，一方另用適宜之方法，維持身體之榮養，則絕食實為對於胃病療養之最佳方法。實際上欲使胃完全休養者，即宜絕食二三日，此時對於身體之榮養，可改用滋養灌腸。　對於絕食即可自愈之急性胃病，實以絕食療治為最佳。但對於一般急性及慢性胃病，却亦無庸完全絕食，祇須注意飲食即可。此時最重要之問題，一為注意食品之性質，使與各人之胃病適合。一為注意其分量，加以限制。對於食品，宜擇其無刺戟性者方可。又不可在胃中發生腐敗及發酵者。食品宜細切並煮爛，以免胃受刺戟。對於飲食之分量，為胃避免過度擴張，以每次祇吃少量為佳。每餐分量減少，而增加進餐之次數。例如將三餐飯量分作五次吃是。進餐時，宜徐徐。充分咀嚼，不可急。在餐前餐後，均宜有半小時至一小時之休息。

對於瘦弱之胃病患者，宜注意增強其全體體力。此時應注意者，爲勿對於胃庇護太過，祇吃易消化之物，反而害及全身之榮養。此時宜一方顧及胃之消化力，一方逐漸提高胃之機能，以增進身體之榮養。此類人之飲食，祇有由實際經驗而加以選擇取捨。此種之胃病，大都由於神經衰弱或精神過勞而起。雖然有種種胃病症狀，而胃之機能則比較尚佳。祇須致力增強其全身體力，其胃病多卽自愈。 對於胃之療養，雖以食餌療法爲首要，而理學療法亦頗重要。例如於局部施行罨法、灌溉法、按摩、電氣療法等。或對於一般神經系統施行各種療法，以恢復胃之機能。理學療法中之一特殊方法，爲用胃管將胃洗滌。由此可將胃中之有害物及過剩之內容物排除。有時爲使胃粘膜清淨，或爲提高胃之運動及分泌機能而行之。 藥餌療法於胃液分泌發生障礙時行之。有時爲代替胃液之消化用之，例如鹽酸胃液素(Pepsin)等。有時爲抑制胃液之分泌用之，例如鹼劑，阿托品(Atropin)等。有的爲提高胃液之分泌用之，例如苦味劑等。有時可用藥餌以提高胃之運動機能，例如用番木鼈鹼（Strychnine）木溜油（Kreosot）等。有時可用藥粉以掩護胃之潰瘍，例如用鉍鋁等藥粉是惟此等藥餌應由醫生處方服之。

急性胃炎

急性胃炎，由種種原因而起。其最多者爲由於飲食不謹。例如暴飲暴食，或吃腐敗之飲食物，或吃未熟之水果，或吃過熱、酷冷之飲料等。又有一種人，具有特異性體質，吃雞卵、蟹蝦、外國楊梅或一定之食品，而發急性胃炎者。此外有時由精神感動而起。總之發生胃炎，由個人而大有差異。患者男子較女子爲多，而兒童尤多。夏季較冬季爲多。

症狀　大都於食傷之後，覺到毫無食慾，飲食無味、口渴、噁心、嘈囃、嘔吐、胃部膨滿疼痛。有時發生劇烈疼痛。舌有厚苔，口發出臭氣。吐出之物，多混有粘液，且屢混有血液及黃色膽汁。大便多祕結，有時亦下痢。體溫大都正常，有時略升高。兒童概較成人體溫昇高。大都有頭痛、眩暈、疲憊等症狀。脈搏亦增加，但大都數日卽回復常狀。

療養　此時第一要圖，爲速將胃中之有害內容物排除，因此物爲致病之原因故。通常吾人本有「嘔吐」之一種機能，能自己將胃中之有害物吐出。設未能充分嘔吐者，可自己將一指深插入咽喉，以引起其嘔吐，或速飲下溫湯（食鹽水）以引起其嘔吐。如能由醫生早施行胃洗滌，自然更佳。設不能用上二種方法將胃中之有害物排除者，可使服適宜之吐劑而使之嘔吐。但病人如有患胃潰瘍嫌疑者，不可服吐劑。施行胃洗滌或嘔吐後，更爲防續發腸炎起見，可服蓖麻子油，將有害物瀉出。病人嘔吐後疲憊，可於腹部施行溫罨法，安靜靜臥。暫時勿進飲食，時時用水漱口，可覺到爽快。如病人口渴欲飲茶湯者，可略飲冷開水或淡茶少許。如病人已略思食，可稍飲茶一杯或咖啡一杯，佐以餅干少許。病人能吃此等物，通常係在末次嘔吐後二十四小時之後。其後可吃濃粥湯，肉湯。更經一日後，可吃搖細之馬鈴薯、米粥，或飲薄葡萄酒一杯。如漸有食慾，可略吃柔軟蔬菜，半熟卵，烘麵包。如此逐漸恢復普通飲食。總之，最初宜吃較柔軟之食品，每次祇吃少許，不可多吃。在此中間，病人仍宜安靜。有劇烈症狀時，有熱時，均須靜臥。症狀雖已減瘥，仍不宜多勞動。 病人概無庸吃藥，但在恢復期，有時爲使胃恢復其機能，可服鹽酸及苦味劑。

慢性胃炎

發急性胃炎之各種原因，如長久持續，則致患慢性胃炎。最多者爲由於飲食不注意，例如吃物時，不多咀嚼，囫圇吞下。飲酒吸煙過度。嗜吃刺戟性物品及香辛品等。又有時因齒牙多蛀牙，不能充分咀嚼而致患此症。有時因運動不足，而致患此症。本病又屢隨他病繼發。患肝硬變症，肝梅毒等時，門脈（由腸至肝之血管）區域發生鬱血時，每患此症。又心、肺、腎、患慢性病時，亦由鬱血而患慢性胃炎。此外有時由貧血、心筋不全症，自家中毒等而患此症。又患胃潰瘍、胃癌、胃擴張等胃病時，亦每發此症。

症狀 本症之特徵，爲消化不良，即胃之化學機能減弱。自覺食慾不振、胃部膨滿、壓重，或覺壓痛。舌通常生有厚苔，或作灰色，或作白色，或作褐色。唾液分泌增加。口腔及咽頭，感覺違和，發口臭，噯氣、噁心、流涎。酒徒患慢性胃炎，每於清晨吐出粘液。病人有時嗜吃香辛品及刺戟性食物。急性胃炎每口渴，慢性者則不甚渴。大便或閉結，或下痢。 經過概歷時甚久，有時雖覺已痊愈，但一次飲食不謹，即又發病。

療養 患慢性胃炎未久者，可照急性胃炎方法治之。例如安靜靜臥，二三日中，祇吃淡茶、濃米湯、餅干、搗碎之馬鈴薯、米粥等，屢可使病勢減瘥。惟一般病狀大都不甚劇烈，無庸絕對安靜或者絕食。病人亦大都無庸停止工作休息。　治療本症，首宜明瞭其致此之原因。宜注意其病因，是否與病人平生習慣生活方式等有關。病人宜注意日常生活，使合乎衛生。對於工作及休息，應有適宜之安排。尤宜有充足之睡眠。飯前飯後，必須有半小時至一小時之休息。對於煙酒，宜有節制，但却無庸完全禁絕。　病人宜注意飲食，一切難消化之物不宜吃。例如不易細嚼之物多纖維之物，易發酵之物，未熟之水果，多硬筋之肉等。脂肪吃少許，尙無妨礙。惟只可吃新鮮者及滋味佳者。强烈酒類及濃厚咖啡，均不可飲。食物大體以柔軟者爲佳，例如米粥，細切之蔬菜（菠菜、菜花、胡蘿蔔、鮮豆）豆腐、湯麵、柔軟之白色肉（鴿肉、雞肉、小牛肉）少油脂之魚肉、新鮮白脫油、煑熟水果等。飲料可飲淡茶、淡咖啡、不含氣體之礦泉、薄葡萄酒、清淡肉湯、濃米湯等。牛乳通常不宜飲，但如飲少許，亦可飲。多數胃病，對於其他各種食品，不應單憑理論而言其適不適，宜細心注意，實際試吃，而定其可否。　除施行食餌療法外，亦可兼用理學療法。各項理學療法與神經性胃病所行者同。（見後）時常用〇・九%食鹽水或二%小蘇打水洗胃，亦頗有功效。　藥餌療法應視其經過而用之。此須由醫生爲之。

神經性胃病

此種胃病，胃本身並無何解剖上變化，祇因神經性原因，致胃之分泌機能及運動機能發生障礙，而現出各種病象。此種時除器質上病象外，又兼有神經性症狀。有時由純神經性病，而引起解剖上變化。

對於神經性胃病之一特殊療法，爲致力增强其神經系統。倘此胃病症狀，係由歇斯的里或神經衰弱而來之唯一症狀，全身療法尤爲重要。對於胃之機能障礙，固可視其病狀，而選擇飲食，對於一切神經性胃病，則須觀察病人之生活狀態，加以矯正及指導。應觀察病人之病狀，受神經系統障礙之影響，至何程度。又觀察其至何程度可與所受之影響對抗。病人之從事激烈勞動者，應使之休息。對於勞動時間，必須加以限制，又宜使有充足之睡眠。如由於精神之動搖，致損及其神經者，宜注重精神療法。一部分治療方法，爲給與指導及教育。此外可用種種適合之理學療法，以爲輔助。多數神經性胃病，可用精神療法，水治療法，電氣療法等治愈，不必吃藥。對於神經性胃病之一般療養，在家庭治療或按日到醫院就醫，均無不可。但尤佳者，爲使病人暫時脫離環境，住入療養院或醫院調養，尤有效果。輕症者，祇須至海岸或山間易地調養，必極有效果。有時至湯泉施行溫泉療法，其功效亦佳。

胃酸過多症

胃酸過多症，有時見於慢性胃炎、胃潰瘍、萎黄病等。此處祇述由於神經性而起之單獨胃酸過多症，以胃酸過剩，爲其唯一病象者。此神經性胃酸過多症，多見於二十歲至四十歲之壯年，男性較女性爲多。尤多發於精神過勞或憂鬱者，故歇斯的里病人，神經衰弱症病人，常患此症。有時由慢性腸病，膽汁分泌障礙，生殖器障礙等病之反射而發此症。又有時由嗜煙酒過度，嗜香辛品過度，不知節制而起。

本症症狀大體爲飯後二三小時，感覺胸部嘈囃，胃部不適或發胃痛。尤以吃甜物，鹹物或吃多油脂之物時爲然。此時如稍吃物，或服鹼劑，其症狀立刻寛解。此爲與胃潰瘍不同之處。病人食慾大都如常，屢便祕、口渴。欲斷定其所患之病，是否確為神經性胃酸過多症者，必須經過精細之診視及檢查，方能明瞭。檢查胃液尤屬重要。他種胃病應與本症分別清楚者，為胃潰瘍及胃炎。胃潰瘍之胃痛，係於飯後立卽發作，或於飯後未幾發作，有限局性疼痛點，背痛或背壓痛，在疼痛時，服鹼劑，未能卽時止痛。患胃炎時，胃液含有多量粘液，疼痛時雖吃物，仍多未見寬解。

療養　對於本症之療養，首宜置重全身療養，與前神經性胃病之一般療養同。次宜對於胃之本身，施行療治。對於飲食，宜避免一切可刺戟胃之食品。凡能致胃分泌亢進之食品，及久停滯胃中，給與胃以器械的刺戟之食品，皆不宜吃。進餐時，宜將食品充分咀嚼，因多在口中咀嚼，則唾液之分泌增加，唾液分泌增加，可使胃液少分泌故。又食物經細嚼作粥狀而後吞下胃中，則受胃液分泌之刺戟亦較少。鹽及香辛品不可多吃，宜加以限制。食品以混合種種食品同吃為最佳。蛋白質頗能於鹽酸中溶化，吃之固無害，但吃多，則胃受其刺戟，將致酸分泌增加，宜有適宜之限制。脂肪能促進膵液之分泌，有限制鹽酸分泌之功用，可略多吃，但仍不可吃得太多。炭水化合物，有吸引鹽酸功用，亦可吃，但不可吃太甜者。

總之，無論吃何物，應計及吃至若干分量，可以致胃液分泌受其影響。宜擇種種食物試吃，以知其適與不適，而選取其適宜者吃之。柔軟之肉，柔軟之蔬菜，馬鈴薯、柔軟之飯及粥，柔軟之卵，淡茶及可可茶等，均比較可吃。牛乳未必佳。咖啡茶及生水果，每致症狀增惡。

胃筋衰弱症（Atonia Ventriculi）

所謂胃筋衰弱症者，爲胃筋肉之緊張力衰弱之症，同時胃之運動力，亦稍衰弱。　本症之原因，大都與先天性筋肉薄弱有關，有筋肉薄弱體質者，易患此症。又習慣於縱口腹之慾，飲食太飽之人，亦常患之。此蓋由於用胃過度，致胃之筋肉衰弱所致。又濫服瀉藥，嗎啡，阿托品(Atropin)毛果芸香鹼(Pilokarpin)等藥，亦有每致患此症者。有時由生殖器病，引發全身神經症，(神經衰弱症，歇斯的里，)或反射性神經症而發此病。有時由其他胃腸病(胃下垂症，慢性胃炎，神經性消化不良，慢性蚓狀垂炎等。)而續發。　本症之自覺症狀，爲胃部膨滿。食慾雖未有異狀，而稍進食，即覺胃部膨滿或壓重。時時有噯氣或噁心，但少嘔吐。一發本症，卽致便祕。其重症者，每有頭痛、眩暈、少食慾。胃部壓稍膨隆，輕拍胃部，每可聞拍水音，有如拍水枕者然。　本症作慢性經過，如於初起時，施行有規則之治療，尙不難治。

本症每易與下列各症混誤，須注意分別。

(1)胃擴張　本症有由胃癌，胃潰瘍等而起之幽門(幽門在胃下口)狹窄，亦常有拍水音。但胃筋衰弱症，未有幽門狹窄症狀，其拍水音祇飯後或飲下飲料時乃有。晚餐如用一定之物品，與病人吃，於翌朝空腹時施行胃洗滌觀之，胃筋衰弱症，概未見有食物殘渣，如係胃擴張，則有多量之食物殘渣。

(2)神經性消化不良　本症症狀，轉變不定，病人之自覺症狀逐日而異。因而告知醫生之病狀，亦每日不同。與食物之性質及分量等無關，又另有神經衰弱症狀，如神經衰弱病人，患胃筋衰弱症，頗不易與本症鑑別。

（3）慢性胃炎　本症通常未有胃擴張，胃亦未有出口狹窄障礙，祇有胃分泌障礙，含有多量粘在胃筋衰弱症，如發病未久，胃分泌概未有異狀。

療養　胃筋衰弱症之療養，首宜注重食餌療養，兼施行一般強壯法。對於胃之本身，宜致力使胃緊張力增加。

（1）食餌療法　每餐進食分量宜少，而增加進餐之次數，致力使全身營養佳良。如病人吃得下每日之飲食分量，宜較健康時略多，以使增加體重。食物無論何物均可，但宜擇少油脂，易消化者。如人吃物時，能細加咀嚼，自無庸選擇柔軟者。除三餐外，宜有二次小吃。小吃可略吃麵包餅干等。多水之飲料，不可多飲。酒如飲少許，可以輔助胃之機能，亦可飲，若飲多則有害。飯後至少宜休息半小時一小時。

（2）理學療法　如覺胃極膨滿壓重者，可施行胃洗滌。施行胃洗滌，可免食物停留胃中，在胃中酵，自然覺到爽適，並可使胃之運動力已衰弱者，逐漸恢復。又電氣療法，對於此症亦有功效。

（3）藥物療法　宜由醫生處方，用適宜之藥餌治療。

胃下垂症

患胃下垂症者，大都同時兼有腸下垂症。所謂胃下垂者，乃胃之幽門部下垂。通常腹腔之諸內臟，均下垂。本症大都見於先天體質虛弱之人，具有內臟下垂體質者。此類人胸廓修長，上腹部角作銳身體瘦長，體質纖弱。本症有時由肚皮鬆弛或腹腔內臟移動而起，例如懷孕、生產、放出腹水、受外傷、腹部筋肉缺損等。患本症者，女性較男性爲多。本症有種種症狀，時有神經性消化不良症狀，大便不通暢，或有胃筋衰弱症症狀，歇斯的里狀症狀。有時未有何症狀，自覺症狀之特徵，爲便祕及神經性症狀。病人覺到胃部壓重，膨滿，食慾失常，噯氣嘈雜，有時覺到薦骨痛。神經症狀有頭重，不眠，精神沈鬱，記憶力減退等。每兼覺到全身衰弱或疲憊。診視局部，可見到胃之下界，降至臍下。用愛克司光透視，可見到胃之位置及形狀。胃之運動力，隨病勢之進行而發生障礙。胃之分泌，概未有何變化。本症概作慢性經過。

療養　首宜注意飲食攝生，致力使全身營養佳良，增強腹部之緊張力。食物宜擇易消化者。每餐分量宜少而增加進餐之次數。要之，一方宜減輕胃之負擔，一方宜致力使營養佳良。如胃液分泌未有異狀，無論何物均可吃，宜混合種種食物而吃之，不可偏食。本症每易患便祕，宜多吃水果蔬菜，使大便通暢。　本症病人腹部之緊張力減退，有時可用適宜之腹帶，以補助腹部收緊。惟腹帶必須能束緊下腹部，將下垂內臟向上捧住者方佳。不合宜之腹帶，有時反而將內臟向下壓，應加注意。腹帶應長期間持續用之，方有效果。此外可於腹部施行電氣療法、按摩、水治法、腹部運動等，以增強腹部之緊張力。

腸病之種類

吾人欲腸之強健，必須胃先強健而後可。有許多食物，先在胃經過一番消化，豫先爲腸消化作豫備工作，及食物至腸，始而完全消化。豫防胃病之一切衛生方法，亦同樣可以豫防腸病。其最重要者，為勿吃腐敗之飲食物，及發酵之飲食物，此等飲食物，可以發生胃炎者，亦可以發生腸炎。一切胃病，可以續發腸病。此蓋一由於病症由胃向腸直接進行，一由於胃之一部分機能減弱，致腸之消化工作加重。

吾人又須致力增強腸之抵抗力，使能抵抗種種傷害。腸之感受性，雖大都與胃相同，然腸與胃仍頗有不同之處。有時胃之消化力正常，而腸却發生原因不明之下痢，或發生頑固之便祕。有時胃非常敏感，而腸之機能却正常。

腸病有急性及慢性之別，而其處置之方法亦各不同。對於急性腸病，有時可排除其有害之內容物而治愈，有時須施行外科手術。對於急性蚓狀垂炎，或慢性腸病，應如何使用瀉藥，或應否施行外科手術，均屬重要問題，而食餌療法尤關重要。此時宜注意選擇飲食，一以排除腸中之有害物，一以調整其大便。對於腸粘膜情形及腸筋肉運動，有時須用藥物療法，理學療法，直接治療。

急性腸炎

對於急性腸炎之療養原則，與急性胃炎時相同。不問其原因為由於化學，抑由於細菌，均以早排除腸中之有害物，最為重要。有急性下痢時，宜先施行浣腸，或使服瀉藥。瀉藥以服蓖麻子油，最為合宜。常人每見下痢，即欲服止瀉藥止瀉，實則最初不可服止瀉藥，宜服蓖麻子油。在下痢之間，對於食餌，當然應加限制。大約每隔二小時，可飲淡茶，薄葡萄酒，濃米湯等一百公分至二百公分，同時可於腹部施行熱罨法。安靜靜臥，衰弱病人，絕對不宜離開病床，大便亦可於床上爲之。如病人下痢兼嘔吐，飲料不能下咽者，可用他法（不必由口飲下者）供給水分。有必要時，可由醫生注射食鹽水或葡萄糖液。一切藥物應由醫生處方服之。如下痢已止，病勢逐漸恢復，可按照急性胃炎時方法繼續調養。

慢性腸炎

慢性腸炎，或由急性症再三反覆發病而起，或由急性症治療不得宜，逐漸轉爲慢性。有時由他胃腸病，腸寄生蟲或他臟器疾病（門脈系統疾病、肝、心、腎、肺疾病、貧血、結核、糖尿病等）續發。

症狀　病極輕者，有時未有何症狀。其一般症狀，則爲腹部不適，覺壓重膨滿，或有輕微疼痛及腹鳴。腹部雖壓疼痛，但劇烈疼痛則少見。疼痛屢發於臍之周圍或發於臍之下方。病人之營養狀態，倘不十分惡劣，惟小孩及高年人患者，則身體每甚衰弱。大便失常，爲本症之主要徵候。病人有時下痢，有時便祕，有時便祕與下痢相間。有時於夜間，或清早下痢，而晝間則未有何異狀。有時於飯後即腹痛而大便，有時飯後即大便而未腹痛。慢性腸炎若久不治愈，則致身體衰弱，神經過敏。病人每頭痛、眩暈、心悸亢進、不眠、失去活動力。　糞之形態，與大便之次數有關。便祕者，糞堅硬，少水分，作暗褐色。糞中雜有食物殘渣及粘液。粘液或與糞攪混一起，或於大便後再下粘液。糞中有粘液，爲腸炎之特徵，如無粘液，則非腸炎。有時糞發出特殊臭氣，或發酸臭，或發腐敗臭。下痢之爛糞，往往發出氣泡。糞中屢雜有血液及膿汁者，每由於腸發生潰瘍所致。　（小腸炎）單小腸發炎者甚少見。此際大都於飯後二三小時發生腹鳴腹痛而下痢、如患十二指腸炎、有時發生黃疸、（大腸炎）大腸最易受病發炎、有時祗大腸單獨發炎。患大腸炎時，沿結腸有壓痛，糞之外面沾附有粘液，若大腸下部發炎，則粘液增加。

療養　有慢性下痢時，應視其所排泄之糞，是否爲純糞，抑爲粘液性，抑爲水狀，或含有膿血，視其糞之形色而分別療養。前者多係小腸之下痢。含有膿血者，乃係大腸炎。對於二者之療養原則，雖大體相同，但對於大腸下痢，可由肛門灌入藥液治療，對於小腸下痢，則須服藥。此爲其不同處。

（慢性小腸性下痢）欲治療慢性小腸性下痢，先須查明其原因。在治療前，應先知其下痢，是否由單純炎衝而起，抑係發酵性消化不良，抑係由胃之無酸症而起，抑係由於胰肝病，抑係由於甲狀腺病，抑係神經性，抑係由於特殊之潰瘍。欲斷定其原因，須經過種種檢查，頗非易事。但無論其原因安在，由飲食攝生及適宜之藥餌處方，以保護病腸，則大概相同，故適宜之食餌及一部分藥品可以不必待診斷決定而用之。如吃一定之食餌藥餌，而未見病狀減瘥者，則必須確診其原因。此等病人皆屬重症，皆須安靜，最妙爲安靜靜臥。如不能靜臥，至少應時時獲得安靜，無論何種時，宜用腹帶或溫罨法以保持腹部之溫暖。　對於飲食宜用庇護食餌以資調攝，與胃炎時同。食品之多纖維者，肉之多堅硬之結締織者，能刺戟腸之粘膜，引起其蠕動，皆不可吃。又發酵之食品及傾向腐敗之食品，亦不可吃。植物性食品如莢豆、大頭菜、蘿蔔、各種葉菜、水果、多糖之食品等，均不可吃。肉類之多筋部分、豬肉、牛肉、臘腸亦不可吃。脂肪如植物性油等，亦不宜吃。可吃之食品爲無刺戟性者，少鹹味者，少辛辣味者，少糖者，少果酸者，少纖維素者，少筋腱者等，此等食品對於腸，不多刺戟，均可吃。對於食品，又宜注意勿使有多發生細菌之機會，故食品須擇新鮮者，又宜趁新鮮烹調吃之。通常可吃之食品爲爲穀粉（麵粉、麵食）米、麥粥、肉湯（薄者）茶、葡萄酒、餅干、搗碎之馬鈴薯、白麵包、新鮮白脫油、白色肉、鳥類肉，魚肉（淡水魚）等。欲規定每日之食餌，宜考慮病之時期及輕重。最初宜吃濃米湯、茶、餅干、葡萄酒等嚴格食餌。及下痢次數減少，糞漸轉硬，乃逐漸增加食餌分量。此際亦不宜單憑理論而言其適與不適，宜實際試吃種種食品，而定其適不適。可視其人對於食物之適應性，擇其合適者吃之。牛乳有時亦可試吃，肉類經過適宜之烹調，可減少危險性。易消化之肉，亦可略吃少許。

藥餌或用以緩和腸之蠕動，或欲使腸粘膜之炎衝收斂，或用以吸引腸中腐敗產物，或用以防腐，如有服藥之必要，應由醫生處方服之。

下痢有由單純粘膜炎衝而起者，有由於屢患胃腸炎，放任不治而起者，有由於一再發胃腸炎而起者。對於此等下痢，首宜用食餌療法治之，次可用藥水療法治之，可以見效。如用此等方法不能治愈，其下痢時，須用特殊療法。例如對於細菌性小腸發酵（發酵性消化不良）之下痢，宜限制炭水化合物食餌。（澱粉，糖）病人可吃之食餌，略與中等程度之糖尿病相同。其重症者，有時須全然禁吃炭水化合物食餌。

慢性胰肝病　由於慢性胰肝病而起之下痢，糞中多脂肪，此時如未兼患糖尿病，食餌宜少用脂肪。

白死掉氏病(Basedow's Krankheit)　患白死掉氏病而下痢者，應治療其本病。

結核性潰瘍　由結核性潰瘍而下痢者，宜試行對於結核之特殊療法。對於食餌，有時不可嚴加限制。對於病人宜給與精神上慰安，食餌宜混合種種物品，不可偏食。

（慢性大腸下痢） 病人下硬糞或下痢雜有新鮮膿血或分解膿血者，乃大腸發炎或有潰瘍，患有化膿性或潰瘍性大腸炎所致。其由於特殊原因（赤痢、梅毒、淋病、結核病、）而起者，宜治療其本病。爲庇護有病之大腸起見，宜注意飲食之調整，以減少糞便。通常可依照小腸下痢時之注意，以調整其飲食，但可不必如小腸下痢時之小心。可徐徐就各食品試吃，以視其適與不適。如症重者，有時須使大腸獲得完全休息。此外可用藥餌療法洗滌，造人工肛門，此等應由醫生爲之。

盲腸炎——蚓狀垂炎

近時人所常言之盲腸炎，其實概係盲腸一部分之蚓狀垂（虫樣突起）發炎，名爲蚓狀垂炎，亦呼盲腸周圍炎。此症近時頗多，或與生活方式變遷有關，有時於一時發生多數病人，有如傳染病然。此症近時歐美醫家頗加注意，其病例亦多。今將此症之原因、誘因等略詳述於下：

原因 蚓狀垂炎乃由傳染細菌而起。但却非如其他傳染病之由特別細菌而發病，此乃由種種細菌作祟。病菌之中，其最重要者爲鏈球菌，次爲大腸菌。此外如葡萄狀球菌、肺炎菌、傷寒菌、赤痢菌、流行性感冒菌、結核菌、亦屢有關係。此等病菌，單獨存在者甚少，多係數種菌同在。但此等病菌之侵入，亦並不一定卽能致病，尚有引起疾病之各種素因誘因大略如下：

（1）年齡 據多數統計，患此症者，以二十歲前後自十歲至三十歲爲最多，幼孩及老人比較少見。

（2）性別 大體男子患此者，似比女

子稍多。(3)遺傳關係　同一家族中，每有多人患此症者，其故尚不明瞭。(4)民族　或謂由民族之異，致患者之多寡不同。此大約與飲食及生活方式有關。(5)職業　男性患此症之最多者，爲公司職員、學生、軍士等。女性患此症之最多者，爲學生，女看護等。此或與年齡及生活方式有關。(6)消化障礙　在下痢或便祕之後，每發本症。有時在空腹後，暴飲暴食或將不消化之物，急急忙忙吃下，每發此症。(7)外傷　有時由盲腸部位受外傷而起，惟此比較不多見。(8)異物　昔時以爲係有異物墜入蚓狀垂，致引起發炎，實則並不如此。但間亦有由異物引起者。(9)糞石　此亦可視爲異物之一種，屢在蚓狀垂中發現。但却不一定由此即致發炎。(10)寄生蟲　或以爲寄生蟲與蚓狀垂炎有重要關係，實則亦不盡然。惟有時頗與蛔蟲蟯蟲等有關。(11)月經與懷孕　有時女性於行經時發生本症。有時一度患過本症，而於懷孕中再發。(12)食物　據一般意見，謂肉食者患本症較多，蔬食者較少。(13)急性傳染病　據云患流行性感冒，普通感冒，扁桃腺炎，傷寒等後，患本症者頗多。(14)解剖上關係　或謂生有移動性盲腸者，則易患本症。但有人意見，則恰與此相反。　如上所述，有種種素因及誘因可以引起本症，對此等事項，宜盡力避免，多少可以豫防本症。

蚓狀垂炎，即一般人所呼爲盲腸炎者，有單純性者及破壞性者二種，今述其症狀特徵及療養法於下：

(一)單純性蚓狀垂炎　本症爲炎衝祗限於蚓狀垂局部者。祗粘膜發炎者名爲炎衝性蚓狀垂炎。(加答兒性蚓狀垂炎)局部甚充血或有出血者，名爲單純性蜂窩織炎性蚓狀垂炎。於腔內發生潰瘍或蓄膿者，名爲潰瘍性或化膿性蚓狀垂炎。

（二）破壞性蚓狀垂炎　炎衝狀態，非常劇烈，粘膜潰瘍，下達深部，致其管壁潰爛者，由破壞程度，祇潰爛小孔者，名穿孔性蚓狀垂炎。其潰爛大者，名壞疽性蚓狀垂炎。此等種類，係從病理解剖上所見而爲之區別，與臨症上症狀，却不一定一致。但自一般而言，破壞性者概較單純性者之病狀劇烈而且危篤。

症狀　蚓狀垂炎之症狀，種種不一，由其發病時期，炎衝強弱，及有無合併症等而異。其輕症病人，有未現出何症狀者。其重症病人，有未幾即致死，尚未及確斷爲本症者。但自一般而言，大都有一定之症狀，作急性或慢性之經過。急性蚓狀垂炎之主要症狀，爲腹痛，胃腸病症狀，肚皮緊張及生成硬結等。通常有發熱。在發病前，大都先有前驅症狀，覺身體疲勞，精神疲憊，食慾不振，有不定腹痛等。發病前之大便，便祕者較多，下痢者較少。初發症狀，爲發作性腹痛，肚皮過敏，噯心、嘔吐等，有時發生惡寒戰慄。對於本症初發時所發生之腹痛，應略補述。本症係蚓狀垂發炎，似乎其痛應在蚓狀垂局部，但實際却不然。此種時之痛，每以種種形式發作。普通初發時之疼痛，概甚擴大，延及右下腹部之大部分，及後則漸限於有蚓狀垂所在之局部，即所謂麥克巴奈氏點（Mc Burney's Punkt）處。所謂麥克巴奈氏點，乃自右腸骨前上棘（腸骨上緣）至臍之一直線，距前上棘三厘米至四厘米之一點，恰當蚓狀垂處。有時全腹部，胃部，左側腹部，左腸骨窩亦起疼痛。但此時仍可於右腸骨窩證明有壓痛。如病人之蚓狀垂位置，有異於常人者，其疼痛部位，自不限於麥克巴奈氏點部位。此種疼痛，多爲持續性，但有時亦作痛狀發作。此種疼痛，概甚劇烈，故病人多將大腿縮近腹部靜臥。疼痛劇烈時，有時右脚全然不能伸直。有時稍轉動身體，或衣服略觸及，亦覺疼痛，至使醫生不能施行腹部觸診。有時疼痛波及薦骨部（腰側）睾丸，膀胱，腰部右側大腿（內側等）等部位。 在本症之初期，屢有嘔吐，但並不連續嘔吐。如無合併症，概不連連嘔吐至二日以上。病人大都無食慾，時時有噯氣，舌乾燥龜裂，如舌苔作汚穢色，乃是重症。大便多祕結，少下痢，但即下痢，仍不可指爲非蚓狀垂炎。病人或發熱，或無熱，未有一定。有重症而不發熱者，亦有經過比較良好，而惡寒戰慄，發熱致三十八九度者。熱度與病勢，並不相當一致。但如熱度高至三十九度以上者，概可視爲重症。倘有三十九度以上熱度，持續至五日以上者，豫後多不良。 大體如有上述之症狀，即可推測爲蚓狀垂炎，已極少錯誤。但蚓狀垂症，亦有症狀極輕者。縱然疼痛不烈，如有蚓狀垂炎，宜早就醫生診視，不可遷延。診斷病症，應由醫生診斷，不可由門外漢瞎猜。 他種病症，亦有發生腹痛，與蚓狀垂炎相類者，必須一一分清，以免混誤，例如膽石疝痛，腎石疝痛，喇叭管炎、卵巢炎、盲腸部腫瘍、腸重叠症、右側腸腰筋炎、胃痙攣、腸炎等是也。

療養 如係急性蚓狀垂炎，應早施行外科手術割治，不可遷延，故如有類似蚓狀垂炎症狀時，應早延醫生診視，一切應遵從醫生之指示爲之。 對於本症之療養，以安靜爲首要，並須絕對安靜方可。病人宜絕對安靜靜臥，大小便亦在床上爲之。疼痛已止，熱度已降，仍須靜臥一星期。 病人飲食，應遵從醫生指示，在最初，以勿飲食爲妥。口渴時，可含小冰塊止渴，不可飲茶湯。絕食一二日後，可視病勢情形，逐漸吃少刺戟多榮養之流動食。例如濃米湯生卵黃等。後可逐漸吃半流動食。對於飲食，必須遵照醫生指示，不可自己隨便亂吃。　局部可輕置冰囊，以使炎衝消退，此種時無庸冰冷太過，故用小冰囊已可。可用綿紗布數重覆置局部，而將小冰囊輕置其上。最佳用撐被架懸冰囊，懸置於局部。　對於疼痛之局部，以冰冷之爲佳，抑熄暖之爲佳，屢成爲問題。在最初時，大抵以冰冷之爲佳，但熄暖之，亦非不可，在急性症狀過後，有時以熄暖爲佳。　如因遷延耽誤失去早期手術時期，可由內科診治。由內科診治而治愈時，其次應慮及者，則爲將來之再發，或成爲慢性蚓狀垂炎。如於此時施行外科手術，將蚓狀垂割除，自無再發之處。在此時施行外科手術，因炎衝已消退，故亦少危險。此時期之外科手術，名爲安全手術，亦名休止時手術。惟在受內科診治時，如發生腹膜炎，應立即施行外科手術。

慢性蚓狀垂炎

急性症經過後，往往致蚓狀垂及其附近部位，粘結一起，或致蚓狀垂屈曲，或發水腫，膿瘍等。由此而發慢性蚓狀垂炎。自覺上，有時未覺有何異常（病勢輕者）有時在步行時，飽食後，覺右腸骨窩緊張或作鈍痛。大便通常不順調，多便祕。他覺上，有時未見有何異狀，有時在右腸骨窩，可觸到小硬結或抵抗。作此種狀態者，每由某種誘因而突然現出急性症狀。亦有無一定誘因而屢次再發者，大都爲有此種病勢者也。此種名爲慢性再發性蚓狀垂炎。　慢性蚓狀垂炎，亦有自始即以慢性狀態發病而作慢性經過者。

十 便祕

便祕之原因

所謂便祕者，指大便比健康時次數少，分量少，而覺到不適。便祕有爲一時性者，有爲慢性持續性者。持續性者，又分二種。一爲續發，由他種原因而續發便祕。一爲原發，未有他原因而單獨發生。此原發性持續性便祕，名爲常習便祕。 便祕有時由直腸之排泄障礙而起。例如直腸癌，直腸之瘢痕狹窄（梅毒性，淋病性）等。有時由鄰近器官之擠壓而起。例如子宮腫瘍等。有時由肛門筋之攣縮而起。有時由稍上方之腸狹窄而起。例如發生結腸癌，或發腹膜炎，蚓狀垂炎，而致腹膜粘結一起等時是。除此等器質上原因之外，有時由他病續發。例如患慢性腸炎而致便祕。或患腦膜炎，腸神經支配失常而發便祕是。此外由一般衰弱（萎黃病）胃病，（胃酸過多，胃排出障礙，）亦每發生便祕。 一時性便祕，有時由消化器之急性病續發，有時由旅行改變飲食而起。 未有上述各種之病症，引起便祕，而單獨發生慢性便祕者，名爲常習便祕，視爲一種獨立病症。常習便祕，可由其發生原因分爲二種，一爲緊張減退性便祕，亦名弛緩性便祕。一爲緊張亢進性便祕，亦名痙攣性便祕。

（一）弛緩性便祕 常習便祕，大部分爲弛緩性便祕。或由專吃易消化之物，食物少渣滓而致此。或由運動不足而致此。或由禁止大便懶於上廁而致此。此外有時由肚皮壓力減退，（常見於多產婦人）腸轉位等致此。　患弛緩性便祕者，大便困難，大便次數少，每須吃瀉藥或灌腸方能大便。　常習便祕又有一種係由直腸感覺呆鈍而起。此種人直腸中雖囤積有巨量之糞，卻不發生便意。此種便祕，多由於禁止大便，抑制大便而起。有時見於傷寒病人，脊髓病病人。

（二）痙攣性便祕　此種便祕，多見於神經過敏之人。每因腸管攣縮，將糞分割成小塊排泄，或作鉛筆大細條排泄。有時腸粘液分泌旺盛，而排泄出膜狀粘液塊。

由便祕而起之病象，種種不一。例如頭痛、逆上、眩暈、噁心、不眠、活動力減退，思考力減退，精神不安，憂鬱等。惟此等症狀，迨大便一通，亦頓時消失。有時發生心悸亢進、頻脈、不整脈等。又有突然發生宿糞發熱者，有時兼發寒戰，發熱至三十九度以上。此種症狀，一經大便，亦卽消散。

便祕之食餌療法

常習便祕之飲食養生，頗非易事，對於食物之選擇及烹調，應特別注意。病人宜遵守醫生之指示，耐心調攝，祇須注意飲食調節，必可治愈其便祕。　常習便祕有各種種類，其食餌療法亦自各異。今將對於各種便祕之食餌療法，略述於下：

（一）弛緩性便祕　一般所謂常習便祕，大都爲弛緩性便祕。對於此便祕之食餌療法，宜避免可致便祕之食品，多吃有刺戟性食品，以促進弛緩之腸之蠕動，使大便通暢。有刺戟性食品有化學刺戟，器械刺戟，寒冷刺戟等，能刺戟腸粘膜而引起腸之蠕動。

(甲)有化學刺戟之食品　以含有酸類之食品爲佳。尤以含有多量有機酸者爲最佳。例如含有苹果酸，酪酸乳酸等。普通水果，如苹果、梨、香蕉、無花果、柿、杏、桃、西洋楊梅、桔子等含有植物酸，均可吃。用水果所釀之酒，及檸檬水(Limonade)等亦可飲。又牛乳酸、乳酸乳酪(Yoghurt)等，飲之亦有功效。糖類能在腸中發酵，發生刺戟性物質，亦有通利大便功效。例如蜂蜜、水果汁、含有多量之糖之葡萄，麥芽糖等。又果糖、乳糖、有機酸、(檸檬酸、酒石酸、苹果酸、酪酸、乳酸、醋酸)等亦有同樣功效。又含多量食鹽之食品，如食鹽水、鹹魚、火腿等，亦有通利大便功效。含有炭酸者及能發生炭酸之食品，例如汽水、炭酸水、炭酸鑛泉等，飲之亦能通利大便。　脂肪吃下至腸後，能生出脂肪酸，促進腸之蠕動，並使腸中物易於滑動，亦可吃。白脫油、橄欖油、猪油、麻油、卵黃醬(Mayonnaise)多油脂之獸肉、魚肉等，均有通利大便功效。或於朝夕用液體石蠟(Flüssiges Paraffin)一二湯匙，和牛乳飲之亦佳。

(乙)有器械刺戟之食品　屬於此類之食品，概爲富於植物纖維之植物性食品。米麥類有未經舂白之糙米、半搗米、胚芽米、麥片、雀麥等。蔬菜類爲葉菜類，根塊類(蘿蔔、大頭菜等)蕈類、豆類等。水果含有多量植物纖維，又含有多量之有機酸及水分，有化學刺戟及器械刺戟，最有通利大便功效。蒟蒻、洋菜等，亦有器械刺戟功效。

(丙)有寒冷刺戟之食品　各種寒冷之食品，由寒冷刺戟，能引起腸之蠕動，使大便通利，尤以冰凍之酸味食品爲然。或於每朝空腹時，飲下冷開水一碗，或飲冷牛乳亦佳。

患便祕者，可就上述之各種食品，選擇其適宜者試吃。各個人對於各種食品，各有適合與不適合，宜由各人自已試吃選擇其種類，定其分量。注意飲食調整，自然可使其大便通暢。

(二)痙攣性便祕　對於此種便祕，所吃食品亦大略與弛緩性便祕相同，但不宜吃刺戟性之過於劇烈者。例如含木纖維過多之食品，刺戟強烈，吃之每致變生痙攣性便祕所特有之疝痛及腹部膨脹等。對於此種便祕，仍須取各種食物試吃，以定其適與不適，應根據自已之經驗及試驗而選擇食餌。

(三)直腸性便祕(大便困難)　此種便祕，或由直腸感覺呆鈍而起，或由他種原因阻礙糞便通過而起，故欲藉食餌調整，以使大便通暢，概無效果。此時祇可用適宜之灌腸，使之通暢。

要之，常習便祕，在輕症者，尙無庸多用食餌調整，祇須每朝飲冷開水，飲冷牛乳，或用冷開水一杯，加乳糖，橄欖油等飲之，已極能使大便通利。但在頑固者，則須用食餌調整。便祕係一種長期間病症，必須耐心。專吃蔬菜水果，必見功效。或謂已後每星期可吃肉二三次。肉以多油脂者爲佳。例如猪肉、鰻、油炸食品等均佳。如此則大便亦可逐漸通暢。余以爲此種動物性食品，儘可不吃，如有耐性者，宜常年專吃蔬菜水果，身體愈益健康，可免一切疾病，實較肉食爲安全也。

各種攝生方法

對於便祕，單藉飲食調整，尙不充分，對於日常生活，與便祕有關者，亦有改善之必要。例如終日久坐之人，每因運動不足，致患便祕，故每日宜有適宜之運動，（柔軟體操、散步、均可、或單腹部運動亦佳。）以促進腸之蠕動。宜養成每日大便之習慣，每日至一定時刻，必須上廁。縱然祇有少量排泄，仍宜按時上廁，久之則自然成爲準時大便之習慣。每有人怕麻煩，怕寒、吝惜光陰，懶於上廁，致成爲便祕者，對於此種惡習，必須打破。

增强腹筋之運動　仰臥床上，兩脚兩臂皆伸直，兩臂平放於身體兩側，注意勿使脚屈曲，從腰伸起上半身。已將上半身仰起，可再徐徐躺下，此時仍注意勿使兩脚屈曲。可在床上行此種運動數次。復次，可將上半身臥定不動，將兩脚從股關節處仰上，注意勿使膝關節屈曲。兩脚可高伸至近上半身，再徐徐放下，可行此種運動數次。此之謂腹筋運動。

腹部按摩　欲施行腹部按摩，可仰臥，屈股關節，膝關節，以減少肚皮之緊張。次用兩手掌先摩擦臍部周圍，作環狀輕輕摩擦。又次摩擦腹部之周圍，先從右下腹部向上摩擦至右上腹部肋骨下，又從右上腹部肋骨下横向摩擦，摩擦至左上腹部肋骨下，又從左上腹部肋骨下，向下摩擦，摩擦至左下腹部及近左腿內側。（按大腸起自右下腹部，上行至右上腹部肋骨下，自此横行至左上腹部肋骨下，又自此下行至左下腹部而接連肛門，上述摩擦，恰沿大腸摩擦。）此項摩擦，可一再摩擦數次。摩擦之外，並略輕敲亦佳。或沿大腸輕輕按壓亦佳。此項按摩，自已爲之亦可，托他人爲之亦可。

如欲施行物理療法，於腹部施行電氣按摩亦佳。或施行水治療法亦佳。惟此等須有特製器具及技術，如欲行此，應與醫生商酌。對於便祕之灌腸，可施行甘油灌腸、肥皂灌腸等（灌腸方法可參看第二編七、灌腸條。）如須吃瀉藥，宜由醫生開方給與適宜之瀉藥服之。實際如用適宜之食餌調整及其他方法，已可使大便通暢，不必吃瀉藥，故瀉藥以勿吃為佳。

十一　肥胖症、羸瘦症

肥胖症之種類

人體之脂肪含量，在健康人亦屢有多寡懸殊，自五%至二三%，有各種肥胖階級，故欲嚴格區別健康人與病態肥胖，實非易事。醫學上有所謂標準體重之規定，就男女性別，按照年齡計算。如將其人體重用標準體重除之，其商為一・〇至一・一者，大略可視為健康人。如其商為一・二至一・三者，乃頗肥胖之人。如其商在一・五以上者，乃肥胖過度之人。亦有種人身體全體不大肥胖，而局部肥胖。例如有下肢及腰甚為肥胖，而上半身却甚瘦者。（患類脂肪體萎縮症者如此。）此類病人，體重未有顯著之增加，當然不能用上述之標準體重衡量之。如人身體肥胖，自覺上有由肥胖而起之症狀，新陳代謝，亦有某種障礙者，自可名為肥胖症。肥胖症由種種原因而起。第一為貪吃，尤以吃炭水化合物食品及油脂太多，為致胖之一原因。一部分炭水化合物能在體中變成脂肪，但尤重要者，為炭水化合物能在體中妨害脂肪之分解，間接促進脂肪之沈積，此與脂肪肥胖，尤有重要關係。酒類在體中易於氧化分解，亦能妨害體中脂肪之氧化分解，尤以啤酒爲然。肥人對於此點必須加以注意。　運動不足，亦爲致胖之一因。但運動而筋肉發育肥壯者，却非脂肪肥胖之肥胖症。日常喜運動之人，其筋肉雖極發育，却不致變成脂肪肥胖。此蓋因從事運動，則脂肪早已氧化分解故。終日肉體不勞動而飽吃佳肴，或因患病而靜養者，每致患肥胖症。　以上之肥胖症，可名爲外因肥胖症，其致胖之因，可從體外證明之。但亦有人，並不貪吃，飲食比較甚少，却亦患脂肪肥胖症。有人並不多吃油脂，亦患脂肪肥胖症。有人並未有所謂運動不足，却亦患脂肪肥胖症。此類人致胖之因，不在外而在內，名爲內因肥胖症，亦名體質肥胖症。此種內因肥胖症，近時經專家之研究，已陸續明瞭，今述其大略如下：　第一、腦之一內分泌器官之腦下垂體，如發生故障，則致患肥胖症。近時對於此種肥胖症，又別爲二型。其一爲身體肥胖，略如婦女之富於曲線美，同時生殖器萎縮。另一爲作魁偉之肥胖，同時血壓亢進，腹部血管怒張。第二、甲狀腺之內分泌機能減弱，則發生一種水腫狀肥胖症。第三、婦女之卵巢機能發生變化，亦屢患肥胖症。例如婦女在月經閉止期而發胖是。又男子去勢，亦致身體發胖，古人亦早已知之。除內分泌腺及自律神經發生故障而致發胖外，又有由於家族人種而發胖者。例如猶太人頗多患肥胖症者，乃由於人種關係。

肥胖症之症狀

患肥胖症之人，身體不易轉動，故每稍勞動，即較人加倍疲勞。因此其行動亦不活潑。不但肉體不活潑，精神亦每不活潑，遇事善沈思或過分耽心。肥人之皮下脂肪甚厚，故體熱不易發散。在大吃大喝等時，因身體發生多量之熱，而流汗淋漓，夏日尤極苦熱。肥人之心臟，較常人負擔加重。此因肥人血液之流通區域較廣闊，故心臟亦較費力。故因心臟負擔加重，較常人心臟，須多用氣力，故每致左心室肥大，（左心室爲壓出血液使流入動脈之處。）血壓增高。有時致水分停滯體中，發生浮腫。如肥胖症減輕，尿量增加，浮腫即消失。脂肪之沈積，亦見於各內臟。例如心臟及肝臟，亦屢沈積脂肪。各器官沈積脂肪，則致其機能變成呆鈍。患肥胖症者比較易患日射病，其體熱不易發散，當亦爲致此之一因。肥人稍勞動身體，即心跳不已，乃循環系統不強健之證。肥人之生殖機能多低下。又往往兼患動脈硬化症、糖尿病、痛風、萎縮腎等合併症。

肥胖症之療法

治療肥胖症，首宜豫防脂肪在體中沈積。對於吃下後能變成脂肪之食餌，應加限制。一方宜致力促進身體之脂肪分解。 對於肥胖之脫脂法每月應以減少四公斤爲限度。宜避免急激之脫脂法。一方使病人減輕體重，一方應使病人之精神及活力活潑。濫求體重減輕，極不相宜，每有因此而致榮養不良、貧血、心臟發生故障，發生浮腫者。故脫脂法，最妙由醫生監督行之。 施行脫脂法時，不可爲節食而使病人覺到肚餓難受，必須使之吃飽。對於限制食餌而致榮養不足，應以蛋白質補充之。如患有他病，須限制蛋白質者，應由醫生指示行之。例如患腎臟炎、萎縮腎等，須限制蛋白質。痛風及心臟病，有時亦須限制蛋白質。大體每日所吃之蛋白質，不可少至八十公分以下，對於飲食，應就蛋白質分量加以注意。對於各食品之蛋白質含量，可參看食物分析表。欲免身體沈積脂肪，宜吃滋養較少而分量較多之食品，并且容易吃飽，如蔬菜、薯、麵包、少糖分之水果等。對於糖類，應加限制。此等食品之全體熱量，大體按照標準體重（非病人之體重）每公斤應有二五加洛里至三〇加洛里。如欲急使身體脫脂，有時有減少至每公斤二加洛里者。惟此須由醫生監督行之。但欲急使身體脫脂，飲食易致偏食，自不能長久繼續。　如肥胖症與糖尿症合併時，施行脫脂法，極不容易。此際應聽從專家之指導行之。昔時治療肥胖病，曾限制飲料。假如身體有水分停積，當然應加限制。又啤酒，及各種酒等飲料，亦應限制。除此之外，飲料可照常人之分量飲之。但如循環系統有故障時，亦應加以限制。　如心臟等未有故障者，宜有適宜之運動，以促進體中之脂肪分解。運動不宜突然作劇烈之運動，或作長時間運動，最初可作輕易運動，短時間運動，逐漸鍛鍊，乃逐漸增加運動程度。最適宜之輕易運動，爲柔軟操、散步、園藝等。如不過於激烈，亦可作游泳、搖船、爬工等運動。　行低温之炭酸浴、鹽類浴，亦有減少肥胖之功效。　對於內因肥胖症，近時賀爾蒙療法，已頗進步，可由醫生施行適宜之治療。　以上所言，爲醫學上所言之肥胖症及其療法之大概。此外專有婦女爲求身體苗條，而欲設法減少肥胖者，此等不在本題之內，從略。世上屢有人欲吸煙以使身體變瘦，此蓋因吸煙，損及胃腸而使榮養減低，對於身體，有害無益。

羸瘦症之原因

身體過瘦，一由於未能獲得充足之榮養，一由於身體所積蓄之榮養物，消費增加，入不敷出。患消化器病之人，食慾不佳，飲食減少，則致身體羸瘦，或飲食雖然並不缺少，而素有偏食習慣，亦可致身體羸瘦。消化器系統不健康，不能充分吸收滋養質，亦可致身體羸瘦。嗜煙酒等毒物，損害胃腸，亦屢致身體羸瘦。每日有相當飲食榮養，胃腸吸收亦比較頗佳，如身體中之榮養物分解亢進，身體仍不能肥胖。例如長期間發熱，或患白死掉氏病(Basedow's Krankheit)身體中榮養質盛行分解，則身體羸瘦。又如患肺癆病，少食慾，胃腸吸收亦欠佳，常有微熱，身體中之榮養質分解亢進，自然身體日瘦。又如患糖尿病，在病勢輕時，有時身體尚肥胖，如病勢漸進，至中等程度以上，因所吸收之糖類，不能變化成肝粉(Glycogen)以儲積在身體中，而致身體消瘦。 以上所述之瘦，乃由各種疾病所致，此外尚有以羸瘦爲主要症狀之病症。例如發於腦下垂體之西孟斯氏病，患者身體奇瘦。確實證明腦中之身體榮養中樞者，尚屬近時研究所得。此方面之研究，近時甚爲進步。 欲防身體過瘦，首宜先查明有無疾病，以致身體消瘦。如不先治愈其病，將無法使身體肥壯。但亦有人並無何種原因而身體消瘦。更有有種家族，具有特別羸瘦體質，未有何種致瘦之病而身體消瘦者，亦不必憂慮，祇須注意每日飲食，勿使蛋白質，脂肪不足已可。魚肝油、白脫油、卵黃、牛乳、魚肉、猪肉、牛肉、雞肉等富於榮養之物，儘可多吃。(但非過食之謂) 此外宜多近日光，多呼吸新鮮空氣，又宜有適宜之運動。又有欲使身體肥胖，近時用葡萄糖胰島素療法，惟此須由醫生爲之。

十二　氣管枝哮喘

哮喘之原因

欲記述氣管枝哮喘之攝生，應先就其致此之原因，言其大略。　所謂哮喘者，乃突然間發作之特殊呼吸困難，同時有强烈之胸部壓迫感。此呼吸困難，係由廣範圍之細小氣管枝之急性狹窄而起，忽然發作，多數在於夜間。此哮喘可分爲純神經性者及氣管枝炎性者二種。前者在哮喘過後，未幾即恢復常狀。後者在未有哮喘之時，仍留有氣管枝炎症狀，有如其病勢於哮喘發作時忽然亢進者然。發生哮喘之原因各家所見不同，尙未有一定之學說，其主要學說如下：（一）痙攣說　主此說者，謂氣管枝哮喘，係由小氣管枝環狀筋之强直性痙攣而起，惟此說對於本症所特有之痰，未能有滿意說明。（二）反射說　主此說者，謂本症係由反射而起。蓋以患本症者大多數有神經性素因，尤每因嗅到一種之臭氣，（吐根、薰菜、燃燒之咖啡等、）而發哮喘。又有因鼻粘膜肥厚生鼻茸、患慢性鼻炎等鼻腔病症而發哮喘者。一經將此等鼻腔病治愈，同時哮喘亦自愈。據云扁桃腺炎、耳病、胃腸病、及女子生殖器病、有時亦由反射而發哮喘。惟哮喘病之全體，並不能以此反射性說明之。且大多數並未能見到有反射關係。　（三）發炎說　有人視氣管枝炎，爲發哮喘之原因。此氣管枝炎，有時先發哮喘數次而後發生。有時先發氣管枝炎，後發哮喘，宛如其病勢在發哮喘時加重者然。因此有人名哮喘爲滲出性毛細氣管枝炎，或名之曰哮喘性毛細氣管枝炎。此等哮喘性毛細氣管枝炎之哮喘發作，屢由吸入羊毛、穀粉等塵埃而起，但由各個人之素質及體質等而大有異。（四）異常體質說（迷走神經緊張說）　或以哮喘多由神經性素因而起，而視爲由於體質之異常。患哮喘者之家系中，屢可證明有神經性素質者，患偏頭痛者、患羊癲風者等。又往往可見到哮喘由父母直接遺傳於兒女。又在患哮喘之家族中，屢可見到有患濕疹者、患蕁痲疹者、患痛風者、患尿結石者等，同時在哮喘者之家族中又多可證明有多人對於內外毒物，其自律神經系有過敏性，尤以迷走神經爲然。氣管枝筋之緊張，最多受迷走神經之支配，氣管枝之分泌作用及血管運動神經作用，當然亦受其影響。故亦有人謂哮喘係由迷走神經緊張而起。（五）過敏性說　此說爲比較近年所倡道之學說，對於各方面較能有滿意之解釋，今日信仰此說者亦較多。哮喘可由馬糞、尿、獸毛等之作用而發作，在古人早已知之。列廉氏又依照病人以前之經歷，用種種物質，注入病人之皮下、皮內或眼結膜等，證明哮喘與過敏症（Allergie）有密切關係。過敏性反應各人不同。有人祇對於一物現出過敏性反應（一價性）。有人對於多數物質現出過敏性反應（多價性）。其可引起過敏性反應之物質，今日所知者，有種種物品、獸毛、獸糞、落屑、羽毛、種種蛋白質、種種塵埃、草類、花粉、穀粉等。此外尚有與蛋白質無關之各種化學物品，例如色素、阿司匹靈、六零六等藥品。除以上身體外之物質外，尚有身體內所生之物質，亦可引起過敏性反應。例如尿酸及其他新陳代謝產物等。由如上所述，對於發生哮喘之原因，有各種學說，究竟何者爲發哮喘之唯一原因，尚不能斷定。現時以過敏性說最爲有力，信此說者亦較多。

哮喘之發作

在記哮喘病人之療養之先，應先一述哮喘發作之情形。　在哮喘發作時，毛細氣管枝，由其輪狀筋之收縮，而變狹窄。在吸氣時，毛細氣管枝雖有幾分擴張，在呼氣時，則仍收緊，妨害呼氣之呼出。肺之壓力不足，不易使肺中空氣衝過收縮而且腫脹之毛細氣管枝呼出，因而發生急性肺氣腫及強烈呼氣之困難。毛細氣管枝之筋肉收縮時，同時其粘膜腫脹，分泌粘稠之粘液。此粘液將毛細氣管枝閉塞，妨害其吸氣，尤妨害其呼氣。此毛細氣管枝粘膜之腫脹，及其筋肉之收縮，可用動物試驗而使之發生。又可用副腎素（收縮寬解劑）氯化鈣碘鉀（分泌增進劑）而使之寬解。　據醫學上之觀測，引起哮喘之物質，係經由體液或氣道，作用於具有過敏性之氣道粘膜，而引起其哮喘。凡神經性哮喘（祇想到哮喘，即致發哮喘。）除有引起哮喘之刺戟作用於粘膜及筋肉層之細胞內之外，又可直接經由神經系（尤多經由迷走神經）引起毛細氣管枝筋肉之痙攣及粘膜腫脹，故哮喘可經由體液，氣道，神經系之三徑路而發作。

症狀及經過

世上所謂哮喘，有眞係氣管枝哮喘者，有似是而非者，今一述眞正氣管枝哮喘之症狀，以資參考。

哮喘之發作，係突然而來，有時未有何種前驅症狀，有時先覺到全身不適，喉頭或上腹部有異狀、打呵欠、噴嚏、流鼻涕、而後發作。

哮喘發作，多在夜間，尤多在深更。先覺到胸內非常苦悶及壓迫，有時兼有胸痛。病人容貌作苦悶狀，皮膚蒼白發冷汗，呼吸困難，呼吸時發出高聲笛聲，尤以呼氣時爲然。病人呼吸極費氣力，全體呼吸補助筋，均相幫其呼吸，尤其顯著者爲拖長之哮聲呼氣。此呼氣困難，爲哮喘之所特有，通常較吸氣拖長二三倍至三四倍。呼吸數或正常，或反而略減少。病人因呼吸困難，不能安然臥下，或立起，或坐於床上。或將衣帶解開，或將鈕扣解開，或將窗門打開，以求多呼吸淸淨空氣。如發作於短時間卽止，則未有咳嗽及咯痰。大多數於發作將止時，咯出少量粘稠之痰，此痰亦爲本症所特有。脈跳在發作時多增加，體溫通常未上昇。惟發作如長時間持續，有時發熱至三十九度左右。哮喘發作之持續時間長短不一。短者祇數小時，長者持續至數日乃至一星期。大都時而轉瘥，時而增惡。其發作之次數亦種種不一。發作次數多者，每連日發作，少者經數月至數年而一再發作。輕症者間或治愈，但仍易發作。重症者，不易全治。

此外有與氣管枝哮喘相類似者，則有心臟性哮喘，尿毒症性哮喘，聲門痙攣，歇斯的里性哮喘等，應當分淸。

哮喘之本身，對於生命並無危險。本症能否治愈，由其原因而定。如能發見其身體外之原因而消除之，則自可將其治愈。

發作前之療法

對於哮喘之處置及療養，不應僅以應付其發作爲限，在發作時以外，如有適當之處置及療養，可以豫防其發作或使其發作減輕。

假如哮喘之本來原因係由呼吸中樞或中樞神經系，以及其他部分之反常遺傳而起，則吾人欲治愈其哮喘，必須使此等中樞之反應狀態，近於正常方可。但此種根本療法，在實際上皆不能辦到，故吾人惟有盡力避免一切可以引起哮喘之刺激。此等引起哮喘之刺激種種不一，病人大抵可憑自己之經驗而避免之。例如覺到花粉或特別藥品等能引起哮喘者，應當遠避之爲是。但亦有病人雖然對於以前之經歷，細加考察，仍未能覺察引起哮喘之原因。又有病人屢由一時之氣候變化而發氣管枝炎、鼻炎等，由此而續發哮喘。此等病人欲設法避免其哮喘，亦自然不容易。

（一）藥餌療法　發作時以外所用之藥餌，有碘、亞砷酸（亞砒酸）、鈣、阿托品（Atropin）甲狀腺製劑等。此等藥劑須長期持續用之。其用量用法應由醫生指示。有種藥品用於鼻粘膜，可豫防發作。蓋以神經之求心性反應徑路，發源於鼻粘膜故。又於鼻粘膜，接續使用此等藥品，可使上氣道粘膜之過敏性緩和。用於此之藥劑，與抑制哮喘發作之所用者同，爲副腎素古加因及其誘導體等。

（二）理學療法　可緩和哮喘發作之理學療法，有下數種：

（1）水治療法　可用攝氏三十四度至三十六度之溫浴，或鹽類泉浴（Sol-bad）炭酸泉浴。有滲出性素質而患哮喘之兒童，以全身溫浴爲宜。浴湯溫度以攝氏三十八度至四十三度爲適宜。入浴時間以六秒間至十秒間爲度。身體頑健者，可施行冷水纏包，（攝氏廿六度至廿八度）次行強烈摩擦。或用冷水灌注頸部亦佳。此等水治療法，可使皮膚增強，使反射敏感性緩和，又對於呼吸中樞有佳良影響。

(2)電氣療法　可行燒熱電氣浴，此項電氣浴，對於發作時以外所留下之氣管枝炎，頗有功效，與碘劑同。惟施行此法，須顧及其適應症，凡患有動脈硬化症者，或有何心臟病者，或患有重症肺臟病者，均不可行此法。　此燒熱電氣浴通常可隔日行之。日可行十次至十五次，每次時間，以使病人覺到爽快爲度，通常約爲十分間。如醫院未有此電氣浴設備者，可用他法使之發汗亦佳。　此外尚有用感傳電氣平流電氣之電氣療法。

(3)愛克司光療法　或謂愛克司光治療哮喘頗有功效，惟一般尚未充分承認其有功效。

(4)大氣離子療法　此爲近時所唱道之療法，蓋以大氣中有帶電之離子，(Ion)　對於人體有種種之影響及刺激，欲利用之以療病者。此大氣離子，可從肺泡(吸入)皮膚(離子化空氣浴)粘膜(離子放射)等進入體中。據謂吸入大氣離子，對於哮喘頗有功效，惟今日一般尚未充分承認其有功效。

(5)針灸療法　針灸療法，對於哮喘，亦不一定無效，如其方法得宜，亦不妨一試。

(三)呼吸體操　除需要特別器械設備者外，日常簡單可行者，爲病人自行之深呼吸。吸氣時，可將兩臂向兩側張開，呼氣時，則將兩手向前合攏。又在呼氣時，同時使下腹部凸出。對於呼氣與吸氣之時間，應作有規則之調整，最佳爲行勃格爾氏數息法。吸氣宜徐而短，呼氣宜徐而長，呼氣可數至四或五，吸氣可數一，其數一之時間約爲一秒間。吸氣呼氣均由鼻孔行之。呼氣時，腹部同時凸出。此法須有相當之練習，如習於此數息法，於發作時行之，可於初期抑制其發作。

（四）氣候與溫泉療法　哮喘病人，對於氣候（空氣、溫度、山間、海岸、）各有適與不適，故何種氣候，適於病人，未可一概而論。在氣候嬗變之時，例如自春而夏，或自秋而冬，每易致病勢增惡，宜特加注意。病人易地調養，每可免哮喘發作。據多數病人之經驗，謂高地氣候，（五百米至一千米左右，已可見效。）對於哮喘頗有功效。兒童患哮喘者，海岸氣候，亦屢有功效。　關於溫泉，以前謂硫黃泉對於哮喘頗有效果，近時則多選擇食鹽泉、鹼性泉、鹽酸泉等。惟此等溫泉之本身，對於哮喘，究有何種程度之功效，尚不明瞭。溫泉地方之環境，對於心身，似有重大影響。

（五）對於鼻腔及氣管之治療　以前視多數之哮喘，係由鼻腔及上氣道之刺激而起，故對於鼻腔及氣管，屢施行手術，但其結果，頗多與所豫期者相反。現時對於鼻腔病等，其應施行手術者，縱然與哮喘無關，仍然施行手術。其必須施行手術者，則爲副竇蓄膿症、鼻茸、鼻甲介肥厚，及扁桃腺肥大等。

（六）食餌療法　植物性食餌，對於病人，比較的合適，惟食餌對於此病，似無多大關係。祇具有滲出性素質者，注意食餌，有幾分可以豫防哮喘發作，或使病勢減輕。哮喘發作，有時係由吃特別食物而起。（多數係吃特別蛋白質）此類病人，對於視爲可引起哮喘之食物，自以勿吃爲佳。通常飲食不宜過飽，飲料亦不宜多飲。有時由便祕亦可引起其哮喘，故宜藉適宜之食餌調整，以防其便祕。

（七）過敏性原療法（生物學療法）　據近時學說，謂哮喘係由過敏性而起，因有某種物質，進入身體內而引起其哮喘，此引起哮喘之物質，卽名過敏性原。爲緩和病人之過敏性，可將過敏性原，用適宜之方法，注射入體內使病人對於過敏性原逐漸有免疫性。對於過敏性原之選擇及注射方法等，應由醫生爲之，今從略。

發作時之處置

(一)呼吸體操　在將發哮喘之前，宜盡力加以抑制。在症狀尙輕時，用上述之呼吸體操，每可見效。尤以行勤格爾氏數息法，最爲適宜。惟病人對於此法，宜自平時練習純熟方可，臨時手忙脚亂爲之，則無功效。發作輕者，用此法有時可以充分抑制，發作強烈者則不易見效，且每致增加其呼吸困難。如病人自己已不能調整呼吸，自亦無從行此法。

(二)皮膚刺激　種種皮膚刺激，對於哮喘發作，頗有抑制功效，惟亦祗發作輕時，乃能見效。對於皮膚之刺激，必須強烈，方有效果。例如手足之熱浴或溫浴，頸部之冷灌法或冷罨，手足之芥子浴，背部之振盪按摩等。可用振盪器置於肩胛骨下緣二三橫指處，施行按摩五分鐘至十分鐘。如不用電氣按摩，用手掌敲打亦佳。可於肩胛骨下方，用力敲打。

(三)薰烟法　大多數哮喘，用上述理學療法治療，未能充分見效，勢非用藥餌治療不可，其最簡便者，卽爲薰烟法。用此法治療，能使多數之哮喘發作頓挫，或使發作短縮，但必須於發作之初卽行之，方能見效，稍遲卽不見效。有時病人用甲藥頗有功效，用乙藥則不見效。藥品對於各個人，有不同之反應，宜用種種藥品試用。用於熏烟法之藥，有硝石紙、熏煙末、哮喘煙草等。用此熏煙法治療，其藥品之能吸收者，大約祇有極少量，故其功效較吸入法爲遜，較注射法更遜。

(四)吸入法　吸入噴露狀之藥品，對於哮喘頗有功效。如於哮喘發作之初行之，可使中等程度之發作頓挫。用於此之藥品，可用噴霧器注入鼻腔法，將噴霧器之尖端插入一側之鼻孔，另一側之鼻孔，用指頭按住，吸氣時同時捏橡皮球，使霧噴入，呼氣時，噴入之霧隨呼氣呼出。吸入可行五次至十次，待其見效而止。吸入之藥品，可用特製之噴霧器。

(五)注射法、用熏煙法及吸入法等未能見效時，乃可試行注射。故此注射療法，乃對付哮喘之最後一着。注射療法，亦非全然無害，故祇可於重症發作時行之，又必須由醫生之手行之。用於注射之一切藥品，亦由人而或見效或不見效。

(六)其他藥餌療法　治療哮喘，比較不多用內服之藥。在發作輕時服藥，其時已緩不濟急，而且其濃度亦薄。至多祇可於發作之極初期或前驅期試服。一切藥物，均須由醫生處方，方可服。

(七)精神療法　哮喘發作，每由心身過勞而起。尤以精神過勞，每致引起發作，故精神安靜，可以豫防哮喘之發作。在發作時，可使病人之不安狀態緩和安靜。有種病人之哮喘，係由特殊之精神衝動而起，此等病人，用近時所行之精神分析法治之，每可見效。有時用暗示法治療，亦能見效。

如上所述，治療氣管枝哮喘，有各種方法，宜用何法爲佳，頗使人無所適從。要之，宜實際試行，而後方

知用何法較佳，或何法對病人較爲適宜，

十三　神經痛

神經痛之特徵

神經痛有三特徵。(1)疼痛發作，與神經徑路及其分布一致。(2)疼痛非常劇烈。(3)疼痛爲發作性，或發生發作性劇烈疼痛。　神經痛大部分係由神經炎性病症而起，故有神經痛處，每有運動麻木，知覺脫失等。神經痛又有係官能上疾病者，如歇斯的里患者之神經痛是。　神經炎之外，可引起神經痛者，尚有感冒、外傷、傳染病、中毒、新陳代謝病（糖尿病等）等。有時由神經之壓迫，挫傷，牽引而起者，如由傷處瘢痕、骨膜腫脹、外骨腫、結核、梅毒（橡皮腫或骨膜肥厚）及其他脊椎病、動脈瘤、異物、脫臼或折斷骨端、囊塊、脫腸(Hernia)等而起是也。　又有炎衝延及近處之知覺神經而發神經痛者，例如有蛀牙時，或前頭骨腔，上顎骨腔等有病時，發生三叉神經痛是。有時神經痛，係由反射而起。例如下顎齒牙有病，由反射而發生三叉神經痛。或遠處臟器、子宮、腸有病，而反射發生三叉神經痛是。貧血、惡液質性狀態、神經疾病之遺傳素因，例如歇斯的里及神經衰弱，有時亦致發神經痛。　神經痛多見於中年人，兒童患此者甚少。三叉神經痛，多見於老年人。坐骨神經痛及上肢神經痛，多見於男子。一般患神經痛者，婦女頗多，尤以破瓜期、懷孕、產褥、月經閉止期，易患神經痛。

神經痛之症狀

神經痛大都突然發作。有時先覺到局部如蟻走，或覺到寒冷，或覺到輕微疼痛。發作時疼痛劇烈，或如電擊、或如刀刺。發作持續時間自數秒鐘至數分鐘，有時持續數小時。發作有時係自己發作，有時係由外方刺激（運動、震盪、冷風、）而引起，有時係由精神興奮（驚愕、憤怒、聽音樂等，）而引起。發神經痛之神經，自外壓之覺到壓痛。　患神經痛者，因疼痛劇烈，有時夜間不能安眠，有時致飲食不進。

神經痛之療養

治療神經痛，首宜查明其原因，而施行適宜之治療。　先視神經痛是否由貧血及惡液質等衰弱狀態而起，抑由動脈硬化等血行障礙而起，或由慢性中毒而起，又有無患糖尿病、痛風、慢性扁桃腺炎、慢性腎臟炎、慢性便祕等，亦須查明。對於疼痛部位，宜視有無瘡瘤或瘢痕等壓迫，近處有無炎衝延及。又神經衰弱症，歇斯的里等，亦每易與眞正之神經痛混而爲一，宜加以分別。如能確實查明其原因，應即分別施行適宜之治療。　如未能明瞭其原因，或對於其原因，未能施行治療者，祇得施行對症療法。對於新發之神經痛，首宜使局部安靜，以靜臥爲最宜。對於局部可試用冰囊冰之，或用醚噴霧器一再噴霧，使皮膚寒冷。有多數病人，用溫熱罨熱局部，反而較佳。溫熱用乾熱、濕熱均可。用溫濕布、溫罨法亦可，或用蒸氣、電熱亦可。如急性症狀已過，可施行按摩、體操、電氣療法等。又可用引導疼痛方法，例如刺激皮膚之軟膏、擦劑、吸角、發泡膏等，以引道疼痛是也。　如欲服鎮痛劑，（阿司匹靈、匹拉米董等，）麻醉劑，或注射，宜由醫生處方指示，有種神經痛須施行外科手術，主要之神經痛為面部之三叉神經痛，及腰部，脚部之坐骨神經痛。

(一)三叉神經痛　此為極常見之神經痛，占全部神經痛三分之一。有時未見有何原因而發此症，有時於患感冒後，(流行性感冒)或患傷寒後而發此症，又有時於患瘧時而發此症。又頭蓋骨及其骨膜病、齒牙病、副鼻腔、前額竇中鼻病、亦易發生此種神經痛。眼病、眼過勞、有時亦發此症。或全然無何原因長期間發生劇烈之神經痛。此種劇烈之神經痛，老人發生者最多。　症狀　三叉神經痛，每非常劇烈。或無何誘因而發此症，或由輕微之誘因而發此症，例如洗面，談話，身體勞動，精神興奮等。此三叉神經於面部分為三枝分布，每各枝分別發痛。有時不僅其神經分布部位疼痛，其疼痛並向後頭部、項部、肩部等發散。皮膚先蒼白，次潮紅，或發汗。有時流淚、流涎、流鼻涕。　療法　此症多發於急性傳染病後，在急性傳染病恢復期，應特加注意。患瘧疾者須治療瘧疾。由梅毒中毒，(鉛、砒、菸鹼)新陳代謝病(糖尿病)等而起者，應分別治療。最切要者為由醫生詳加檢查，查明其原因，而决定齒牙、顎骨、鼻腔等，是否需要治療。如須治療者，應由專家為之。注意勿施行毫無根據之治療，例如將健康之齒牙拔出等。一般療法可照上述之方法行之。三叉神經痛，有時礙及飲食之咀嚼。此種時可注意飲食，吃液質食品，或半液質食品。

(二)坐骨神經痛　此坐骨神經痛，亦極常見。此神經路線頗長，部位又淺，故亦易受病。發生此神經痛之主要原因爲受冷受濕。或由外傷過勞而起。有時由身體姿勢不適宜而起。因此患此者，以勞動工人爲多。男子患此者較婦女爲多。又便祕、骨盆腫瘍、骨盆腔滲出液、薦骨及腰骨病等，亦屢發此症。婦女在懷孕、難產等時，亦每發此症。患糖尿病時，每發生兩側坐骨神經痛。梅毒、痛風、動脈硬化症、中酒精毒等，亦可發此。坐骨神經痛，有時爲脊髓癆及脊髓膜炎之一症候症。此外可引起神經炎之各種原因，亦可引起此種神經痛。症狀　坐骨神經痛，多爲持續性，而非發作性，此爲坐骨神經痛之特徵。其痛如火灼，如刀刺。其疼痛部位爲大腿後方內側，下腿後側及下腿前方外側，足底足掌等。疼痛大都限於大腿及下腿，但亦時有移動。疼痛始於腰骨，坐骨部位，次第沿坐骨神經徑路下行，在全體坐骨神經領域，屢有壓痛。其痛爲持續疼痛，有時劇烈難堪。如夜間疼痛劇烈，每致終夜不能安眠。在疼痛劇烈時，病人每脚不能轉動。此神經痛每持續數日，數星期，或數月，有時持續至數年。療法　如已明瞭其原因，應先分別治療。脚應保持安靜，保持溫暖。可試行各種保持溫暖方法，溫濕布、溫罨法、熱氣法，均可一試，各種理學療法，亦可試行。在初期固宜保持安靜，但以後可視其症狀而施行體操或按摩。有時宜施行神經伸展，亦可用藥品治療，關於注射，服藥等，宜由醫生處方指示。

十四　神經衰弱

神經衰弱之特徵

本症之特徵，爲神經系統之現出病態興奮及疲勞。病人之神經，極易非常興奮，而又早即疲勞。有神經薄弱之遺傳素質之家庭，每患此症。精神過勞，爲發生此症之重要誘因。近時生活日艱，此症亦隨之增加。此症又每胚胎於幼時。精神過勞、不合法之教育、手淫等，爲致此症之主要原因。此外有時由傳染病，（傷寒、流行性感冒、梅毒、）貧血、胃腸病、（胃潰瘍、十二指腸潰瘍、盲腸炎、膽石症、）耳鼻病、眼病、（遠視、近視、亂視、）生殖器病、中毒、身體過勞、外傷等而發此者。男子患者較女子爲多，此因男子身心過勞者較多故。

神經衰弱之症狀

神經衰弱之主要症狀，爲神經之興奮性衰弱。其病狀由不眠而愈惡化。在從事用腦工作時，每覺到腦力減弱，頭腦空虛，發生頭痛，易於疲憊。神經缺少緊張力，不能工作，每發生憂鬱及不平。病人每自研究醫書，將其症狀相類者，斷爲患有某病。例如以自己時時消化不良，而斷爲患有胃腸癌，或以自己記憶力減弱，心懷不安與恐怖，而斷爲患癡呆病。神經衰弱之另一特徵，爲病人懷有恐怖觀念。例如不敢至廣闊之場所，（場所恐怖）畏羞不敢出至人前，不喜參與各種集會或赴戲館等。對於自己所作之事，每懷不安，憂慮曾否將事辦妥。作信時，屢憂慮有無脫漏，信件封好後，又啓封重行檢點。將信件投入郵箱後，每憂慮未曾墜入箱中，一再向郵箱窺探。對於門戶有無上門，亦每不能釋然，一再檢點。有時病人，有固執之强迫觀念，雖自覺可笑，而非爲之不能釋然者。有時與他人接觸，每憂慮被他人傳染疾病。

或憂慮自己有病，傳染他人。此種精神不安，及疲憊，更引起種種肉體上症狀。其所引起之症狀，大都由病人之恐怖觀念而來。例如病人憂慮患脊髓病，卽覺到背部或脊梁疼痛，下肢知覺失常。病人所知之病愈多，其所覺到之症狀，亦愈複雜。神經衰弱、又有心臟神經衰弱、胃神經衰弱等。頭痛、眩暈頭部壓迫感等，爲屢見之徵候。神經衰弱之重要症狀，尚有不眠狀。此爲極常見之症狀，病人屢由精神興奮而致不眠。後又對於不眠，感覺不安，而愈不能入眠。此外每覺到心跳，面色蒼白，易發汗，手足寒冷，手尖震顫，腱反射亢進，眼瞼屢瞬動。食慾不佳，或便祕，或下痢。此等均與精神作用有密切關係。病人筋肉易於疲勞，稍勞動，卽覺疲倦。性慾亦多失常，每患陽萎。

對於神經衰弱之主要療法

神經衰弱有種種不同症狀，故其療法，亦自然由各人而異。有時其治療，極不容易，而病亦不容易治愈。病人自己、醫生、以及家人，均須耐心行之。

精神療法　此療法爲最有效之一法，宜先試行之。此精神療法宜由有經驗之專門醫生或監督指導之人行之。最重要者，爲使病人有堅固之意志。應使病人充分了解何者對於健康有益，何者對於健康有害。欲使其病治愈，宜使病人實行某某等一定之事項，或禁止某某等一定之事項。藉此方法，以增強其意志。　暗示對於精神上，極有影響，可用催眠術給與暗示。在施行催眠術時，其覺醒意識，已隱伏，其潛在意識卽出現，此時所給與之佳良暗示，在醒後，仍能長久留存，故對於精神上，有佳良之影響。對於催眠術及暗示之感受性由人而異患神經衰弱症者大都易於感受暗示最好爲由可靠之醫生或指導者給與暗示。最初宜與病人常作教育上，哲學上之談話，使醫生與病人之友誼日漸加深，至可直接給與暗示時期，即給與暗示使病人自覺致病之因已全然消滅。在施行治療期間，可作種種醫學上治療，物理上治療，以增加病人信心。每由些微之心理作用，可獲得完全功效。有時由醫生詳加診視，告病人以彼所視爲有病之器官，在實際上，今已健全，其病祗係由恐怖觀念而來，使病人完全了解，則其心跳及胃痛，常即自愈。由醫生證實其確實健全，即可以解除病人之苦惱，終而忘却其病。如病人固執不肯置信，可一再診視，並給與暗示，同時可對於其肉體上，施行適宜之治療。

攝生療法　爲欲使病人恢復健康，宜避免一切有害事項而度適合之衞生生活。最妙病人宜暫時放棄職務，至氣候較佳之地，易地調養。病人宜有新鮮空氣，充足日光享受，同時宜有充足榮養。如身體上有何缺陷者，宜充分療治。例如榮養不佳者，貧血者，宜多注重榮養。身體過胖者，宜使之減瘦。病人宜多享受自然風景，多散步或作輕度運動，以轉換其心境，並增進其對於暗示之感受性。或住入適宜之療養院調養亦佳。

工作療法　調換工作，有時對於治療神經衰弱，頗有裨益。習於有規律之工作，亦屬治療神經衰弱之一法。如從事用腦工作，構想力高漲，可使內部之自己意識及自制力增強，並能對於外界印象作有理性之批判。從事肉體工作，可覺到自己力量，雖然覺到疲勞，却無不快之感情，而且從事工作，對於精神上，有佳良之反響。不論從事用腦力工作或用體力工作，欲對於工作忠實，均需有特別之注意力，此注意力後可代替其病態觀念。將其病態觀念調換。選擇工作，應與病人之身體及精神狀態適合方可。最妙有時爲用腦工作，有時爲用體力工作，（散步、運動、園藝等）相間爲之。

理學療法　可施行一切水治療法、濕布纏包、冷溫浴、發汗浴、炭酸浴、灌注法、按摩、自動體操、被動體操、種種電氣療法、平流、交流、高壓靜電氣(Franklinisation)透熱(Diathermie)等。選擇此等方法，宜由醫生爲之，同時宜視病人所喜及其心境爲之。

藥餌療法　各種藥品對於病人均有暗示效果。有時可用鎮靜劑、安眠劑、強壯劑等，均宜由醫生處方服之。

十五　尿石、膽石

尿石之種類

所謂尿石者，乃於尿所經過之路線，（自腎臟至膀胱及尿道）由尿成分之沈澱所生成之結石也。由其存在之部位，而有各種名稱。例如在腎盂者，名腎石，在膀胱者名膀胱石。又由其大小，而分爲尿沙，尿粒，尿石等。其小者如沙粒，其大者，自豌豆大至小孩頭大。（膀胱石）或由其成分，分爲燐酸鹽石，草酸鹽石二種。間有由炭酸鹽結成之炭酸鹽石。　尿石之小如沙粒者，隨尿自腎盂流出膀胱，不發生阻礙，病人尚無顯著之痛苦。如尿石凝結成相當大小，滾入輸尿管嵌住，輸尿管受其刺戟，發生痙攣，發生劇烈疼痛，是爲腎疝痛。有時其疼痛向背部發散，或從性器官向大腿發散。 在疼痛發作之間，有時噁心或嘔吐。此時雖覺欲小解，但概無多尿撒出。如尿石滾回腎盂，或墜入膀胱中，則疼痛自止。此疝痛之發作大都突然而來，未有何種前兆。有時身體激動動搖，壓引起其疝痛發作。例如騎馬，跳躍等後，每發疝痛。在發作之間所撒出之尿，混有血液。

尿石之食餌療法

尿酸結石時 此時之食餌療法，一宜致力減少尿酸排泄，一宜使排泄之尿酸，易能溶解。欲減少尿酸排泄，食品宜擇少含尿酸母質（Purin-Körper 或呼嘌呤鹼）者。欲使排泄之尿酸，易於溶解，宜擇鹼性食餌。（酸性尿，尿酸易沈澱而生成結石。） 含有多量尿酸母質之食品，例如小牛牛肉、肝、花、腰子、脾等動物內臟，及浸出物（肉汁等）皆不可吃。宜吃不含尿酸母質者，或祗含有少許尿酸母質者，例如牛乳、植物性食品等。蛋白質之中，少含尿酸母質者，則爲牛乳、卵、植物性蛋白等，均可吃。爲預防生成尿酸結石，宜盡力減少尿之酸性度，以使尿酸易於溶解。對於此點，宜少吃蛋白質，多吃青菜、馬鈴薯、番茄、菠菜、莢豆、黃瓜、水果。在此處應注意者，爲尿之反應若現出鹼性，則可致燐酸鹽類之沈澱，故減低尿之酸性度，亦有限度。又吃含有多量草酸之食品，亦宜節制。啤酒不可飲。葡萄酒祗飲少許，尚無妨礙。刺戟性食品及食鹽等不可多吃，宜有限制。

草酸結石時　排泄出尿中之草酸，概由食品而來，故食品之含有多量草酸者，不宜吃。可吃之食品爲米、小麥、雀麥、肉類、白脫油、乳酪(Cheese)等。油脂亦係極合適之食餌，可略多吃。咖啡如祗吃少許，亦可吃。食品之不宜吃者，爲茶、可可、巧格力糖、許多蔬菜類（菠菜、番茄、紅蘿蔔、青豆、芹等）胡椒、水果、（蘋果尤不可吃）等。牛乳及卵含鈣甚多，能使尿中草酸溶解力減低，不可吃。又在腸中發酵之食品，能生出多量之酸，溶化腸中之草酸鹽類，使多量草酸吸收入血，自然排泄出尿中之草酸亦增加，故糖類，澱粉類等，亦不宜多吃。根據同樣之理由，患有過酸症者，必須治愈之方可。欲使尿中之草酸溶解，宜使尿作強酸性，少含鈣及鎂。爲增加尿之酸性度，宜多吃肉，少吃牛乳、卵等，與尿酸結石時對反。　爲免尿之酸性度減低，宜多吃蛋白質，少飲茶湯。鑛泉之含有多量之鈣者，及作鹼性者，不可飲。

燐酸鹽結石時　生成此種結石者，非由於尿中多燐酸鹽類而生，乃由於鹽類難於溶化而生，其主要原因，乃由於尿中多含鎂及鈣等所致，故食品之多含鎂、鈣者，不可多吃，應加限制。例如牛乳、卵、青菜、薯芋、蘿蔔、水果、（西洋楊梅、梅子、無花果、漿果類、梨、蘋果等尤不可多吃）皆宜限制，飲料不宜飲硬水及鹼性礦泉。如患有胃酸過多症者，應先行治療。爲增加尿之酸性度，宜多吃蛋白質，少飲飲料。

膽石症之病因

膽汁係由肝臟分泌，不絕流出。在胃空虛時，膽汁由輸膽管流入膽囊，在消化時，膽汁或由肝臟直接流出十二指腸，或由膽囊收縮，使其中之膽汁流出十二指腸。膽汁含有膽汁酸、膽汁色素、膽脂。(Cholesterin）膽脂爲生成膽石之重要物質。膽囊生在肝之背面下方，有相當強壯之筋肉，故能收縮將膽汁擠出。膽囊之容量約爲五十西西。 結成膽石之原因，現時尚不十分明瞭。據一般猜測，大約由於膽囊發生炎衝及膽汁鬱積，致膽汁濃縮，由此而致膽汁之成分析出（膽脂及鈣）生出沈澱，由此沈澱而生成膽石。膽石大都生於膽囊內，有時生於膽管，有時生於肝內，成爲肝石。膽石小者如沙粒大（膽沙）大者如雞卵大。其形或作球形，或作卵形。如有多數結石擠在膽囊中，則作多角形。由於多數結石，互相摩擦，故表面頗光滑。膽石概由膽脂，膽色素，鈣（石灰）結成，有時結石中包有發生膽囊之病原物。生成膽石與美食、肥胖病、懷孕、更年期（婦女四十五歲至五十歲之間）終日久坐，緊身衣服，傳染病等有關，尤與傷寒及遺傳有關。

膽石痛

膽石之本身，對於人，本來並不給與何種障礙或痛苦，但如膽石從膽囊滾出輸膽管，（由膽囊之收縮，將膽石擠出）嵌住在輸膽管，則致發生膽石痛。嵌住膽石之部位發生炎衝。如炎衝波及鄰近之組織臟器，則致與十二指腸及大腸等粘結一起。有時膽石滾入膽道，突然於膽囊及胃部發生劇烈痙攣性之疼痛，疼痛向腰部肩胛部發散，至爲劇烈，使病人發出冷汗，身體虛弱者，甚至氣絕。此種疼痛，不論晝夜，突然發作。 膽石痛發作，通常兼有噁心及嘔吐。病症單純者，體溫概不致升高至三十八度以上。膽囊及膽道有劇烈炎衝時，雖未有膽石嵌住，亦每發疝痛。膽石痛發作時，大多數兼發生黃疸病。如膽石從膽囊滾入膽道，將其塞住，使膽汁不能從肝臟流出，則發生劇烈之黃疸病。肝中所鬱積之膽汁，流入血中，將全身皮膚粘膜等染成黃色，是爲黃疸病。在膽石尙嵌住之間，一切症狀皆未見減瘥。有時膽石再滾回膽囊，運氣佳者，有時膽石滾出十二指腸，隨糞便排泄。惟此種幸運，不輕易碰到。 膽石痛發作，有時持續數分鐘，有時持續數小時，有時持續數日。

膽石之療法

劇烈疼痛發作時，祇有用藥注射，方能使之緩和，在醫生未請到之前，可用熱毛巾熓暖腹部及背部。如疼痛發作已過，宜注意大便通暢，每朝間及下午，宜服適宜之輕瀉藥。

食餌注意 一切多纖維之蔬菜及易發生氣體之豆類，不可吃。大頭菜、蘆筍、菠菜、菜花等，尙可吃。番茄可切碎吃之。香辛品及肉湯不可吃。一切澱粉類食品可煮成粥或濃湯吃。一切食品，不可太鹹，亦不可太甜。餅食類可吃餅干、香脆餅等。肉類宜吃少油脂者。少油脂之火腿、小牛牛肉、雞肉、牛肉均可吃。猪肉不宜吃。脂肪類可吃佳良之白脫油，卵黃等。牛乳及乳酪（Cheese）亦可吃。水果宜煮熟吃。新鮮水果，祇可飲果汁。煙酒均不可吃。咖啡、蜂蜜，對於多數病人亦不合適。 如膽石痛頻頻發作，長期間黃疸不消退時，宜施行手術。

尿石病人之食品參考表

動物性食品（每百公分中之尿酸母質含量）

食品	尿酸母質氮量	食品	尿酸母質氮量
牛肉	○·○三七	鴿子	○·○五八
猪肉	○·○四一	鵝	○·○三三
肝花臘腸	○·○三八	牛肉汁	○·○一五
猪腦	○·○二八	鱈	○·○三七
牛肝	○·○九三	鰻	○·○二四
牛腰子	○·○八○	鯡	○·○六九
小牛牛肉	○·○三八	鱒	○·○五六
羊肉	○·○三六	蟹	○·○二○
小牛胸腺	○·○三二	牡蠣	○·○二九
小牛肺	○·○五二	雞卵	—
雞	○·○二九	牛乳	—

植物性食品

食品	尿酸母質氮量	食品	尿酸母質氮量
萵苣	○·○○三	胡蘿蔔	—

羅蔔	〇・〇〇五	馬鈴薯	〇・〇〇二
韭	略有痕跡	青豌豆	〇・〇二七
白甘藍	—	豌豆	〇・〇一八
生菜	〇・〇一一	扁豆	〇・〇五四
葱	—	米	〇・〇〇四
青豆	〇・〇〇二	巧格力糖	〇・〇六二

十六　應付近世新戰術所生之疾患

現代戰爭，使用各種毒氣彈，毒氣地雷，此處所述，即戰爭所用之各種毒氣，及潛水航空等病。

一、氣化炭氧（Phosgon 綠十字毒氣）

綠十字毒氣，有類似臭蘋果之甘甜氣味，聞此氣味，已對於人體有害。其分子式爲 $COCl_2$。此毒氣不甚刺戟上氣道，吸入肺中，達肺氣泡，則發生加水分解，生出鹽酸，刺戟肺氣泡粘膜，肺氣泡上皮及其毛細血管受其刺戟，致血漿滲出肺氣泡內，甚至肺氣泡中充滿漿液。因血中之血漿滲出，致血之血漿減少，血液變成濃厚粘稠，血流不能充分流動。又以肺氣泡充滿漿液，致肺之呼吸面減少，動脈血缺少氧氣。綠十字毒氣，又能刺戟眼睛結膜，使眼睛流淚。由其中毒症狀，分爲蒼白型（虛脫型）及青紫型二種，蒼白型者豫後不良。

中綠十字毒氣死者，其中約有八〇%於廿四小時內死亡。初期有血色素量減低者，此種豫後概佳，大多數則病勢愈進，血色素量亦增加，有時增加至一四〇%以上。豫防中此毒氣，可戴防毒面罩。對於中毒者之急救，爲保持絕對安靜及身體溫煖。使中毒者吸入氧氣時，須混和炭酸氣五%至八%而吸之。現靑紫型者，抽血頗有功效，現蒼白型者，則不可抽血。抽血血量，以體重之一%爲限。或用葡萄糖加胰島素(Insulin)注入。此外可用毒毛旋花素(Strophantin)咖啡鹼樟腦等强心劑，以增强其心力。其後遺症之主要者，爲運動時呼吸困難，頻脈哮喘等。

二、糜爛性毒氣

屬於此類者，有芥臭液(Yperit)及柳伊司氏液(Lewisite)二種，柳伊司氏液爲美國化學家柳伊司氏(W. Lee Lewis)所發明。第一次歐洲大戰後，美國政府製造此液甚多，深信其作用較芥臭液尤强。

(甲)芥臭液(黃十字毒氣) 黃十字毒氣，爲硫黃化合物之一種油狀液，少揮發性，故沾及此液，則長久留存。此液無臭氣，其未製成之品，有芥子或大蒜臭氣，乃因其中所含不純成分所致。英國軍隊呼此爲芥子氣，德國之砲彈記號作黃十字，故亦呼黃十字毒氣。黃十字毒氣，既無臭氣，又有麻痺嗅覺神經作用，故人雖置身於有此毒氣之地帶，尚不自覺。當飛機拋下此物時，因其無臭氣，有如降細雨。此液在化學上爲雙氯乙硫醚(硫化雙氯乙烷 Dichlorethil sulphide) 沾及人之皮膚粘膜時，由其類脂體溶解性，善能吸收，而致細胞壞死，更侵及細血管，先發生紅斑，次發水泡。自沾及至發泡，約歷二小時，惟其毒質之侵入人體，則祗約十五分鐘，即已侵入，故沾及此液時，須於五分鐘內，或十分鐘內將其洗淨或揩淨方可。水泡壓出其泡液，立卽再瀦積，撕去其泡膜則糜爛成爲潰瘍，不易治愈。疼痛劇烈。其醫愈須費長時日，愈後，其潰瘍部位色素脫失，其周圍則沈積色素，有時生毛。如吸入其毒氣，則刺戟鼻及上氣道，發咳嗽。吸入肺中則致肺發生充血。如發生續發性傳染，每致不救。

沾及此液之毒，其治愈須費長時日，故因此喪失活動力，但對於生命，則少危險。 其豫防法，宜着橡皮防毒衣、橡皮鞋、帶橡皮手套、戴面罩，以豫防沾及。如沾及此液時，須於十五分鐘之內將其洗淨，最妙於五分鐘內，用流水肥皂將其洗淨。如無流水及肥皂，可用乾燥沙土或紙將其揩淨，使沾附愈少愈佳，後可貼漂白粉軟膏。

治療 可將水泡刺破，使泡液流出，刺破水泡時，注意勿使泡膜破裂。如發生續發性傳染，可挑破泡膜，包紮 Rivanol 濕布繃帶，或行食鹽水坐浴。

(乙)柳伊司氏液 爲一種無色之刺戟性砒液，(Chlorvinyldichlorarsin $CHAsCl_2$) 沾及人之皮膚粘膜，不但使皮膚粘膜糜爛，更由砒之吸收，可將人毒死。此液有惡臭，沾及此液，約歷二十秒鐘，則已覺到疼痛。其致死量，每體重六十公斤者則爲一公分二公厘，(比重爲二十，相當〇・六甦。) 其對於皮膚之糜爛，傾向乾性壞死。對於柳伊司氏液之急救，豫防其吸收，中砒毒，將人毒死，較豫防皮膚糜爛，更爲重要。柳伊司氏液逢四%苛性鈉，則作白色沈澱，失去其類脂體溶解性。此項急救，如不於五分鐘至十分鐘之內爲之，則已由皮膚吸收。故沾有最少致死量者，須於十分鐘之內，將其洗淨，毒量加倍，則須於五分鐘之內，將其洗淨，超出此時間以外，須將沾有此液之皮膚割去，方可保全性命。其時限爲二小時半。皮膚沾及此液時，可速用紙或乾燥之沙土，將其揩淨，或用流水及肥皂洗淨。此液向未用於戰爭，故中毒後發生何等症狀，尙不十分明瞭。

三、刺戟性毒氣（藍十字毒氣）

藍十字毒氣，爲第一次歐洲大戰時，德國所用毒氣彈之一種，爲二苯氯化砒（Diphenylchlorarsin）能放散使人噴嚏之毒煙，因其記號爲藍十字故名。通常爲一種固形或油狀之化合物，燃燒時，發出灰白色煙，除使人噴嚏外，又刺戟眼睛結膜、氣道粘膜及皮膚，此毒氣煙略如香煙之煙，易透過面罩，故戴面罩，仍不易防禦。遇到此毒氣，約二十秒鐘，即漸覺鼻痛、喉頭痛、次覺到胸骨後，發生劇烈疼痛、流鼻涕、流涎、噴嚏、咳嗽，爲此而感受非常痛苦，但此等症狀，經二三十分鐘即消失。此外尙有二苯氰化砒毒氣（Diphenylcyanarsin）及氯化二苯氨砒毒氣（Diphenylaminarsinchlorid 發出綠色氣體）等，大體亦有同樣作用。又有催淚彈，亦屬此種之一，惟其毒性較弱，能迅速發生效力，雖尙稀薄，已有充分之催淚作用，但其毒氣消散迅速，且流淚時，其毒質隨淚水滌去，故少毒性，爲毒氣中最無害者。對於此種，尚未有何豫防法。或云吸香煙，或吸入哥羅方(Chloroform)古加因(Cocain)可以防此毒。或云每公升有十公絲至十五公絲濃度之氯氣，吸之有效云。

四、麻痺性毒氣

係用Br CN. ClCN 毒氣。此等毒氣，濃厚時使人發生呼吸麻痺，稀薄時，則發生刺戟。其療法宜施行人工呼吸，摩擦四肢，注射袪痰菜鹼(Lobelin)

五、潛水病

潛水夫在海底深處工作時，欲灌注空氣於其面罩及潛水服，必須用相當高壓力，與其水壓相當者，方能灌進空氣。其壓力大略每水深十公尺(米突)爲一氣壓。又在橋柱、船塢、河底隧道等之潛水箱，亦須用相當之高壓，灌進空氣，故在潛水箱中工作之工人，亦在高氣壓中工作。從低氣壓趨向高氣壓處，人之身體，尚無何顯著之病狀，在高氣壓中從事工作，亦未有顯著之病狀，但從高氣壓處，再回至普通氣壓處，則發生種種病狀。此項病狀，乃由於氣壓突然減低，致組織血管體腔關節等發生氣泡所致。凡人體周圍之氣壓增高，隨氣壓增高而增加之氧氣及氮氣，卽由肺進出血中而包含於各組織。包含於體中之氣體之分量，按照飽易魯氏定律與高壓力並行。氧氣固可供各組織之消費，氮氣則祇由壓力關係，包含於組織中。氮氣之充滿組織中比較需長時間，大略經九小時，達到飽和。脂肪及類脂肪，包含氮氣之量尤多，約爲水之五倍至七倍。在高氣壓中從事工作之人，欲回至普通氣壓處時，如徐徐爲之，則身體組織中之氣體，又再散出而進入血中，由肺排出。假如急劇爲之，則身體組織中所含之氮氣，一時不及流入血中，經肺排出，致大部分組織中之氮氣，成爲過飽和狀態，發爲氣泡，從組織發散。其狀恰如吾人開汽水瓶蓋，汽水中所含之炭酸氣體，因壓力減低而發出氣泡者然。因此而致血管發生空氣窒塞，皮膚發痒。 其症候則由壓力增高及壓力減低，而先現出輕度之諸病狀。例如聽力障礙，（鼓膜出血，穿孔）頭痛、惡心、眩暈等。潛水病之徵候，概係出水後數小時乃發生，其各項症狀如下：(1)筋肉關節發生劇烈疼痛，皮膚灼熱發痒，患者因疼痛及無力而不能步行，後有時現出類似畸形性關節炎症狀。(2)發生眩暈、重聽、嘔吐等。(3)發生呼吸困難，現青紫色，發生虛脫。(4)發生大腦性及脊髓性麻痺、痙攣性偏癱、截癱、單癱、膀胱及直腸麻痺、大腦神經領域麻痺、發言障礙、視力障礙、眼肌麻痺、精神上缺損症狀等。如上所述，脂肪及類脂肪之包容氮氣之量特強，故發生氣泡之損傷，亦以腦及脊髓爲甚。 爲豫防潛水病，對於欲從事潛水工作之人，必須嚴加選擇，注意其年齡、生活狀態等，凡體格不佳，脂肪體質，有心肺病、鼻耳病等，均不適於從事此項工作。氣壓愈高，其危險性亦愈大，氮氣之進入體中，需要較長時間，故如縮短其工作時間，則體中所含之氮氣亦少，其危險亦少，因此潛水夫等之工作，應以十分鐘間至十五分鐘間爲限。 在潛水箱中工作，其所受氣壓，概較潛水夫爲低，欲將潛水箱曳出水面，宜徐徐爲之，以使壓力逐漸減低，不可迅速爲之。 灌注空氣時，勿灌進過多之氧氣，在夏季，應灌注陰涼空氣，近時或用氦氧混合氣體以代壓搾空氣，可豫防發生潛水病。據某博士言縮短工作時間，可以豫防本病，在廿三磅氣壓，工作四小時，不致患此症云。　潛水工人回至低氣壓處時，須於一定時間，加以注意，視其有無發潛水病。如發此病者，須再置之於同樣高氣壓中，而逐漸減低其壓力。凡在潛水箱工作之工人，發潛水病時，可將病人仍置於箱中，增高氣壓，使較原氣壓更高十磅至十五磅，置病人於此高氣壓中四十五分間，然後徐徐減低其氣壓，即可治愈其病。已現青紫色者，脈搏已停止者，亦可試用此法治之。　因空氣窒塞而發之脊髓炎性麻痺，不易治愈，祇有施行對症療法而已。

六、氣球病及飛機病

乘氣球或飛機上昇高空，氣壓逐漸降低，空氣中氧氣含量亦逐漸減少。上昇至四千公尺以上之高空，人體即感受重大影響。上昇至六千公尺之高空，須吸入氧氣，上昇至八千公尺之高空，如不吸入氧氣，將危及生命。更上昇至一萬二千公尺之高空，縱吸氧氣，仍不能維持生命。有人在二千公尺之高空，已發氣球病、飛機病。但亦可由習慣而增加抵抗力。

氣球病、飛機病之病因，係由缺少氧氣，寒冷等，致血管運動作用失調，又由於炭酸氣稀薄，對於呼吸中樞之刺戟減少等所致。寒冷、日光、運動、空中電氣作用等，皆能助長其發病。　其症候則在低空時，人之身體，有已發生缺乏氧氣之補償徵象者，如脈搏增加，呼吸加速，或作深吸呼，以圖多吸入氧氣。更上昇至高空時，已能自覺到缺少氧氣。中樞神經，受缺少氧氣之影響，而發生各種症狀。如全身疲憊，嗜眠，對於一切不關心，決斷力減退，發生書痙，言語重疊，記憶消失，無感覺、惡心、眩暈、頭重、現錯亂狀態，昏睡而死此外口唇眼睛結膜氣道腸管等出血心臟因橫隔膜上升而上舉在五千公尺之高空（氣壓2/2）腸中氣體約增倍量致腹部膨脹。　從高空突然降下時，循環系統呼吸器等現出急激補償作用，發生中耳病，視力障礙等。　在飛行時，因精神不絕緊張，故在降陸後，有時發精神症狀，血管運動症狀。例如血壓亢進，皮膚現青紫色，末梢厥冷，頭痛、嗜眠、元氣銷沈等。　在繫留氣球，有時發生船暈但在飛機，則未見此症。欲豫防此症，對於身體及精神，均須施行嚴格檢查，平衡器眼睛等均須健全方可。

中華民國三十年九月初版
中華民國三十七年五月再版

怎樣調理使你身體強壯（一冊）

每部實價 元

編著者 丁福保

發行人 周子星

發行所 醫學書局
上海新昌路二〇四號
電話三一八三七

印刷者 中西印刷公司印書廠
上海鳳陽路七十四號
電話九五三〇一

中華民國[illegible]玖年[illegible]貳肆日

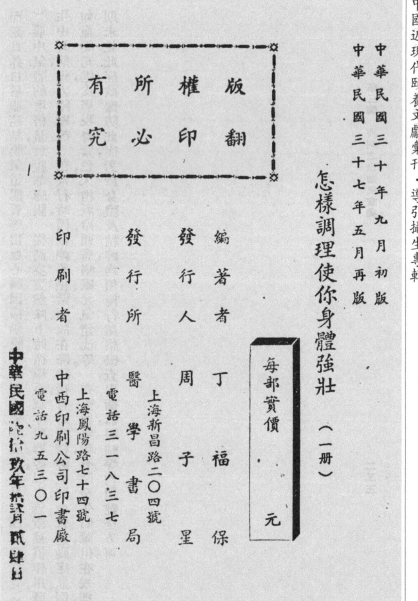

深呼吸與冷水浴

褚東郊 編

中華書局 民國三十一年一月四版

初中學生文庫

深呼吸與冷水浴

褚東郊 編者

中華書局編印

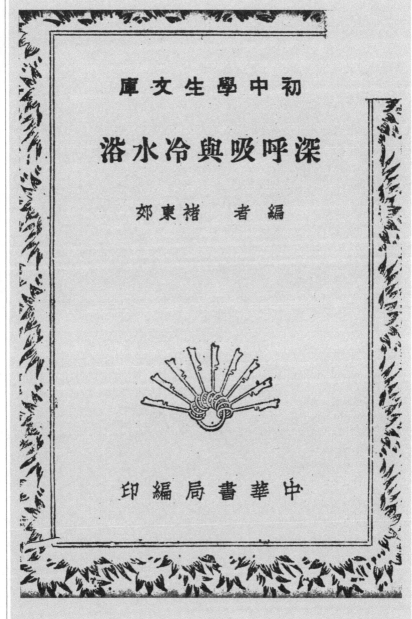

深呼吸與冷水浴

目次　　頁數

深呼吸與冷水浴

第一章　緒言

人類自從知道利用蒸汽力以後，世界各國的工商業莫不突然發達交通便利的地方，規模宏大的商店和工廠，陸續開設其結果將他處的人工和資本集中在一處，就成爲近代都市發達的現狀。這個現狀，對於人類的功罪，很難驟下判斷。因爲他固然有許多益處，同時也有許多壞處。别的不去論他，單就人民身體的健康上觀察起來，就有許多弊病。今擇其最顯著的，列舉如下：

（1）都市人民的身體，沒有鄉間人民那樣健康。

（2）都市人民的生命，沒有鄉間人民那樣長壽。

（3）都市裏各種傳染病，比鄉間要容易發生。

從上面這三條看起來，我們可以得着一句總括的結論，就是現代的都市生活，實在不合於衛生，因此近來有許多學者，盛倡歸田運動。對於這個運動，我有一個和人不同的見解。我以爲歸田運動的原因是很不錯，我是極端承認的。但是他們的辦法，我卻不敢十分贊同。爲什麼呢？因爲現代都市生活的不合於衛生，是現代經濟組織不良所致。我們應當用一種積極的方法去改良他，不應當提倡歸田運動那樣消極的方法去妨害他。并且進一步說，假使都市人民果然大家都歸田了，試問鄉間那有這許多田地供人民的耕種呢？因此我爲要救濟都市生活的不合於衛生起見，嘗推究都市生活所以不良的原因，今略舉如下：

（1）地少人多，房價昂貴。除少數富有金錢者外，平常的人，大概是住在窄小的房子裏，日光空氣的供給都不充足，以致身體日弱，易生疾病。

（2）時間經濟有一定職業的人，平常出入，往往利用電車、人力車、汽車，以圖迅速，因之步行的機會很少，運動不足，身體日弱。

（3）有一部分的都市人民，專用腦力以維持生計。（如編輯員、新聞記者、銀行及公司的辦事員等。）他們平日辦事的時候，多則百餘人，少則十餘人，大家羣聚一室，伏案靜坐，運動既少，又缺乏清鮮空氣，如是者久之，於不知不覺之間，身體自然慢慢的衰弱起來了。

（4）有一部分的都市人民，專用體力以維持其生計（如工人等。）但是工廠的建築，往往不注意於工人們的衛生，以致爐鍋裏發生出來的水蒸氣、炭氣和機器裏鼓動出來的塵埃等，滿佈工場。工人們日處其中，不能得着良好的空氣，身體那得不弱呢？

上面所說的四個原因，不過是舉其最顯明者，此外尚有許多，不勝枚舉。

我們對於現代都市生活的不合於衛生這件事，假使要謀根本解決的辦法，非將現社會的經濟組織，改良一下不可。但是要改良現社會的經濟組織，是很困難的。并且什麼時候能够改造成功，又不能預料，十年、百年或千年，都說不定，這樣遠水救不着近火的事，我們又怎麽等得及呢？於無可設法之中，勉强設法，只有用急則治標之計策了。

急則治標的計策怎麽樣呢？將上面所說的四個原因，歸納起來，我們對於都市生活之所以不合於衛生，有兩個大缺點：一是空氣不良，二是運動不足。要救濟這兩個缺點，方法原有許多，如跑馬、打球、騎自由車等，都是很有效驗的。可是跑馬、打球、騎自由車這些事情,都要先有一種相當的置備,——馬、球拍、球場、自由車等——方才可以實行。這些置備,往往出於普通人民經濟能力之外。我們爲普通人民設想非另謀他種方法不可。其方法至少必須具有兩種條件方才合格。(一)費用省而效驗大。(二)方法簡單而易行。深呼吸與冷水浴,對於這兩種條件,都很完備。

中國人數千年來,受了專制帝王重文輕武的毒,平日不知注意於運動,以身體單弱爲文雅,以舉動雄健爲粗鹵。國民的體格,平均比較起來,已經不及歐美人民的強健了。加以受了現代社會經濟制度的潮流,都市發達的害處也漸漸影響到國人的體格上。這樣繼續下去,不加挽救,十年百年之後,中國人的怯弱,眞不知要到什麼地步爲止境呢?冷水浴和深呼吸雖是平淡無奇,老生常譚,卻眞是救濟這個弊病的對症良藥。願我國人加一番注意。充其量不僅於個人的健康有關,即對於國家、對於人類,也有很大的影響。

深呼吸與冷水浴,粗看起來,好似很簡單的一件事,用不着什麼專書來介紹解釋。但是仔細研究起來,卻很有討論的價值。

(一)深呼吸與冷水浴的方法究竟怎樣?練習時有什麼應當特別注意的事項沒有?

（二）深呼吸與冷水浴的功用究竟怎樣？換言之，即其對於人身上各機關有什麼影響？因這種影響於人身上各機關能起什麼反應？

這兩個問題，要詳細說明，就牽涉到生理學、衛生學上去了，非有專書介紹一下不可。并且在向來不講求體育的中國，尤非有專書介紹一下不可。這就是著述本書的大意想，亦爲讀者所承認的。

第二章　深呼吸

一　呼吸器的構造和作用

我們要研究深呼吸的有益於衞生，不可不先明白呼吸對於人生的關係；要明白呼吸對於人生的關係，不可不先明白呼吸器的構造。本書依着這個順序，先將構成呼吸器的各種機關（鼻、喉頭、氣管、肺臟和幫助呼吸運動的橫隔膜。）和作用講解清楚，庶幾下文講到深呼吸時，不致茫無頭緒。

鼻　鼻分爲左右兩腔，前端爲鼻孔，後端通咽頭。鼻腔裏被着一層黏膜，生有細毛，叫做鼻毛。鼻腔和口腔雖然是互相交通，但是我們呼吸的時候，須用鼻腔，不可用口腔。這爲什麼緣故呢？因爲鼻腔的構造在呼吸上有四個優點，是口腔所萬不能及的。（1）鼻腔能溫煖空氣：鼻腔和口腔雖是都和氣管相連接，但是鼻腔的通氣管沒有口腔那樣直接，所以能够不使外界的冷空氣沖入肺臟。冷空氣沖入肺臟，很容易惹起肺尖加答爾（Catarrh）和氣管加答爾等病，於人身大有妨害。（2）鼻腔能溼潤空氣：鼻腔裏的黏膜上生有無數的黏膜腺細胞，其功用能溼潤外界乾燥的空氣，對於氣管和肺臟的保護上益處很大。因爲乾燥的空氣，有引起氣管炎和肺膜炎的危險。（3）鼻腔能濾清空氣：我們試在窗紙上挖一個小洞，使日光射進暗室裏，這時候我們可看見光線裏有無數的塵埃在那裏浮動。由是可知空氣裏實在很不清潔。我們倘若將病菌吸進肺臟裏，就要傳染疾病，眞是危險極了。但是鼻腔裏所生的細毛，卻有阻止各種塵埃的功用。這事可以舉一個很顯明的事實來做證據：就是當我們清晨洗面的時候，或者在大風裏出外散步之後，用手巾去揩拭鼻腔，手巾就染成黑色。這些汚穢的東西從那裏來的呢？就是夜間燈火裏的煙炱和空氣裏的塵埃，被鼻毛阻住，因此遺留在鼻腔中間。（4）鼻腔能辨別空氣的清濁：我們呼吸時所需要的是新鮮空氣。混濁的空氣吸入肺臟不但無益，反而有害。鼻腔裏佈滿着嗅覺神經，能够辨別空氣的清濁，使我們知所趨避。

喉頭 喉頭在前頸的上部，向前凸起，以軟骨做成的三角形漏斗狀的短管，上接咽頭，下通氣管，（參看第一圖）裏面被着一層黏膜。喉頭上端的前方有瓣狀的軟骨，叫做會厭軟骨。當飲食等物下嚥的時候，這塊軟骨就閉住喉頭，使飲食等物不至於走進氣管裏面去。

氣管 氣管和喉頭連接，在前頸的中部，下端直達胸腔，分爲左右兩氣管枝，分入兩肺。氣管枝再分而爲小氣管枝，小氣管枝更分而爲毛細氣管枝，（參看第一圖）毛細氣管枝的末端附着無數氣胞，作葡萄狀。（參看第二圖）氣管和氣管枝——毛細氣管枝除外——都有成環形的軟骨支撐着，所以能夠成爲管狀，不至於閉住。其裏面也和喉頭

第一圖

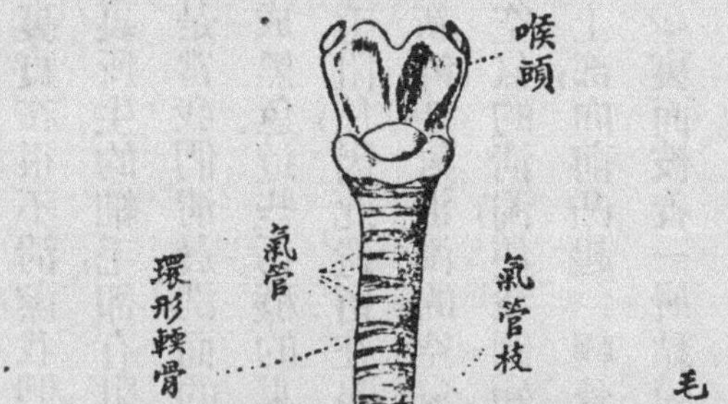

第二圖

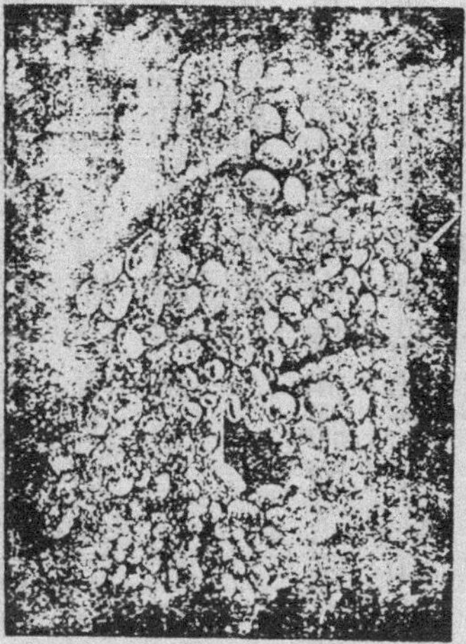

一樣，被着一層黏膜，

肺臟　肺臟爲呼吸器的主要部分，質地鬆輭得像海綿一樣位置在胸腔的裏面。分爲左右兩部，各部復分爲數葉：左肺兩葉，右肺三葉。肺臟的下端擱在橫隔膜上的，叫做肺底，上端達於鎖骨的，叫做肺尖。（參看第一圖）肺臟全部由毛細氣管枝、氣胞、神經和毛細血管網構成。毛細氣管枝的末端，就是氣胞，氣胞的總數，有六萬萬。每個氣胞有二十個或至四十個的葡萄狀突起，所以其面積很大，全體計算起來，有二千六百多平方尺。肺臟的表面被有一層薄膜，叫做肺膜，又叫做肋膜，這層膜將肺臟的表面都覆蓋在內，又翻折轉來覆蓋到胸壁的裏面，成爲兩層，時常分泌一種液質，使肺臟伸縮的時候，不至於和胸壁相摩擦。

橫隔膜　人身胸腹的中間，張着一層筋膜，叫做橫隔膜，形狀很像一把傘，作穹窿狀，向胸腔隆起。中央部爲腱，四周爲筋，當四周的筋收縮的時候，中央部就向下低下去，當四周的筋弛緩的時候，中央部就向上高起來。

肺臟和橫隔膜的作用　肺臟富有彈力，他的作用很像一個橡皮囊，充滿在胸腔裏，胸腔擴張的時候，肺臟也跟着擴張；胸腔收縮的時候，肺臟也跟着收縮，胸腔的擴張和收縮，有橫的方面和縱的方面之別：胸腔因爲受了肋間筋收縮的影響，就向橫的方面擴張；受了橫隔膜下降的影響，就向縱的方面擴張。當胸腔擴張的時候，肺臟的表面壓力減少，肺臟裏面的空氣也因而擴張，變爲稀薄。這時候肺臟裏面的氣壓，就要比身體外面的氣壓來得低。外面的空氣就順勢流進肺裏，這就叫做吸氣。反之，胸腔收縮的時候，横隔膜的中央部同時也高起來，肺臟因爲受了外界的壓迫，氣壓增高，於是將裏面所含蘊的氣體，向身外流出，這就叫做呼氣。

肺活量　將空氣竭力吸進肺臟之後，再竭力呼出，這樣一進一出的氣量，叫做肺活量。肺活量的大小，因人種、職業、體格、年齡和男女而不同。例如：歐美男子的肺活量，平均約三千七百立方糎，女子約二千七百立方糎；中國人和日本人相彷彿，男子平均約三千二百五十立方糎，女子約二千二百立方糎。又如：同一人種裏，海陸軍人的肺活量爲最大，工人等次之，教員學生又次之。更如：同一職業裏，體格高大的人，其肺活量要比體格矮小的人來得大。至於個人的肺活量也以年齡而生大小，平均以三十五歲時爲最大，三十五歲以後和以前，每歲約差二十三立方糎。

深呼吸後肺臟內部是否眞空　我們將肺臟裏的氣體，竭力呼出，至於無可再呼之後，請問這時候肺臟的內部，是否成爲眞空，不剩留一點氣體？這倒是一個很可研究的問題。據生理學家的研究，我們雖然竭力呼氣，而肺臟裏的氣體，終不能呼盡，還有當肺活量的三分之一的氣體，即約一千二百立方糎，殘餘在肺臟裏。從這一點看來，可知我們平常呼吸的時候，肺臟所殘餘而不呼出的氣體，至少還要加多一倍。這些不新鮮的氣體，留在肺臟裏，於身體的健康上，有極大的妨害，可以不言而喻了。（詳見深呼吸對於健康的關係章）

胸圍　依兩乳房和肩胛骨之下端，計算胸廓周圍的大小，叫做胸圍。依照普通的平均數，胸圍約等於身體全長的二分之一。

二　關於呼吸各方面的研究

呼吸的重要　飲食是人生最不可缺少的一件事，其關係之重要，讀者都已經知道，不必我再詳細解釋。但是現在還有一件事，其對於人生之關係比較飲食還要重要，可是普通一般人多忽略不看重他，以致身體衰弱，疾病叢生。這究竟是一件什麼事呢？就是呼吸。普通一個人在二三日內，一點兒食物也不吃，還不至於餓死；一點兒水也不喝，也還不至於渴死，獨有對於呼吸這件事，那就不成功了。譬如有一個人，塞住我的口鼻，不讓我呼吸，那末不到一刻鐘功夫，我就要被他悶死了。從這一點看來，我們可以知道呼吸實是生命之源，應當極力注意的一件事。

呼吸的作用　我們身體內部的各種組織，不論在白晝、在黑夜、在睡眠裏、在動作時，總是不絕的氧化着，以增加體力，發生體溫。氧化的結果，就發生了碳酸氣，缺少了氧氣。呼吸的作用：一方面就是由肺臟氧化時所需要的氧氣於身體各部；一方面就是由肺臟將身體各部所發生而無用的碳酸氣排出體外。詳細講起來，就是人身的血液走過各部分的時候，帶了各部分所不要的碳酸氣回到心臟，再由心臟流到肺臟，將碳酸氣調換了氧氣，再流到全身供各部的需要。肺臟將碳酸氣排出身外後，再吸進氧氣以供給血液，

呼吸的次數　人類每分鐘呼吸的次數以年齡的大小，身體的健否，運動的緩急而不同。在無病靜默的時候，平均初生的嬰兒，每分鐘的呼吸數是四十四次，一歲到十五歲的是二十六次，十五歲到二十歲的是二十次，二十歲到二十五歲的是十八又十分之七次，二十五歲到三十歲的是十六次，三十歲到五十歲的是十八又十分之一次。

吸進的氣和呼出的氣的分析　呼吸既然是人類生活的必要條件，那末我們對於吸進肺臟裏的氣體，和由肺臟裏呼出身外的氣體的成分，應當仔細研究一番，究竟這二者之中有什麼不同。據化學家的分析，知道我們平日吸進肺臟的氣體裏，以其容量的百分計算，約含有氮氣七九・一五，氧氣二〇・八一，碳酸氣〇・〇四。從肺臟裏呼出體外的氣體裏，約含有淡氣七九・一五，氧氣一六・〇三，炭酸氣四・三八，其他雜質〇・四四。照這個比較看起來，吸進去的氣體，和呼出來的氣體裏，氮氣的分量並沒有增減，氧氣卻少了百分之四，碳酸氣反而多了百分之四。

重吸的害處　將肺臟裏呼出來的氣體，再吸進去，叫做重吸。重吸的害處很大；最受其損害者爲肺臟。所以凡是終日在空氣不流通的房間裏辦事的人，身體往往衰弱，時常患頭痛、腦脹、神經衰弱、肺結核等病，而以患肺結核的爲尤多，要免了這個害處，惟有用換氣法。（詳見下文）不僅如此，重吸過度時，竟能致人死命。這事我們從過去的歷史上，可以找出許多確實的證據：當西歷一七二六年時，印度人反抗英人，捕得英國男女一百四十六人，都關在一間很小的房間裏。這房間雖然有二個小窗，可以流通空氣，但是房小人多，以致房裏空氣非常混濁，只經過了八小時，就死了一百二十三人，其餘的人雖然沒有死，也都是奄奄一息的了。又當西歷一八〇五年時，俄奧聯軍和法人在奧斯德力士地方打仗，俄國的兵三百人，被囚在一個小山洞裏，不到多少時候，竟死了二百六十個人。從這兩個實例看起來，可知我們生活的必要條件，不僅是需要空氣，并且是需要新鮮的空氣。

換氣法　照上文所講，不新鮮的空氣對於人類的身體既然有這樣大的害處，那末我們在室中辦事的時候，應當怎樣才能免掉重吸的弊病呢？其法不外常開窗戶，使空氣得以流通。這事在住西式房屋的人尤爲緊要，因爲西式房屋的構造，四壁嚴密，假使把窗戶都關上，空氣簡直無從進出。不比我們中國式的房屋，窗戶等處，常有空隙，雖然關上，空氣尙能從空隙裏互相交換。可是這種從空隙裏交換空氣的方法，也不可恃。因爲每次所換的空氣有限，假使房小人多，仍舊無濟於事。譬如有一間房，高九尺，縱橫廣十二尺，房裏住九個年齡不同的人，每人每分鐘的呼吸次數平均爲十八次。假定每人每次呼出的氣量是三百立方糎，那末一小時後，每人就是三百二十四升了。又假定每次呼出的氣量裏所含的碳酸氣以百分之四・三計算，那末一小時後每人就有一三・九升了。所以這間房只要二十四小時不開窗戶，房裏的空氣都變成碳酸氣了。從此可知凡是公家辦事室和學校寄宿舍、課室等，都不可不注意於換氣。就是起大風的時候，也不可將門窗都緊閉，應當將不受風的方面打開一二扇，以通空氣。

呼吸的類別　呼吸可分爲二種：第一種叫做安靜呼吸，就是我們平常不加以意志的呼吸法。行這種呼吸的時候，肺臟並不全部運動，——擴張和收縮——往往只有肺尖一部受着影響，所以亦可叫做肺尖呼吸。第二種叫做深呼吸，就是我們加以特別的意志，使呼吸時間加長，呼吸量加大的呼吸法。今將這二種呼吸的利弊分別說明之如下：

肺尖呼吸的害處　普通一般人的呼吸，都是很淺。他們吸進空氣時，只有肺尖一部分略爲擴張，其餘各處都不生什麼影響。這個現狀以文人婦女爲最多，這實在是一種很壞的習慣，害處非常之大。約略說起來有如下列各端：（1）肺尖呼吸時，空氣經過最短的道路直入肺尖，不甚溫暖，肺尖因爲時常受着冷空氣，惹起肺尖加答兒，使肺臟容易受損。（2）肺尖是肺臟裏最柔弱的一部分，肺尖呼吸時，空氣裏的各種塵埃吸進後，與結核菌以寄生的機會，時間一長久，結核菌繁殖起來，就成爲肺病。（3）人體各部分的機關，都是愈用則愈強，若放棄不用，反要失其機能。肺尖呼吸的人，既然只有肺尖這部分略爲擴張，那末其餘各部分的肺臟，因爲日久不用，無所事事，就要漸漸地退化衰弱了。（4）因爲吸進肺臟裏的氧氣不充足，不能應全體氧化的需要，久之，遂皮膚蒼白，筋肉消瘦，消化不良，精力衰弱，各種疾病就容易侵入了。

深呼吸的重要　淺呼吸的害處既如上述，要想補救，只有用和淺呼吸相反對的深呼吸法了。因爲我們的肺臟，假使受着適當的運動，很容易發達而健全。深呼吸是運動肺臟最良好而有效驗的方法。我們平常呼吸的時候，所吸進呼出的氣量，只能當肺活量的五分之一。其餘的氣體——碳酸氣等——遺留在肺臟裏面，非深呼吸不能呼出。這些遺留在肺臟裏的氣體對於身體方面既然沒有用場，徒然占了一部分的位置，使肺臟不能充分吸進氧氣，於人體的氧化作用上大有妨害。不僅如此，深呼吸還能够增加肺活量，強大呼吸筋，連循環器和消化器等機官也都能同時受着影響，漸漸的強盛起來。（詳見下文深呼吸對於健康的關係章）

三 深呼吸對於健康的關係

深呼吸的有益於健康，久已爲世界體育家所公認。就是從中國講起來，中國數千年相傳的拳術裏也以鍊氣爲鍛鍊身體的不二法門。鍊氣的方法，雖然有許多派別，但是細按其作用和原理，都與深呼吸相符合。這種不費金錢，簡而易行的養生術，比到普通的吃滋養品、吃補藥要好得多。我們中國人素來歡喜長生不老，論理練習深呼吸的人應當要多了。但是實際上的情形，恰恰相反，這是什麼緣故呢？我們中國人不知道衞生麼？不是，不是。據我的見解，實在是我國人對於深呼吸的益處，不能十分明瞭的緣故。現在我爲傳佈深呼吸起見，不厭求詳，將深呼吸對於健康的關係，分別研究一番。一方面，可以堅固已經練習深呼吸的人的信仰心；一方面又可以袪除未曾練習深呼吸的人的懷疑。

深呼吸與呼吸器 第一個受着深呼吸的益處的，不用多說，自然是呼吸器了。這事可分為（１）物理的作用，和（２）化學的作用兩層來說明什麼叫做物理的作用呢？當深呼吸的時候，胸腔先竭力的擴張，再竭力的收縮；橫隔膜也是先竭力的下降，再竭力的上升。肺臟因此得着一種適當的運動，逐漸發達，其餘一般呼吸器的筋肉，也隨之而健全。這就是物理的作用。什麼叫做化學的作用呢？原來人類的肺臟，——其實不僅是人類，各種動物的肺臟都是這個樣子——是一個新鮮血液的製造廠。由右心室到肺臟裏來的肺動脈，分為左右兩枝，進了肺臟裏後，再分而又分，變為毛細血管，纏絡在氣胞的壁外。毛細血管壁和氣胞壁，都是很薄的，氣體能夠互相交流，循環過全身的血液，因為含有許多碳酸氣和老廢物，以致血色變成紫黑。流到肺臟裏毛細血管的時候，血液就攝收氣胞裏所含的氧氣，而放出碳酸氣等。於是紫黑色的血液，又變成鮮紅色，再由肺靜脈流到左心房，週流全身，深呼吸能夠使肺臟得着充分的氧氣，不至於製造新鮮血液時，有材料缺乏的困難；肺臟各部分，因此得盡其職任，而亦日以健全。這就是化學的作用。

深呼吸與血液循環　血液是新陳代謝的媒介物，營養人身的必需品。一方面從消化器裏攝取了各種營養料，又一方面從肺臟裏攝取了氧氣；然後將這些物質，運送人身全體各部，以供他們的消費。所以人身裏的血液循環，好像一個國家的交通機關。交通機關假使出了毛病，全國各地方物品的供求，就要發生極大的影響。人類的血液循環，假使不良，人身各部分營養料的供求，也要受着極大的影響。因此我們要想身體健康，先應當謀血液的流通和清潔。要血液的流通和清潔，非行深呼吸不可。其作用也可分爲物理的和化學的兩種。這話怎麼講呢？因爲呼吸不深，氧氣吸進肺臟裏不很充足，血液就不能十分清潔。不清潔的血液，在人身各部分循環着：一方面不能充分的供給各部分所需要的氧氣，同時也不能充分的攝取消化器裏的營養料，以供給全身；一方面身體各部分無用的老廢物碳酸氣等，應當由血液帶到肺臟排出體外的，也因而不能排出。於是人身全體營養不足，老廢物停滯，各種疾病就因之而生。這就是深呼吸對於血液循環的化學作用。

又當深呼吸的時候，腹壁一會兒緊張，一會兒寬弛。緊張時，腹腔裏的氣體，反壓胃、腸、肝、脾、胰、腎等機關的表面，使其中血管裏所停滯的血液，向四處流出腹壁寬弛時，腹中各部空虛，血液又復流入這就是深呼吸對於血液循環的物理作用。這種作用於血液流通上很有益處。

氧氣能使血液清潔這件事，讀者如有不相信的，可以用一個很明瞭的試驗以證明之。其法：就是從靜脈裏取出紫黑色的血液，放進一個盛着氧氣的玻璃瓶裏，將瓶振盪幾次後，瓶裏的血液就立刻變成鮮紅色了。

深呼吸與消化器　深呼吸對於消化器的影響也很大，其作用也可分爲（1）物理的，和（2）化學的兩方面來說。什麼叫做物理的作用呢？當我們食物進肚子的時候，胃的筋壁，就起一種收縮作用，將裏面所包含的食物廻旋不已，使食物和胃液相混和，消化可以快些。深呼吸對於這一事，恰能與胃以莫大的幫助。其理由因爲深呼吸時，橫隔膜一上一下，腹腔一張一縮，影響所及，能使腹腔裏各種機關，也起張縮作用而爲適當之運動，於是消化進行更加順利。這就是物理的作用。什麼叫做化學的作用呢？因爲消化食物不僅靠着胃壁的收縮，還要靠着各種消化液的融化。（唾液、胃液、腸液、膽汁和胰液，都稱爲消化液。）當食物初進口的時候，由唾腺分泌唾液，唾液是弱鹼性的消化液，其功用能使食物裏的小粉質變爲糖。當食物進胃的時候，胃黏膜即分泌胃液，胃液裏含有胃液素和鹽酸，其功用能柔軟食物，使蛋白質變爲百布頓（Peptone），或使乳汁凝固。當食物進小腸的時候，小腸裏的黏膜裏就分泌一種腸液。腸液的功用能使糖化小粉乳化脂肪，變蛋白質爲百布頓。當食物在腸裏的時候，肝臟裏所分泌的膽液，胰臟裏所分泌的胰液，又同時注入十二指腸裏，以助消化。所以消化的良否，可以消化液的增減爲標準。消化液增多，食物自然容易消化了。消化液減少，食物就不容易消化了。這是顯而易見的事情，用不着再多說的。但是怎麼樣能夠使消化液的分泌增多呢？我敢大膽說一句，當以深呼吸爲最有功效。這是什麼理由呢？因爲消化器裏血管的分布，比其他各機關來得多。這不僅爲攝收消化器裏的營養料，以爲供給全身之用；并且也爲營養消化器之用。當深呼吸時，吸進了多量的空氣，使血液裏氧氣充足，消化器受其影響，分泌消化液的力量因而加增。這就是化學的作用。

凡是住在都會裏的人，平日出入，都是利用電車、馬車、汽車以代步。他們因爲步行的機會很少，運動不足，常有消化不良，大便不通等病，假使他們能够練習深呼吸，這些病就可以不藥而愈了。

深呼吸與神經系　人身各部的神經實質，都有一層薄膜包蔽在外面。這層薄膜上有無數的毛細血管，其功用在營養神經實質，假使我們所吸進的氧氣，不能完全供給全身血液的用度，血液就不能十分清潔，因之對於營養神經實質這件事，也就不能盡職了。神經實質既不能得良好的營養，勞動之後，勢難立時恢復原狀。日子一長久了，就要現出神經衰弱等病。（睡不熟、頭痛、頭暈等。）於是記憶力日弱，精神日鈍，繁重的事務，不能擔任。前途無限量的青年，往往因此變爲一個廢人，眞是很可惜的一件事。但是照上文所講，要有清潔的血液，全仗氧氣，要得充分的氧氣，非深呼吸不可。神經衰弱的青年們呀！趕快練習深呼吸呵！

深呼吸與筋肉　筋肉占人身全體量的一半，所以全體底健康與否，可以筋肉的發達狀態而判斷之。要筋肉發達，必須日事運動。試看那些舟子和鐵工，因爲終日用臂膊作工，所以臂膊上的筋肉，特別發達。車夫和苦力，因爲終日奔走，腿部的運動機會較多，所以下肢的筋肉，特別粗大。至於學生、教員、官吏等，他們所做的事，都是屬於靜的方面，坐着的時候多，所以全體的筋肉無不瘦小而柔嫩，深呼吸對於筋肉的運動上，有很大的影響。平常我們都不很注意，以爲深呼吸時只有胸部和腹部的筋肉，起一種伸縮的運動，這實在是太輕視深呼吸了。我們假使用生理學上的知識，仔細去研究一番，就可以知道深呼吸時，背部和腰部，有許多筋肉，都同時受着影響。今爲讀者容易明瞭起見，將平常呼吸時起運動的筋肉，和深呼吸時起運動的筋肉，分別列表如下：

安靜呼吸時起運動的筋肉
- 橫膈膜
- 外肋間筋（肋骨間的筋肉）

深吸時起運動的筋肉
- 斜角筋
- 長短肋骨舉筋
- 上後鋸筋
- 胸鎖乳頭筋

- 僧帽筋
- 小胸筋
- 大胸筋
- 大前鋸筋

深呼時起運動的筋肉

- 下後鋸筋
- 闊背筋
- 內肋間筋
- 胸横筋
- 直腹筋
- 腹外斜筋
- 腹內斜筋
- 横腹筋
- 腰方形筋

從上面的各表看起來，我們平常呼吸時，僅有橫隔膜和外肋間筋起了運動；而深呼吸時，胸腔內外的筋肉，固然是起運動，就是腹部、腰部、背部和項部諸筋肉，也都起了運動，從這一點看來，可知深呼吸的功效，又可以代替體操了。

深呼吸與皮膚 深呼吸不僅如上文所講，對於呼吸器、血液循環、消化器、神經系和筋肉，有很大的影響；就是對於皮膚的美觀上，也很有關係。近來歐美各國的女子，往往以深呼吸爲日常的功課，朝夕練習不輟。其理由，因爲深呼吸既然能供給肺臟以充分的氧氣，使血液顏色鮮紅；鮮紅色的血液，周布全身皮膚的表面上，自然受其影響而現美觀的色彩。并且練習深呼吸的人，各種虛弱的病——貧血病、肺病、胃病、腸病、神經病、——不易發生。身體既然健康，容光自然煥發了。我國婦女，爲求顏面的美麗，往往施用各種粧飾品：白玉霜呀，雪花膏呀，胭脂呀，香粉呀，時常向面上塗抹。這事從金錢上看起來，既然不經濟；在皮膚上看起來，也是近於飲鴆止渴，爲什麼呢？因爲平常擦面的粉裏，含有鉛質。塗擦得日子長久了，皮膚吸收了鉛毒，易起縐紋；并且現出青色。我國有許多女子，年齡未老，而面容憔悴，皮色發青，雖然其中有許多原因，但是平日擦粉過度，也未始不無幾分關係。所以我爲女子設想，與其塗脂抹粉，以求容貌的美麗，倒不如練習深呼吸爲妙。因爲深呼吸所需的時間，和塗脂抹粉所需的時間差不多，幷且不費一文錢，其結果不僅使皮色美麗，又能健康身體，豈不是一舉而數善俱備的事麼？

四　深呼吸的方法上

深呼吸的利益，上文既已講解明白，讀者大約也都是深信不疑的了。現在要進一步，討論實行的方法了。深呼吸的方法有好幾種：從呼吸時呼吸機關的運動狀態上區分起來，有胸式呼吸法、腹式呼吸法和胸腹式呼吸法三種。從呼吸時，人身全體的姿勢上區分起來，有立的呼吸法、坐的呼吸法、臥的呼吸法和走的呼吸法四種。本文先講從呼吸機關的運動狀態上區分的深呼吸法，至於從人身全體的姿勢上區分的深呼吸法，留待下文再講。

胸式呼吸法、腹式呼吸法和胸腹式呼吸法，他們的方法雖然不同，主張雖然各異，但是其結果，對於肺活量的增加，呼吸器的健全，以及其他身體各部的利益，卻是一樣。有志練習深呼吸的人，可以任意選擇一種方法去練習。可是既經選定之後，卻不可輕易改換了。

我國人對於深呼吸的派別，明瞭的人固然很多，不大清楚的人也有不少。我記得有一次上海某報紙的附張上，發表了一篇某君著的深呼吸法；他是主張用二木氏的腹式呼吸法的。那知這篇文章發表後第二天，就引起了一位體育家的責難。他們二人因這個問題，還打了好久的筆墨官司呢。我現在爲免除誤會起見，講各種呼吸法時，順便將各家的派別，說明一下，以明原委。

胸式呼吸法 練習胸式呼吸法時，不論是立着、坐着、臥着或走着，都要先將頭放正，背脊伸直，胸部向前凸出，臀部向後凸出。全身的姿勢端正以後，才用鼻孔慢慢的將空氣吸進肺臟裏。同時肩頭微微的聳起，肋骨伸張，使胸腔擴大，腹壁收縮。等到肺臟裏空氣已經吸滿，不能再吸的時候，就將空氣慢慢的呼出。同時肩頭弛下，胸腔收縮，腹壁外脹。等到肺臟裏的氣已經呼不出了，然後再行吸氣。這就是胸式呼吸法，現在歐美各國的體育家，練習深呼吸時，都是用這個方法的。日本的岡田虎次郎，和中國的因是子，也都是主張這個方法的，但岡田氏并且還稱胸式呼吸法爲正呼吸，說他最合於人類的衛生。

腹式呼吸法　腹式呼吸法，是日本的醫學博士二木謙三所發明的。二木氏幼年身體非常虛弱，自從練習了腹式呼吸法後，就一天一天的强健起來。他就將他的心得，著書立說，竭力鼓吹。在日本也很得一部分人的信仰。練習時的姿勢，和胸式呼吸法一樣：頭要正，背脊要伸直，胸部向前凸出，臀部向後凸出。吸進空氣的時候，也是用鼻不用口，慢慢的將空氣吸進肺臟。胸腔不要十分擴張，腹壁向外膨脹，呼出氣的時候，將腹壁收縮而凹入，和胸式呼吸法恰恰反對。據二木氏的一般信徒說：『對於身體的健康上，腹式呼吸法比胸式呼吸法效驗來得大。』這話雖然未免帶有些主觀的色彩，但是也可以因此知道他們信仰心的深了。

胸腹式呼吸法　這個方法是日本的一個號稱爲裸仙人的岩佐珍儀所發明的，和中國舊時所傳的練氣法差不多，是從二木博士的腹式呼吸法脫胎出來的。因爲有一次，岩佐珍儀聽了二木氏演講腹式呼吸法之後，回到家裏，就實地練習，後來又參考了北里、木村二博士的學說，就自創一派，叫做胸腹式呼吸法。其法：第一步，先用鼻孔將空氣吸進肺臟，使胸部十分擴張，第二步，將吸進的空氣，暫時保留在肺臟裏，然後腹部用力，全心全力，注氣到丹田（臍下三寸的地方）第三步，等到腹部氣已脹足，然後慢慢的呼出。這個呼吸法，在日本也有一部分人相信他，稱他爲最完善的呼吸法。其實不過合併胸式和腹式二法爲一法而已。

五　深呼吸的方法下

上文所講的深呼吸法，是從呼吸時呼吸機關的運動狀態上區分的。本文所講的深呼吸法，是從呼吸時人身全體的姿勢上區分的。就是討論練習深呼吸的時候，我們的身體應當取一個什麼姿勢？——或是立着、或是坐着、或是躺着、或是走着。今從中外各名家的著述裏，選擇幾種簡而易行，成效最著的方法，列舉如下：

安勃司克博士的深呼吸運動法　安勃司克博士所著的體育日程一書裏，有一篇論深呼吸運動法。其法用胸式呼吸法，分爲三個運動，簡而易行，不論男女老幼，假使能够朝夕練習，將來所收的效果必定很大。兹將三個運動列舉如下：

第一運動（1）先爲姿勢上的準備：（A）身體立直。（B）脚跟合攏，脚尖分開。（C）兩手下垂，手掌貼於腿旁。（2）準備既畢，開始呼吸：（A）閉口，用鼻將空氣慢慢的吸進肺臟，同時兩臂也慢慢的從左右舉起，向上伸直，兩手掌幾合於頭頂，如第三圖。（B）吸氣既足，卽行呼氣，同時兩臂也慢慢的放下，回復原狀。

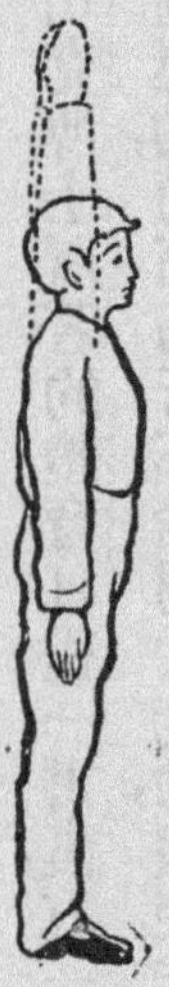

第三圖

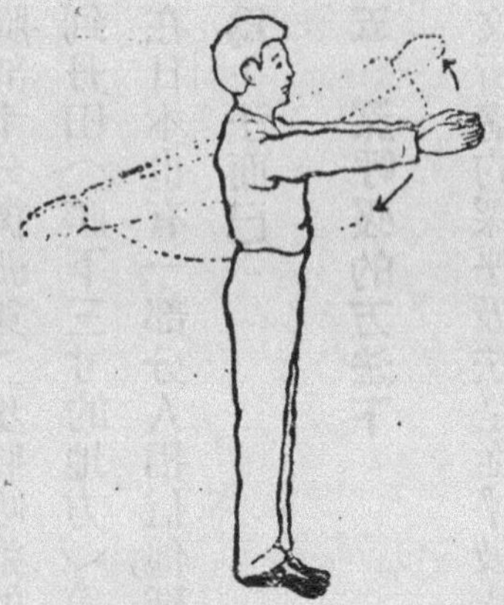

第四圖

第二運動（1）先爲姿勢上的準備：（A）身體立直。（B）脚跟合攏，脚尖分開，（C）兩臂向前方伸直，成水平線，兩手掌相對。（2）準備既畢，開始呼吸：（A）用鼻吸進空氣，同時兩臂向左右慢慢的分開，不可彎曲，也不可低下至手臂不能再向背後分開時爲度，如第四圖（B）吸氣既足，卽行呼氣，同時兩臂也慢慢的回復原狀。

第三運動 (1)先爲姿勢上的準備：(A)身體立直。(B)脚跟合攏，脚尖分開。(C)兩臂向前方伸直，成水平線，手掌向下。(2)準備既畢，開始呼吸：(A)先用鼻慢慢的吸進空氣，同時兩臂慢慢的向上舉起，竭力向背方伸去，在空中晝一橢圓形。(B)吸氣既足，卽行呼氣，同時兩臂由背方向繞下，不可彎曲，慢慢地回到原地位，如第五圖。

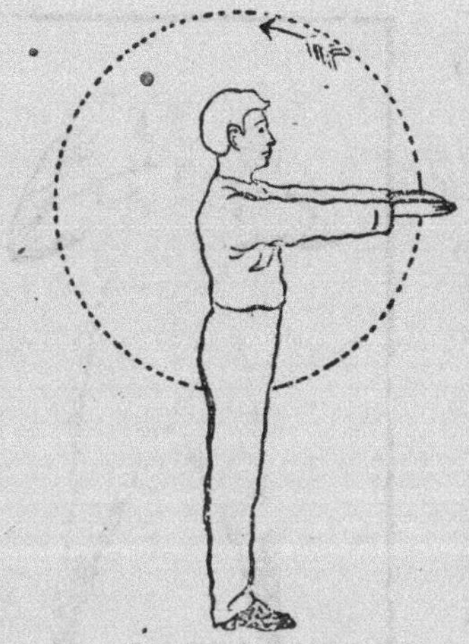

第五圖

以上三個深呼吸運動，以每個練習八次爲至少限度

米勒的五分鐘深呼吸運動法 米勒的五分鐘深呼吸運動法，其動作比較安勃司克的深呼吸運動法要稍爲繁複一點。但是所需要的時間，仍舊很短，不過只要五分鐘就够了，所以叫做五分鐘深呼吸運動法。就是事務極繁重的人，每日練習一次，在時間上也

不至於發生什麼問題。其法也是用胸式呼吸法，分爲九個運動：

第一運動 (1) 先爲姿勢上的準備：(A) 身體立直。(B) 兩臂下垂，手掌貼於腿旁。(C) 兩脚向左右分開，其距離比兩肩稍闊。(2) 準備既畢，開始呼吸：(A) 先盡量呼氣。(B) 呼氣後，即用鼻吸氣，上體慢慢的向背方仰去；同時兩手握拳腕向裏彎，肘向上屈，臂平舉，隨身向後仰去，如第六圖。(C) 吸氣既足，再行呼氣，同時上體慢慢的盡量向前方彎下，手腕肘臂也跟着向下伸直，以頭微仰，膝勿屈，手指着地爲佳。

第六圖

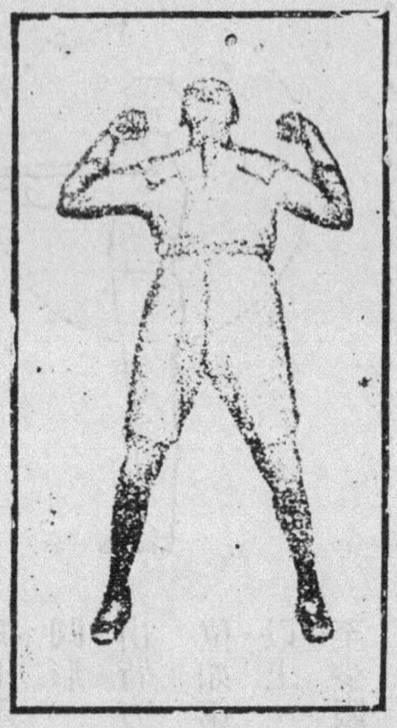

第二運動 (1) 先爲姿勢上的準備：A 身體立直，(B) 脚跟合攏，脚尖分開。(C) 兩手下垂，手掌向前方。(2) 準備既畢，開始呼吸：(A) 先盡量用鼻吸進空氣。(B)

吸氣既足，即行呼氣；同時兩脚不動，上體慢慢的盡量向右方彎去，右手仍下垂，手掌緊貼於腿旁，左臂曲肘向右方頭上高舉，如第七圖。（C）呼氣既盡，再行吸氣；同時上體慢慢的回復原狀（準備時之姿勢）（D）吸氣既足，再行呼氣；同時上體又慢慢的向左方彎去，姿勢與向右彎時同。（E）呼氣既盡，再行吸氣同時上體慢慢的回復原狀。

第七圖

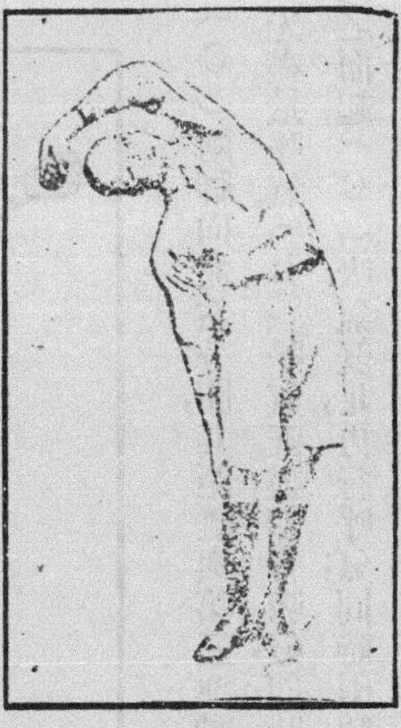

第三運動（1）先為姿勢上的準備：（A）身體立直。（B）兩臂下垂，手掌貼於腿旁。（C）兩脚向左右分開，其距離比第一運動時要闊三分之一。（2）準備既畢，開始呼吸：（A）先盡量呼氣。（B）呼氣既盡，即行吸氣；同時兩脚不動，上體向右方旋轉九十度，兩手握拳，左右平舉，如第八圖。（C）吸氣既足，再行呼氣；同時上體和兩臂，都回復原狀。（準備時之姿勢）（D）呼氣既盡，再行吸氣；同時上體向左方旋轉九十度，兩手握拳，左右平舉，姿勢與向右方旋轉時同。（E）吸氣後，再行呼氣；同時上體及兩臂都回復原狀。

第四運動 （1）先爲姿勢上的準備：（A）身體立直。（B）兩臂下垂，手掌貼於腿旁。（C）兩脚向左右分開，其距離與第三運動時同。（2）準備既畢，開始呼吸：（A）先盡量呼氣。（B）呼氣既盡，卽行吸氣；同時兩手握拳，慢慢的向前方平舉，脚跟也隨之而起。（C）吸氣既足，再行呼氣；同時兩腿下彎，脚跟隨之而踏下，如第九圖：不久，卽立起，手臂等回復原狀。

第八圖

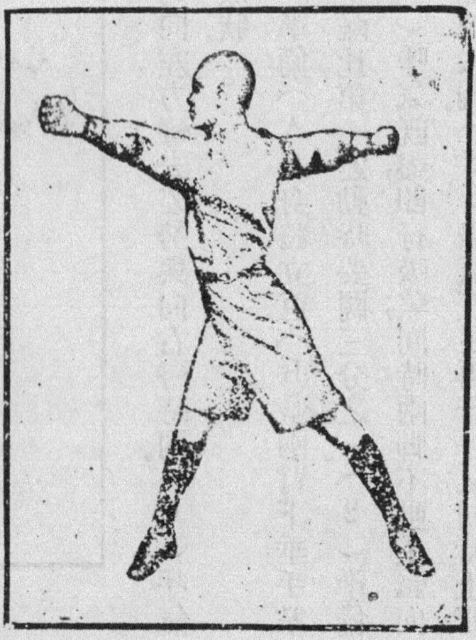

第九圖

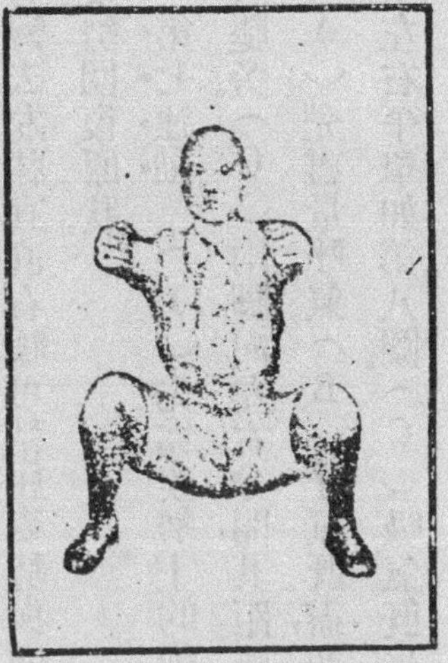

第五運動　（1）先爲姿勢上的準備：（A）身體立直。（B）兩臂下垂，手掌貼於腿旁。（C）兩脚向左右分開，其距離同前。（2）準備既畢，開始呼吸：（A）先盡量呼氣。（B）呼氣後，即行吸氣；同時上體慢慢的向背方彎去，兩手握拳，輕輕的交換捶着胸部，如第十圖。（C）吸氣既足，盡量呼氣；同時上體向前方彎下，頭仰起，背挺直；兩手握拳，輕輕的交換捶着背部。

第六運動　（1）先爲姿勢上的準備：（A）身體直立。（B）兩手叉腰。（C）兩脚向左右分開，

第十圖

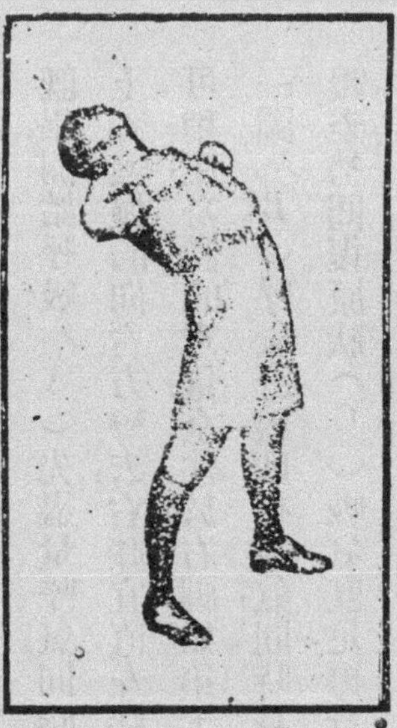

其距離要大於第一運動時。（2）準備既畢，開始呼吸：（A）先盡量呼氣；同時上體慢慢的向右方彎去，右膝宜直，左膝可稍屈；身體的重量，全注於右脚，如第十一圖。（B）呼氣既盡，即行吸氣；同時身體姿勢回復原狀。（C）吸氣既足，再行呼氣；初時身體仍直立，不久，就將上體向左方彎去，左膝宜直，右膝可稍屈；姿勢與向右方彎時同。（D）呼氣既盡，再行吸氣；身體姿勢回復原狀。

第十一圖

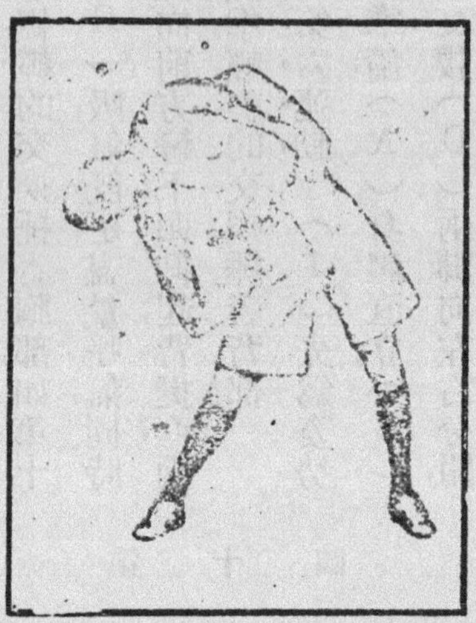

第七運動 （1）先爲姿勢上的準備：（A）身體直立。（B）兩臂下垂，手掌貼於腿旁。（C）兩脚向左右分開，其距離要大於第一運動，（2）準備既畢，開始呼吸：（A）先盡量呼氣。（B）呼氣既盡，即行吸氣；同時上體向右方旋轉九十度，兩手握拳，左右平舉如第八圖。（C）吸氣既足，即行呼氣；同時上體慢慢的向右前方彎下；

第十二圖

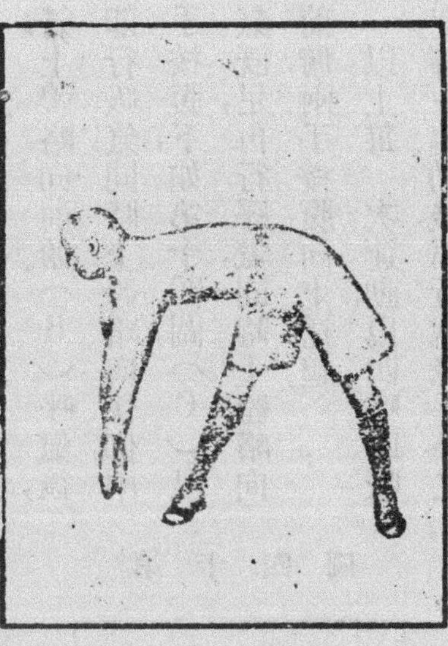

頭仰起，背挺直，兩臂也跟着下垂，如第十二圖。(D)呼氣既盡，再行吸氣；同時手臂身體都回復原狀。(準備時的姿勢)不久，就將上體向左方旋轉九十度，兩手握拳左右平舉，姿勢與向右方旋轉時同。(E)吸氣既足，再行呼氣；同時上體慢慢的向左前方彎下，頭背手臂各部的姿勢，與向右前方彎下時同。

第八運動　(1)先爲姿勢上的準備：(A)身體立直。(B)腳跟合攏，腳尖分開。(C)兩臂下垂，手掌貼於腿旁。(2)準備既畢，開始呼吸：(A)先盡量呼氣。(B)呼氣既盡，即行吸氣；同時腳跟相並提起，兩臂左右平舉，肩向後張，頭略後仰。(C)吸氣既足，再行呼氣；同時腿分離彎下，腳跟仍須相並提起，兩手握拳下垂膝旁，頭略前俯如第十三圖。(D)呼氣既盡，再行吸氣；同時動作回復B時的姿勢。(E)吸

第十三圖

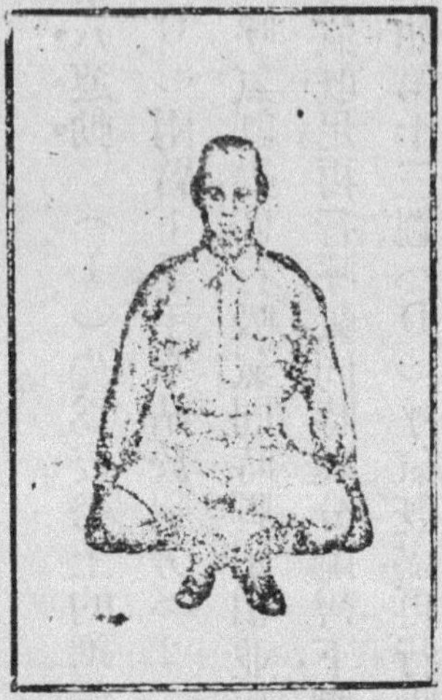

氣既足，再行呼氣；同時動作回復C時的姿勢，如第十三圖。

第九運動　(1)先爲姿勢上的準備：(A)身體立直。(B)兩脚向左右分開。(C)兩手捧腹。(2)準備既畢，開始呼吸：(A)先盡量呼氣，上體略向前俯。(B)呼氣後，即行吸氣；同時上體略向後仰，兩手按腹下，如第十四圖。(C)吸氣既足，再行呼氣；同時上體略向前俯，兩手按腹，向上托起。

以上每一次運動，以四呼四吸爲度。每一運動後，須行休息呼吸二

第十四圖

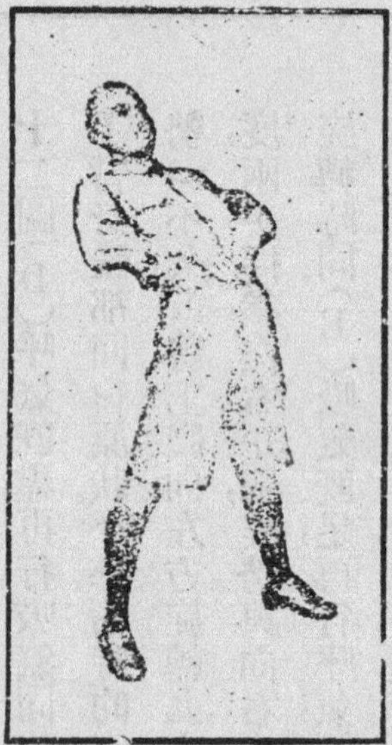

次，其法：（1）先爲姿勢上的準備：（A）身體立直。（B）脚跟合攏，脚尖分開。（C）兩手义腰。（2）準備既畢，開始呼吸：（A）先盡量吸氣；同時雙肩高聳，胸腔擴大，頭後仰，肘內屈，掌平貼於胸旁，如第十五圖。（B）吸氣既足，即行呼氣；同時頭慢慢的向前俯，肩、胸、手掌各部都同復原狀。

第十五圖

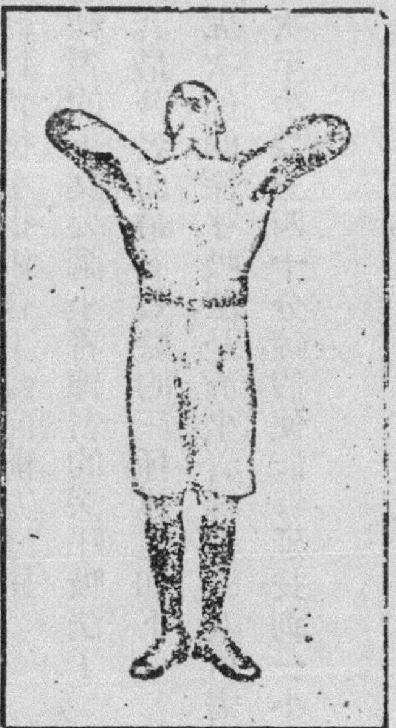

岩佐珍儀的深呼吸運動法

岩佐珍儀可以算得近世紀的一大怪人了。他能够在大冷天，全身一絲不掛，在日本海岸附近米代川地方，過他的裸體生活。視冰天雪地與和暖的陽光無異，優遊自在，絕無困難。因此人人都稱他爲裸仙人。但是裸仙人這樣強健的體格，並不是天生如此的，完全是自己鍛鍊出來的。據他說：『我的身體，所以有這樣強健，是全仗深呼吸和冷水浴的功效。』冷水浴這件事，姑等到第三章裏再講。這裏先講他的深呼吸運動法。他是主張胸腹式呼吸法的。讀者採用他的方法時，對於這一層，千萬不可忘却。今將其法分述之如下：

（１）先爲姿勢上的準備；（Ａ）身體立直。（Ｂ）脚跟合攏，脚尖分開。（Ｃ）兩手下垂，手掌貼於腿旁。（２）準備既畢，開始呼吸：（Ａ）先行吸氣；同時脚跟離地，手掌向下。兩臂向前平舉，慢慢的舉到頭上，兩手的手指組合。（Ｂ）吸氣既足，即行呼氣；同時脚跟和手臂都慢慢的放下；上體向前方彎屈，兩臂壓迫胸部。（Ｃ）呼氣既盡，再行吸氣；同時兩臂從側方上舉；等舉到頭頂時，兩手的手指組合；上體竭力向後方彎屈。（Ｄ）吸氣既足，再行呼氣；同時兩臂從側方迴轉到背後，手指組合，上體向前方彎屈。

上方所講的三種深呼吸法，都是立着練習的，下文要講坐着練習的深呼吸法了。

坐着練習的深呼吸有好幾種，今選擇其最著名而最有效驗的三種，述之如下，

岡田虎次郎的靜坐深呼吸法　岡田虎次郎的深呼吸法，是靜坐着練習的。其所需的時間，比上文所講的三個方法要長些。每次至少要三四十分鐘，假使能夠延長到一小時尤佳。

岡田氏幼時，身體虛弱多病，他的父母時常爲他擔憂，恐怕他不能長成。可是他自從

練習了靜坐深呼吸法後，身體就一日强似一日，和幼年時的情狀大不相同。今將其法介紹於下：

（1）先爲姿勢上的準備：（A）坐的姿勢要端正。（B）兩脚重疊於臀部下，或左脚疊在右脚下，或右脚疊在左脚下，可依各人的習慣而定，（按這種坐法是依日本人的習慣而說的，我國人可以不必硬去學他，坐時可參考下文因是子的靜坐法。）（C）兩膝頭勿相接觸，要分開少許。（D）臀部要向後方凸出。（E）背脊骨要伸直。（F）兩手輕輕的交握着。或用右手握住左手的四指，或用左手握住右手的四指，使大拇指交叉形。（G）兩手或放在膝上，或放在大腿上，或放在小腹下，依身體和手臂的長短而定。宜任其自然，不要勉强。（H）頭要端正。（1）兩眼輕輕的閉住。（2）準備既畢，開始呼吸，用胸式呼吸法：（A）用鼻孔將空氣慢慢的吸進肺臟，時間要長，鼻間不可有聲。（B）吸氣時，胸部擴張，腹壁宜略收縮。（C）吸氣宜適合各人的肺活量，初練習時，不必故意擴張胸部。練習既久，呼吸自能漸漸加長。（D）吸氣既足，即行呼氣；呼氣要慢而細，靜而長。（E）呼氣時，慢慢的用力於下腹，下腹自然膨脹而堅硬。

因是子的靜坐深呼吸法　因是子的靜坐深呼吸法，是江蘇武進蔣維喬所發明的。蔣氏幼時，身弱多病自行靜坐深呼吸法後，十多年來，功效大見，因著書立說，以告國人。他的方法，和岡田虎次郎的靜坐法相彷彿。練習時間，至少也須三四十分鐘，能延長至一小時尤佳。其坐法和岡田氏不同，岡田氏是照日本人的習慣，用疊脚坐法。這種坐法，我國人素未練習，要勉强效法，實在是很困難的。蔣氏因改用盤膝坐法。初學的時候，可用單盤膝法，或將左小腿加於右小腿上，或將右小腿加於左小腿上，都聽學者任意選擇。練習既久，可用雙盤膝法。先將左小腿加於右小腿上，再將右小腿交加在左小腿上，使兩個脚掌向上。這種坐法，就是和尚坐禪時的趺坐法。今將其法介紹如下：

（1）先爲姿勢上的準備：（A）坐要端正。（B）盤膝而坐，兩腿交叉成三角形，腿的外側面緊靠在坐褥上。（C）胸部微向前俯，使心窩下降。（D）臀部要向後突出。（E）背脊骨要伸直，（F）兩手輕輕的交握。（交握法見上文岡田虎次郎的靜坐深呼吸法）（G）兩手或放在小腹前面，或垂在小腿上面，依身體和手臂的長短而定，不可以勉强。（H）頭頸要正直，面向前方。（I）兩眼輕輕的閉住。（J）口要閉住，舌頭抵着上顎。（2）準備既畢，開始呼吸，用胸式呼吸法：（A）用鼻吸氣，初學時，吸氣不妨稍短，以後可逐漸加長。（B）吸氣時，胸部擴張，下腹收縮，但是要聽其自然，不可強加做作。（C）吸氣時，不必有意擴張胸部。（D）吸氣既足，即行呼氣。呼氣要慢而細，不可有聲。（E）呼氣時，慢慢的用力於下腹，下腹自能膨脹而堅硬。

二木謙三博士的靜坐深呼吸法　二木博士的深呼吸法也是靜坐着練習的。靜坐時的姿勢，也和上文講過的岡田虎次郎的靜坐姿勢差不多。每次練習的時間，也是至少須三四十分鐘，假使能夠延長到一小時尤佳。至於他的呼吸方法，恰和岡田氏相反對，因爲二木氏是主張用腹式呼吸法的。今將其練習時之手續，述之如下：

（1）先爲姿勢上的準備：（A）兩脚重疊而坐。（B）將臀部放在脚上。（C）背脊骨要伸直。（D）頭頸要端正。（E）兩膝勿相接觸，要離開少許。（F）兩手從肩上垂下，至於放在什麽地方，可聽其自然，不必勉強。（G）臀都要向後凸出。（H）腹部向前凸出。（I）口閉住。（J）兩眼輕輕的閉住。（2）準備既畢，開始呼吸，用腹式呼吸法：（A）吸氣時用鼻，要慢而長。（B）初學時，不必故意吸進多量的空氣練習既久，呼吸自然加長。（C）吸氣時，腹部膨脹。（D）吸氣時，宜用力於腹部，使其堅硬。（E）吸氣既足，即行呼氣，同時腹部收縮，使身內之氣，盡行呼出。（F）腹部收縮時，不可太向內凹進。

上文所講的三種深呼吸法，都是坐着練習的，現在要講躺着練習的深呼吸法了。躺着練習的深呼吸，也有許多種類。現在選擇川合春充所發明的仰臥胸式深呼吸法，伏臥胸式深呼吸法，和仰臥胸式腹式交換深呼吸法三種。

川合春充的深呼吸法　他的深呼吸法，有許多種，都是躺在牀上練習的；而以下文所講的三種方法，尤爲簡而易行。讀者假使在每日起牀和臨睡的時候，任意選擇一種去練習，（每一練習以呼吸五次爲最小限度）久之，於身體的健康上，定有不可思議的效驗。今將其法分述如下：

仰臥胸式深呼吸法　（1）先爲姿勢上的準備：（A）仰臥在牀上，全身不必用力。（B）牀以平正不斜者爲佳。（C）爲要呼吸順利，氣管不可使之稍屈，要氣管不屈，頭要稍向後仰。（不用枕頭爲妙）（D）兩脚向左右分開，腿尖斜向，如直立時的姿勢，（E）兩手叉腰，拇指在背部四指在腹部。（2）準備既畢，開始呼吸，用胸式呼吸法：（A）閉住口，用鼻孔慢慢的吸進空氣；同時腹壁收縮，肩頭向後方開展，使胸部擴大。（B）吸氣既足，卽行呼氣；喉頭稍稍努力從鼻孔裏呼出胸部之氣，要慢而細，長而有力。

伏臥胸式深呼吸法 （1）先爲姿勢上的準備：（A）伏臥在牀上。（B）牀以平正不斜者爲佳。（C）胸部置一枕。（D）左右兩肘，支於枕的前方。（E）手指組合在一起。（F）頭要正直。（G）兩腳重疊在一起。（H）全身不必用力。（2）準備既畢，開始呼吸用胸式呼吸法：（A）先盡量用鼻孔吸進空氣。（B）吸氣既足，卽行呼氣；喉頭要努力，呼氣要慢而長，細而有力。（C）呼氣時胸腔收縮腹部膨脹。

仰臥胸式腹式交換深呼吸法 （1）先爲姿勢上的準備：（A）仰臥在牀上，不要用枕。（B）牀以平正不斜者爲佳。（C）身體要挺直，以椎骨和薦骨的下面能放進兩拳爲佳。（D）兩手輕輕的叉腰，四指放在腹部，大拇指放在背部。（行胸式呼吸時，拇指用力，以幫助肋骨的擴張。）（E）兩腳伸直，向左右分開。（F）眼開，顎骨向上，視線向額上注視。（G）全身不要用力。（2）準備既畢，開始呼吸，先用腹式呼吸法：（A）閉住口，用鼻孔慢慢的吸進空氣同時下腹用力，使腹壁膨脹而堅硬。（B）至吸氣既足，即行呼氣；喉頭稍稍努力，從鼻孔裏慢慢的將氣呼出，要慢而細長而有力，腹部漸漸的凹進。（C）腹式呼吸法畢，即改用胸式呼吸法。將叉在腰部的兩大拇指，用力上舉；（這時候，大拇指的力量，是從肩肘來的，對於肋骨的擴張，有非常的幫助。）同時腰挺，胸張，用鼻孔將空氣慢慢的充分吸進肺臟。（D）吸氣既足，再行呼氣，同時胸腔收縮腸部膨脹。（E）呼氣時，喉頭稍稍努力，呼氣要慢而細，長而有力。

除上文所講立的、坐的、臥的各種深呼吸法外，還有一種走路時的深呼吸法。這個方法，在我們平日散步時去練習，最爲相宜。今述之如下：

步行深呼吸法　（1）先爲姿勢上的準備：（A）頭要端正。（B）身體挺直，使胸部凸出。（C）兩手下垂，四指用力握拇指於掌中。（D）脚踵著地時要輕，脚尖先下地。（2）準備既畢開始呼吸：或用胸式呼吸法，或用腹式呼吸法，或用胸腹式呼吸法，聽練習者自由選擇。（A）用鼻吸進空氣，要慢而長，同時肩向後方開張，使胸部自然擴大，頭要微仰使氣管伸直。（B）吸氣既足，即行呼氣；喉頭稍稍努力，頭微向前俯。

六 深呼吸時應當注意的諸點

關於深呼吸的各種方法，上文已經講過了。讀者可以任意選擇一種，去實地練習，對於身體的健康上，必有良好的效果。但是練習的時候，有一件事，我不得不特別聲明的。就是世界上不論那一種好方法，都要施用得合宜，方才能够見效。假使施用得不適當，往往沒有受到良好的益處，而先受到他的害處。深呼吸法天然也不能逃出這個公例。所以我既講完了各種深呼吸法之後，再將練習深呼吸時應當注意的諸點，不厭重複，詳細敍述一番，庶讀者實地練習的時候，知所趨避。這不僅是對於練習者有無窮的益處，就是對於深呼吸法自身的價值上、名譽上，也是一個莫大的保障。這點意思，諒亦爲練習者所深許的！

深呼吸時應當用鼻不可用口 空氣裏雜有塵埃等物，吸進肺臟，有害於身體。用鼻吸氣，能不使塵埃侵入肺臟，這個緣故，就是因爲鼻腔有細毛，其作用專在阻止物體。使不和空氣同時吸進。不僅如此，鼻腔還有溫暖空氣，潤溼空氣，和辨別空氣之清濁等作用。（詳見上文呼吸器的構造和作用）所以不僅深呼吸時應當用鼻吸氣；就是平常呼吸時，也應當用鼻；不過深呼吸時，尤當特別注意罷了。

深呼吸時應當凝神壹志不可胡思亂想　我們不論做什麼事情，都與注意力有密切的關係。注意力加强時，做事的成績必較優；注意力減低時，做事的成績必較劣。讀者要得深呼吸的益處，於練習深呼吸時，應當將注意力集中。那末於不知不覺之間，自能收宏大的效果。

呼吸進行時不可突然中止　按物理學上的規定，任何東西，不受外力阻當或牽動，則動者恆動，靜者恆靜。這叫做物之慣性。（或惰性）譬如我們坐電車或火車的時候，車子突然停止，我們的身體必要向前一仆，這就是慣性的道理。因爲車子雖然受了外力而停止，我們的身體卻依然向前進行，以致作跌仆狀。深呼吸的時候，肺臟和其他體內的機關，正在運動；假使突然中止，那肺臟和其他機關都易受損害。

練習時間以早晨或傍晚爲最佳　我們在夜間休息了一夜，早晨正是精神健旺的時候，用以練習深呼吸，效驗很大。等做了一天的工作，身體正是疲乏。趁傍晚休息的時候，練習深呼吸不僅有益於肺臟，且可以恢復疲勞，實一舉兩得的事體。

應在空氣新鮮的地方練習深呼吸　我們練習深呼吸的目的，是爲多吸新鮮空氣。吸了混濁的空氣，不但沒有益處，反要受着他的害處。所以練習深呼吸時，必揀擇空氣新鮮的地方才行。

在房裏練習時應先開窗戶　房裏的空氣，因不便流通，往往容易混濁。所以我們在房裏練習深呼吸的時候，應當先將窗戶打開，使空氣流通。庶呼吸時，不致受混濁空氣的害處。其實我們平常居在室中，也應將窗戶時常打開；不過深呼吸時，尤爲重要罷了。

在戶外練習時應向陽背風　戶外空曠地上的空氣，比較的新鮮些，練習深呼吸，最爲適宜。不過我們身體不可迎風而立。因爲冷空氣吸進肺臟，容易引起氣管加答兒，肺臟加答兒等病。（詳見上文呼吸器的構造和作用）所以我們應當向陽而立，背風而行，霧露風雨等時，必須避忌。因太陽光的能力，不僅能夠溫暖空氣，而且還能夠殺死空氣裏面的微生物，其效很大，讀者不可輕視。

夜間不可在樹林裏練習深呼吸 我們吸進空氣的目的，無非是吸取空氣中的氧氣，以供給我們全身養化的需要。樹葉在日間，因受了太陽光的作用，吸收碳氣，吐出氧氣；到了夜間，太陽光沒有了，樹葉的呼吸作用，便和日間相反，吸收氧氣，吐出碳氣。我們假使在夜間，跑到樹林裏去練習深呼吸，那眞南轅北轍，不僅沒有受着益處，反要受着害處了。

練習深呼吸不可求速效 我們中國有兩句古話：『日計之則不足，月計之則有餘。』這話眞不錯。我們不論作什麼事體，都不可求速效，應當一步一步的做去，今天做一點兒，明天做一點兒，初看去好似沒有什麼用場；但是日積月累，成績便斐然可觀了。深呼吸法對於身體的健康上，也是這個樣子。

呼吸時雖宜盡量但不可過量 深呼吸所以增加肺活量，使肺臟日益強健，呼吸時自宜盡量。但只可盡個人肺臟自然之量，不可故意擴張。因肺活量之增加，宜漸漸進行，日積月累，自然見效，不可存一躍而至的心理。要知肺臟質地柔弱，過於擴張，易使肺臟受損。其結果反而違背了練習深呼吸的目的。

一呼一吸以二十秒鐘爲度　初練習深呼吸的人，一呼一吸大約以二十秒鐘爲度。練習日久，自能逐漸加長。因爲深呼吸的效驗要日子長久了，才能顯著。

衣服宜寬大　練習深呼吸時，胸部和腹部都起擴張和收縮作用。假使衣服窄小，或緊束腰帶，那末胸腹部就受了障害，不能起收弛運動，就不能盡個人的肺活量了。所以練習深呼吸時，衣服要寬大，而以胸部和腹部爲尤甚。否則練習和不練習一樣，有何效驗。

呼吸方法不可輕易更換　上文講深呼吸的方法時，說了許多實習的方法，可以聽憑讀者自由選用。不過在此我不得不聲明一句，讀者既然選定了某種方法之後，就要永遠用這種方法，非遇萬不得已的時候，不可輕易更換。有許多人，他不論練一種什麼技能，往往沒有恆心，見異思遷，今天用這個方法，明天又用那個方法，其結果徒然費了許多的時間和精力，各種方法都一點兒效驗也沒有。到那時候，他非但不肯說自己沒有恆心，還要埋怨方法不靈，這眞是冤枉極了。

飽食後不可即練習深呼吸　我們飽食之後，胃中裝滿了食物。那時候胃正在盡他消化的責任，胃壁吸收多量的血液，以便分泌胃液，溶解食物，不可即練習深呼吸。因爲恐怕胃受了深呼吸的影響，要起一種不快的感覺。譬如我們在吃飽了飯之後，走路走得快了，就要覺得肚子疼。練習深呼吸，也容易引起這種反應，讀者不可不注意及之。

練習深呼吸後最好是洗浴　練習深呼吸的時候，全身血液循環加旺，身體的溫度也漸漸加高。練習之後，最好是洗浴，而以冷水浴爲尤佳。因爲冷水的刺激，能够使身體得着種種益處。（詳見下文冷水浴）二者互相輔助，功效尤大。

第三章　冷水浴

一　皮膚的構造和作用

冷水浴時，直接受着影響的是皮膚；由皮膚將因冷而起的各種反應，傳達於身體各部的機關，再由各部的機關，因爲受了他間接的影響，而發生各種作用，使身體日漸健康。所以我們研究冷水浴的時候，應當先解釋皮膚的構造和作用。

皮膚　皮膚是包裹人體表面的一層厚膜，分爲裏外兩層：外層叫做表皮，裏層叫做眞皮。（參看第十六圖）皮膚的用途，從表面上觀察，好像是只爲遮蓋身體，其實仔細研究起來，還有三個大用途：一是排泄廢物，二是調節體溫，三是感覺外物，其責任很大。我們要想身體健康，對於皮膚的保護法，不可不加以注意。

表皮　表皮是由許多層排列整齊的細胞組成。最下面的這一層細胞，和眞皮相連接，是一種平直的長方形細胞。其上有幾層圓形的細胞，圓形的細胞上面，就是最上面的扁平形細胞層了。（參看第十六圖）表皮最下面的這一層細胞，是不絕生長着的，有推

第十六圖

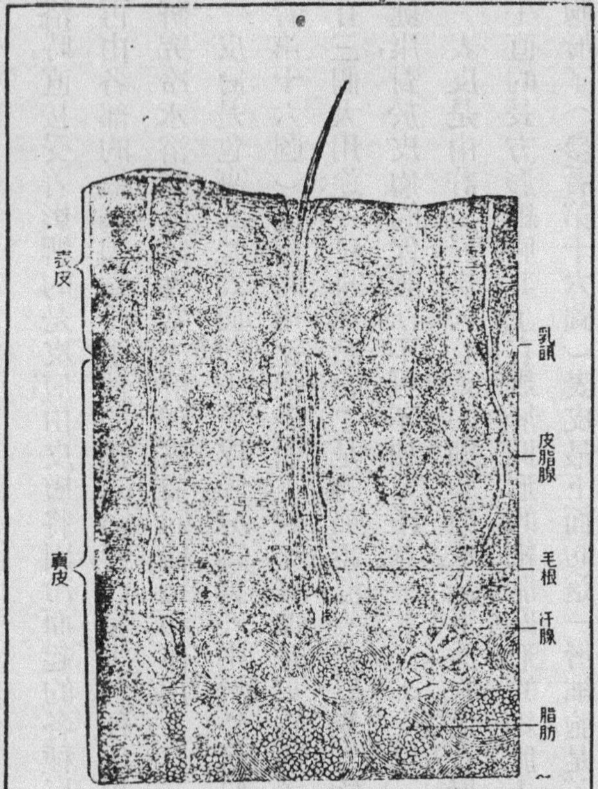

陳出新的功效。即將在他上面的細胞，逐漸推擠上去，使最上面的細胞，和表皮逐漸脫離關係，而紛紛剝落。這些從下面逐漸被擠上來的細胞，形狀性質，都是隨時變化的。在最下

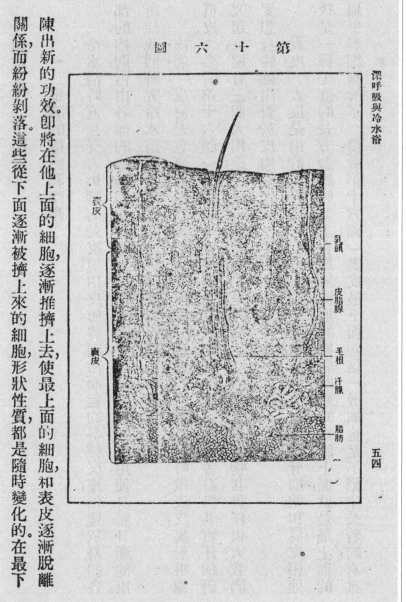

面的時候，是溼而柔軟的物質，等到了上面，就變爲乾硬的透明體了。洗浴時摩擦皮膚所生的垢污，其主要成分就是這些表皮上面的死細胞。

眞皮　眞皮在表皮的下面，是由一種結締組織互相錯綜而成，爲皮膚的基礎，甚爲緻密。又略含有平滑筋和彈力纖維，所以質地非常堅韌，雖用力伸張，亦不至於輕易破裂。眞皮的表面有小突起，叫做乳頭（參看第十六圖）。乳頭裏藏着許多神經末梢和毛細血管。觸覺很靈敏，不論撞着外界什麼東西，就立刻傳達到腦裏。皮膚的所以能够感覺外物，全仗他的功勞。

汗腺　汗腺在眞皮裏，一端作線結狀，一端屈曲通到表皮的外面（參看第十六圖），時時分泌汗液。汗腺的數目很大，就一個人的全身計算起來，約有二百五十萬根之譜，尤以手掌、足蹠及額上爲最多。至於每人的汗量，雖以空氣的冷熱，身體的勞逸而不同，但是平均計算起來，成人大約每日排泄汗液兩磅。

因爲我們身上出的汗，又可分爲無知覺的汗和有知覺的汗兩種：當外界的溫度在攝氏寒暑表三十二度以下時，人身排泄出來的汗液，就集於皮膚表面成水珠狀，這就是有知覺的汗。

皮脂腺 皮脂腺也是在眞皮裏的，一端作葡萄狀，一端或開口於毛囊裏，或開口於表皮，（參看第十六圖）能分泌脂肪。人身除手掌、和足蹠外，分布殆遍全體，而以頭部爲最多。從皮脂腺裏分泌出來的脂肪質，有潤澤皮膚的功效，分泌停滯時，皮膚就要乾裂。而且脂肪質堆積在毛囊裏，就要變爲白色的膩塊。普通一般人面上所生的粉刺，就是這個東西。

皮膚調節體溫的作用 我們身體的溫度，不因外界寒暖而起變化。成人無病時，平均爲攝氏寒暑表三十七度，合華氏寒暑表九十八度六分。人身所以能夠保持這個平均溫度的原因，是全仗皮膚的調節作用。當外界寒冷的時候，皮膚表面的血管，立刻收縮，輸送血液於體內，使體溫不稍消散。當外界炎熱的時候，皮膚的血管膨脹起來，隨即分泌多量的汗液於皮膚表面，則皮膚起蒸發作用，散去多量之熱，故體溫不昇高。

皮膚兼營呼吸作用 皮膚常從汗腺裏，排泄出碳酸氣。并且也能吸收養氣，供給身體內部的需要。其能力雖不能像肺臟一樣，能夠使暗紫色的靜脈血，變爲鮮紅的動脈血。

但是於身體方面，也很有影響。其所吸收的氧氣量，和肺臟吸收的相比較，約爲一百八十分之一。排出的碳酸氣量，和肺臟相比較，約爲三十或至四十分之一。

二 關於洗浴各方面的研究

洗浴的重要 皮膚的構造和作用，上文都已經講解明白了。現在我們要研究保護皮膚的方法了。保護皮膚最好的方法，是洗浴。因爲皮膚不清潔，汗腺皮脂腺都被閉塞，其結果要使皮膚不能盡其責任，於身體的健康上就要發生極大的影響。現在文明各國的人民，莫不崇尙清潔，勤於洗浴，就是這個道理。日本人最重洗浴，他們的婦女，甚至於說：『人不洗浴，要生病而死。』這句話初看好似說得過火。但是仔細一研究，也有很正確的理由。我們可以拿一隻貓來做試驗品。其法將貓的全身用漆或膠水塗起來，將他所有的汗孔都封蔽住。不到幾日，這隻貓就要憔悴而死。這是什麼緣故呢？因爲貓的皮膚失了效用，不能盡其一部分維持身體的責任，以至於全體都受着影響。於此可知『人不洗浴，要生病而死』這句話，並不是亂說的。

洗浴的作用　普通一般人的意見，以爲肺臟、腎臟等，是人身的重要機關，每每加意保護。遇着這些機關稍爲有些不舒服的時候，就不惜重金，請醫診治。這原是正當的辦法，不能說他們的不是。但是他們對於和肺臟腎臟、有同樣作用的皮膚往往看得很輕，不知注意。最顯明的例證，就是不肯勤於洗浴。這雖然是由於習慣，但是主要的原因，還是由於不知道洗浴的重要和其作用所致。洗浴的重要，上文已經講過了；現在再將洗浴的作用，講說一番。洗浴的作用，從表面說，不過是清潔身體。可是仔細研究起來，因身體清潔而呼吸器和排泄器，都受其影響。這話怎樣講呢？原來人身無用的老廢物，有從肺臟裏排泄出來的，有從腎臟裏排泄出來的，有從皮膚裏排泄出來的。我們若將汗液分析起來，內中含有鹽類、碳酸氣、尿素和揮發性的脂肪酸等質。這些物質，排出體外後，水分等雖然是蒸發掉了，但是鹽類、尿素等質，不能隨水分而蒸發，便和上文所說從表皮上脫落來的死細胞，混在一起，遺留在皮膚上面。假使不用水洗掉這些汚穢，那末皮膚上的汗腺，都被他們封閉住了。不但使皮膚失去排泄作用，并且使皮膚失去呼吸作用，同時皮脂腺也被妨害而失其作用，將脂肪堆積在毛囊裏，變成無用的粉刺，不能潤澤皮膚，以至於皮膚乾燥而破裂。洗浴的作用，就是爲祛除上述的弊病。

各種洗浴法　因洗浴時所用的水的成分溫度不同，就分出許多名目來。用冷水的，叫做冷水浴。用熱水的，叫做熱水浴。用溫泉的，叫做溫泉浴。用海水的，叫做海水浴。現在我將這幾種洗浴法的利弊略舉如下，看那一種方法，最爲便利而有用。

冷水浴　洗浴時所用的水，不論是井水是河水，或是自來水，其溫度低於我們的體溫（華氏寒暑表九十八度六分）時，就是冷水浴。冷水浴底功效很大，不僅能够清潔身體，并且還能夠預防疾病。這話或許有些人要不相信，他們以爲：『我們平日遇着寒冷，就要生病，那有全身和冷水相接觸，反而可以預防疾病的道理呢?』這話從表面上看去，固然不錯。但是仔細一研究，就知道他們說得不對了。因爲人生病的原因，不外兩端：（1）內傷。（2）外感。內傷病不論是神經衰弱、胃腸消化不良或肺病等，總以血液循環不良爲其主要原因之一。假使每日能用冷水浴身，其功效能使血行流暢，百脈貫通。至於外感，則冷水浴的功效尤大，因爲洗浴時，由物理的生理的作用，使皮膚收縮，毛孔緊密。久之，雖遇風寒，亦不致感冒。（詳見下文冷水浴對於健康的關係章）

熱水浴　洗浴時，所用的水其溫度高於體溫時，爲熱水浴。我們中國人，普通洗浴，都是用這個方法。其功效可分爲三：（1）身體清潔。（2）血行加速。（3）感覺靈敏。但是同時也有各種弊病：（1）因爲水的溫度太高，易使人頭腦暈眩。（2）熱水浴時，必出大汗，冬日天氣嚴寒，浴後皮膚寬弛，反易使人感冒。冷水浴有熱水浴的功效，而沒有熱水浴的弊病，并且就經濟上着想。冷水隨處都有，每日洗浴，不覺得麻煩。不像熱水浴，一定要先用柴炭將水燒熱後才可應用。

溫泉浴　溫泉多在火山附近，其所噴出的水，溫度常高。內中含有各種礦物質，用以浴身，不僅能夠清潔身體，而且還可以醫治各種疾病。其中含硫黃質較多的，叫做硫黃泉。含炭酸質較多的，叫做炭酸泉。含鐵質較多的，叫做鐵鑛泉。我國因爲國內沒有火山，所以溫泉很少。日本多火山，所以溫泉極多，全境凡幾百處。最著名的爲有馬溫泉、伊香保溫泉。凡是患營養不良、神經衰弱、肺結核、生殖器病、腳氣病、皮膚病的人，能够常到那裏去洗浴，均有很大的效驗。但是這不是人人能辦得到的事。不是住在溫泉附近的人，或是富有金錢的人，誰能旅行幾百里或幾千里路，去洗一個浴呢？普通一般人，雖然生了病，因爲沒有飯吃，還要帶着病去作工，遑論有享受溫泉浴的利益。并且等到有病的時候，才去洗溫泉浴，病雖治好，個人的精神上和金錢上，已經損失不少了。還不如在沒有病的時候早用所費很省，效力很大的冷水浴為妙。

海水浴　海水和井水、河水、自來水不同，內中含鹽質甚多。行海水浴時，水中的鹽質，能使人身皮膚堅厚，對於外界的抵抗力加強。所以現在中外各國的衛生家，莫不竭力提倡海水浴。并且海水浴不僅使人身皮膚上受鹽質的刺激為止，還有其他各種作用。因為大海裏面所含的物質很複雜，地面上所有的各種礦質，固然都齊備；就是人類所未嘗知道的物質，也不知含有多少。洗浴的時候，對於人身，自能發生各種影響。但是海水浴的效驗雖大，能夠享受海水浴的利益的人，也和能夠享受溫泉浴的人一樣。非住在海邊，或富有金錢者不可。所以海水浴也不能如冷水浴的普遍而易行。

三　冷水浴對於健康的關係

冷水洗浴這件事，在我們中國雖然已經有不少衛生家，提倡了好多年。但是實行的人，仍舊很少。普通一般人的意見，對於冷水浴，總存有一種畏懼的心理，不敢輕於嘗試。這實在由於不明白生理學上的原理的緣故。我現在爲破除懷疑，引導實習起見，將冷水浴對於健康的關係，詳細解釋如下：

冷水浴與皮膚　普通一般人的意見以爲『熱水浴能夠清潔身體，流通血脈，是於衛生有益的。冷水浴使皮膚受冷，容易惹起感冒，於衛生不很合宜，而以冬季爲尤甚。』這個意見，從表面上看來，似乎很有理由，但是仔細研究起來，却是大錯了。我們假使將皮膚和冷熱的關係，詳考一下，就可以知道冷水浴的有益於衛生，實倍於熱水浴。凡熱水浴的普通益處，冷水浴沒有一件不齊備。冷水浴施行得合法，（方法詳下文）非但不會使人感冒，幷且還有防禦感冒的功效，讀者如不相信，且聽我慢慢的講來。（1）皮膚上冷熱的感覺。——我們的體溫，有一定的度數，假使外物的溫度，和我們的體溫相等，那時我們的皮膚，雖然和他接觸，也不會起冷熱的感覺。如果外物的溫度，高於體溫，那時我們的皮膚，就要感覺着熱了。反之，低於體溫時，就要感覺着冷了。但是我們的皮膚上並不是都能感覺着冷，或都能感覺着熱的。有些地方，只能感冷；有些地方，只能感熱。感冷的地方，我們稱爲感冷點。感熱的地方，我們稱爲感熱點。這些感冷點和感熱點的分布在皮膚上，數目不同，疏密亦異。從實驗的結果，知道我們的皮膚，一平方糎裏面，感冷點平均有十三點，而感熱點只有一又十分之五點。人體皮膚的全面積，約有二萬平方糎，所以感冷點的總數約有二百五十萬，而感熱點的總數不過三萬。這許多的感冷點，布滿全身，我們假使不常去刺激他，使皮膚的抵抗力加強，那末偶然不小心遇冷，就要感寒生病。冷水浴的功效，在使皮膚常和低於體溫的外物相接觸。時日既久，抵抗力逐漸加強，雖遇寒冷，也無妨害。至於皮膚對於寒冷的抵抗力，是可由刺激而加强的。這件事，有一個很顯明的現象，可以作證。譬如我們的顏面和兩手，因爲時常受外界寒冷的刺激，所以不像頸部和胸部那樣怕冷。雖在大冷天，我們決不會因顏面和兩手露出在衣服的外面，受寒生病。至於胸部和頸部就不行了，我們有時或因衣服著得少，或因夜間棉被沒有蓋妥當，往往害咳嗽傷風等病。（2）皮膚耐冷的能力和耐熱的能力不同。——我們的皮膚對於感受外界高於體溫的熱度的能力，常有一定的限制。假使超出這個限制，那時接近該皮膚的身體裏的蛋白質，就立刻爲之凝固。該部的生肌，亦就此死亡，而且還覺着很大的疼痛，使人不能忍耐。

平日我們被火炮傷，被熱水燙傷等事，就是這個緣故。反轉來說，皮膚對於感受外界低於體溫的冷度的能力，却要比感受熱度的能力強得多。有時皮膚雖遇零度以下，或者再要低些的溫度，也能够勉强忍受。

冷水浴與血液循環　血液是人身新陳代謝的交通機關，當血液循環十分旺盛的時候，——充以血液分配的狀態，有適當的變化的時候，——很能有良好的影響，及於人身。不過要使血液循環十分旺盛，或血液分配的狀態有適當的變化，只有一個方法就是一方面引起血管的運動，一方面加增心臟的運動。可是血管和心臟，都是由不隨意筋組織而成，除了反射作用外，不能隨我們的意志去支配他們的運動。惟冷水浴能够刺激皮膚裏面的冷點，引起不隨意筋的反射作用。故對於人身的健康上，有很大的影響。今爲讀者更加明瞭起見，再將冷水浴時血管和心臟的狀態，分述如下：（1）引起血管的運動，——血管的擴張或收縮，不受制於我們的意志，而受制於血管運動中樞。血管運動中樞，常和知覺神經相聯絡，而和皮膚的知覺神經，關係尤爲密切。冷水浴時，皮膚裏的知覺神經末梢，傳達刺激於腦。同時其影響所及，能引起血管的反射作用，使皮膚和筋肉間接近身體表面的血管，十分收縮。同時人身內臟和腦髓間的血管，反十分擴大。當血管收縮時，血管裏血液流動的壓力，自然增高。這時候，內臟和腦髓間的血液，正因血管擴大，而流動的壓力減低。於是皮膚和筋肉間的血液，就一齊流注到內臟和腦髓裏去了。這種血液流動的勢力，比平時要旺盛到好幾倍，能夠將毛細血管裏平時鬱滯在那裏的血液，盡行衝動，使血脈流暢；而人身新陳代謝的作用，可以更加迅速。這是血管反射作用的第一期。過了一會兒，就入反射作用的第二期了。內臟和腦髓裏的血管，因反動力而收縮。同時皮膚和筋肉間的血管，又因反動力而擴大。於是新鮮的血液，盡量流注到皮膚和筋肉間，使其營養更加旺盛，身體更加健康。我們平日冷水浴後，能夠皮膚紅潤，全身溫暖，就是這個緣故。（2）增加心臟的運動。——身體受着冷水刺激時，照上文所講，皮膚和筋肉間的血管，先收縮；後擴大內臟和腦髓間的血管，先擴大，後收縮。因此全身的血液，忽由皮膚筋肉向內臟腦髓而奔注，忽由內臟腦髓向皮膚筋肉而奔注，這時候全身血液流動的壓力增高，血行旺盛循環系爲應付需要起見，不得不增加其抵抗力。心臟的責任，也要比平時加重。由不隨意筋構造成功的心臟，因此得着一種適當的操練。時日既久，心臟就能慢慢的健全起來了。從這一點看來，冷水浴實可以稱爲鍛練心臟的良法。

冷水浴與肺臟　施行冷水浴的時候，呼吸器也受着很大的影響。其作用可分爲二：

（1）冷水刺激皮膚時，感冷點傳達其感覺到腦筋裏。其影響能及於主管呼吸的呼吸中樞神經，引起肺臟擴張，起深吸氣作用。深吸氣之後，因反動力的關係，深呼氣作用，自然也隨之而起。當起這樣深呼吸的時候，不僅肺臟裏吸進了充分的氧氣，呼出了許多的碳酸氣，使人身全體的血液，都能清鮮，得盡其新陳代謝的作用，不至於使體內無用的老廢物，停滯鬱積；并且還能够使肺臟得着一種適當的運動。施行日久，肺活量因而加增，肺臟因而加健。（2）冷水浴時，皮膚或筋肉間的血管，起收縮作用，同時肺臟裏的血管起相反的擴張作用。等到皮膚或筋肉間的血管擴張時，肺臟裏的血管又收縮了。（詳見上文冷水浴與血液循環）這樣一收一縮的時候，血液流通的狀態，起一種變化。因之在心臟和肺臟間循環的血液，要比平時旺盛得許多。同時心臟鼓送血液到肺臟裏的能力，也比平時加盛。這樣一來，肺臟裏的各部組織，也起一種伸縮作用，使肺臟漸漸的健全起來。

冷水浴與神經系　神經衰弱病，是近來社會上最普通的一種疾病。這病的來源，大抵由於用腦過度，睡眠太少，憂慮過多，以致腦筋裏神經細胞，失於營養，神經系統，失其效用，現出種種病狀或是夜間睡不熟，或是神志昏亂。患這些病時，吃藥往往不易見效驗，最好的治療法，是用冷水浴。因爲冷水浴時，腦筋裏的血管，因反射作用而擴大；同時皮膚和筋肉間的血管，因反射作用而收縮。於是皮膚和筋肉間的血液，順勢流到腦筋裏，供給腦筋裏神經細胞以良好的營養。等到後來，起了反射作用第二期時，腦筋裏的血液，因血管收縮，血流壓力加高的緣故，齊向血管擴大、壓力較低的皮膚筋肉間流來，將往日停滯在腦筋裏的老廢物，都帶了出來，於是神經系統，就囘復健全的狀態了。不僅如此，冷水刺激，還能够使一般的神經細胞，都起興奮作用；不獨神經末梢，受着影響，就是中樞神經的機能，也能够爲之非常亢進。試看那些用冷水洗浴的人，當他們洗浴之後，神經狀態，常有一種說不出的爽快，就是這個緣故。從前羅馬人醫治瘋癲病的方法，是用冷水澆病人的頭，這也無非是利用冷水刺激，以恢復神經系統的能力罷了。我國習俗相傳，對於患瘋癲病的人，也有用冷水澆頭的治療法，可惜一般人只知道有這個方法，不去研究這個方法爲什麼能够治療瘋癲病，冷水對於神經有什麼作用。假使他們肯早研究一下，或許冷水浴這件事，在中國早已風行了，用不着我再來說廢話了。近來西醫對於神經衰弱的人，——除了由貧血而神經衰弱的人外，——總是勸他們用冷水洗浴。從這些方面看來，我們就可以知道冷水浴對於神經系的影響偉大了。

冷水浴與消化器　消化食物的原因有二：（1）化學的作用。即由消化器裏分泌出各種消化液，（唾液、胃液、腸液、膽汁、胰液）以融化食物。（2）物理的作用。即由胃底筋壁，起一種收縮作用，將食物廻旋於胃裏，以消化之。冷水浴對於這兩種作用，都有良好的功效。現在先講化學的作用。原來消化液分泌量的多少，以血液循環的良好與否爲正比例。——這事在第二章深呼吸對於健康的關係裏，已經講解明白，讀者可以自行參看。這裏爲節省篇幅起見，恕不再多說了。——當冷水浴時，內臟各部的血管，既十分擴張，皮膚和筋肉間的血液，向之注流。於是消化器裏因爲血液加增，循環旺盛，消化液的分泌也隨之而增加。消化液既多，自然能够消化多量之食物，而不覺得困難了。其結果，使消化器能够盡他的責任，食物不至於殘留在腸胃裏，醞釀腐敗，發生各種腸胃衰弱的疾病。這就是冷水浴對於消化器的化學的作用。化學的作用，既已講明白了，那末物理的作用怎麼樣呢？這事可以用一種旁敲側擊的方法，來說明他。譬如我們平日遇着腸胃衰弱、消化不良的時候，最普通而便當的治療法，就是用兩隻手在肚子上揉着。這個方法，看去好像平淡無奇，但是功效卻非常之大。我們多吃了東西後，覺得肚子飽脹，只要這樣按摩片刻，肚裏就立刻輕鬆了。這是什麼理由呢？原來消化食物，一半的功勞是歸於消化液；還有一半的功勞，卻要歸於胃壁的收縮作用了。吃多了東西，用手在肚子上按摩，無非是幫助胃壁收縮，使食物易於消化的意思。冷水浴對於幫助胃壁收縮的功效，也是很大。因爲冷水浴時，必用毛巾摩擦全身——肚子也自然摩擦在內，其功效和平常用手按摩一樣。并且冷水刺激，不僅如上文所說，能引起不隨意筋的伸縮運動，還能促進胃壁的平滑筋的蠕狀運動，使消化機能更加活潑而敏捷。這就是冷水浴對於消化器的物理的作用。平常多用腦力，少用體力的人，因爲終日坐着做事，運動不足，很容易患消化不良和便祕等病。他們初患這些病的時候，往往不加注意。等到病勢日重，體力日弱，方才去請求醫生治療，已經遲了。不如先事預防，每日朝起的時候，施行冷水浴，以助腸胃的消化，那病自然不會起來了。

冷水浴與筋肉　我們每當工作疲勞的時候，只要洗一個冷水浴，就能够覺得精神旺盛，四肢舒適，這是什麼緣故呢？因爲冷水刺激，對於人身的筋肉上，有非常良好的效驗。據生理學家的研究，用一種測驗疲勞的器械，考察人身的筋肉，經過冷水刺激後，和沒有經過冷水刺激時，二者能力的比較，那一種來得强健。其結果，經過冷水刺激後的筋肉，能力遠勝於未經冷水刺激時，因此研究下去，知道我們當工作的時候，運用筋肉，筋肉裏的細胞，因而消耗，變爲許多老廢物。這些老廢物發生得多了，身體就要覺得疲勞。這時候，非將老廢物排去，補入相當的營養料，疲勞就不容易恢復。冷水刺激的效驗，能够使筋肉裏的血液循環，比平時加盛。血液是人身新陳代謝的主要媒介物。他的功用，在一方面供給身體各部以必需的營養料，一方面將各部的老廢物排出體外。筋肉裏的血液循環既然加盛，那時營養料的供給，自然豐富了，老廢物的排除，也自然迅速了。於是筋肉的能力也强健了，疲勞也容易恢復了。現在社會上一般人，每當工作疲勞之後，或喝酒，或吸煙，以爲恢復之計。這實在是大錯而特錯了。要知道用煙酒等有刺激性的東西，去恢復疲勞，暫時固然很有效驗。但是不要多少時候，疲勞反要比未吸煙喝酒的時候爲甚。這是什麼理由呢？因爲煙酒只能刺激神經，使之暫時興奮，不能供給營養料，排除老廢物。當神經興奮的時候，先時消耗掉的細胞，既無暇供給；而同時爲維持興奮作用，又復消耗掉無數細胞。所以等到興奮一過時，身體反而覺得格外疲勞了。

冷水浴與腎臟 腎臟和皮膚都是排泄身體裏老廢物的主要機關。成人平均每日由皮膚排出體外的汗量，約有兩磅之多。（詳見上文）而皮膚的排泄作用，和腎臟的排泄作用，又有很密切的關係。試看夏天我們汗出得多了，尿就撒得少。冬天汗出得少了，尿就撒得多。冷水浴對於腎臟的功效，有消極的和積極的兩方面。清潔身體，使汗孔不爲汗質所閉塞，皮膚的排泄作用因而通順，腎臟不至於有負擔過重的困難，這是冷水浴對於腎臟消極方面的關係。從冷水刺激的結果這方面說起來，冷水浴既能引起膀胱的收縮，又能使腎臟裏血液循環加盛，其作用能促進尿液的分泌，使腎臟得盡其職，身體裏的老廢物，不致於停滯。這是冷水浴對於腎臟積極方面的關係。

冷水浴與生殖器 冷水浴不僅有上文所說的各種益處，就是對於生殖器病，也有很大的影響。譬如遺精陽痿等病，平常吃藥治療，往往不易見效；而用冷水浴去醫治，卻非常的靈驗。遺精病最忌衣服溫暖，夜間睡眠時，脚部棉被蓋得太多。冷水浴能使筋肉收縮，精神內斂。假使患遺精病的人，每日朝晚能够洗冷水浴兩次，久之，病自全愈。至於陽痿，完全是由於生殖器的筋肉失去興奮作用的緣故。最好的治療法，是每日施行冷水浴，注冷水於生殖器而摩擦之。利用冷水刺激神經的作用，使生殖器的筋肉，漸漸恢復其機能。行之日久，陽痿病自能不藥而愈，比到吃平常市上出售的補藥，要神妙得多哩！

四　冷水浴的方法上

冷水浴的功效，上文已經講解明白了。現在要研究施行時的方法了。本文先講普通一般的方法，以賅括的性質說明一切。下文再講進行的方法，以列舉的性質說明一切。

冷水浴的方法，從賅括的方面說起來，可分爲三種，卽（1）冷水摩擦法，（2）冷水淋灌法，（3）冷水浸體法。今分述之如下：

冷水摩擦法　冷水摩擦法，是練習冷水浴時最初的一步功夫。凡是未經練習過冷水浴的人，都要從這個方法學起。其法用毛巾一大塊，在冷水裏浸透，拿出來在全身竭力的摩擦，以皮膚起紅色爲度。這種摩擦法，又可因摩擦時毛巾裏所含水分的多少，分爲乾摩擦法和溼摩擦法二種。將毛巾從冷水裏取出後，用手絞至極乾，然後再摩擦身體的，叫做乾摩擦法。不將毛巾裏所含的水分，絞至極乾，就去摩擦身體的，叫做溼擦法。

冷水淋灌法　冷水淋灌法，是練習冷水浴的第二步功夫。其程度比冷水摩擦法要高一等。（練習冷水浴的人，要用這種方法，宜照下文冷水浴的方法下裏面所規定的條件施行，不可輕易嘗試。）其法將冷水從頭頂上向全身淋下，使全體同時感覺着冷。施行這個方法時，有自來水的地方，是很便當的。只要將自來水管子通到浴室裏，管端裝一個形似蓮蓬的龍頭（蓮蓬龍頭都會大商店裏都有得賣的）就行了。如果沒有自來水的地方，可以用一隻大水桶，擱在高處，桶旁開一小孔，裝上一個形似蓮蓬的龍頭也行了。假使這兩種方法，都辦不到，那末就用一隻小水桶，盛滿了冷水，用手拿起來向頭頂直淋，也可以的。

冷水浸身法　這個方法是冷水浴的最後一步功夫。非對於冷水摩擦法和冷水淋灌法有長時期練習的人，不可冒昧從事。其法用大浴桶一隻，和人身差不多高低，盛滿冷水，將全身裸體浸在水裏，約三四分鐘。出水後，再用毛巾擦乾全體。

五　冷水浴的方法下

冷水浴的方法，和第二章所講深呼吸的方法不同。深呼吸的各種方法，是平列的，並無深淺先後的不同。所以讀者可以任意選擇一種方法去練習。冷水浴的各種方法，是遞進的，練習時必須按部就班，不可躐等。否則不曾受到冷水浴的好處，反先受到冷水浴的害處。所以我講過賅括的冷水浴法後，在本文再將實行時逐步的手續，詳細列舉如下：

第・一・步・乾・毛・巾・摩・擦・法・　先在棉被裏，將襯衫襯袴脫去，用毛巾極力乾擦皮膚，從項頸肩頭起，一直到手臂、胸部、腹部和背部，順次摩擦。最後再擦腰部和脚部。

第・二・步・溫・溼・毛・巾・摩・擦・法・　用比體溫（攝氏寒暑表三十七度，華氏寒暑表九十八度六分）稍低的微熱水，盛在大面盆裏，將毛巾浸透後，極力絞乾。先摩擦上半身。摩擦後，再用乾毛巾覆擦一遍。再摩擦下半身。摩擦後，也須用乾毛巾覆擦一遍。施行這個方法時候，水的溫度，可以逐日減低。

第・三・步・冷・溼・毛・巾・摩・擦・法・　先用冷水將毛巾浸透，提出絞乾，摩擦全身，再用乾毛巾覆擦一遍。施行這個方法的時候，最初幾日，毛巾須絞得極乾。等到習慣後，就不必絞得極乾，也可以摩擦了。

第四步冷溼毛巾摩擦和冷水洗法　四肢均用冷水洗，胸部、腹部和背部則用冷溼毛巾摩擦，隨後再用乾毛巾摩擦全身。

第五步冷水洗法　先將毛巾浸透冷水，塗洗全身，然後再絞乾毛巾摩擦之，最後用乾毛巾覆擦一遍。

第六步冷水淋灌法　先將衣服脫盡，用冷水淋灌全身，然後絞乾毛巾摩擦全身。最後用乾毛巾覆擦一遍。

第七步冷水浸身法　先將全身浸在盛滿冷水的大浴桶裏，約三四分鐘，然後出水。再用絞乾的毛巾摩擦全身，最後用乾毛巾覆擦一遍。

以上所說的七步方法，爲謹愼小心起見，所以第一步用乾毛巾摩擦法，以後可以逐漸進行，到第七步冷水浸身法爲止。練習的人，須先將第一步方法施用幾天，成爲習慣後，再進行第二步方法。經過十多天後，再用第三步方法。以後循序進行到第四步、第五步，最後用第六步、第七步兩法。

若在夏天練習者自信身體健康，並無外感病時，則雖初學，也可以省去第一步和第二步，徑用第三步方法。

第六步和第七步兩種方法，最難勉強學習。亦有對於第三步方法，練習了十多年的人，而不能用第六步第七步方法的。所以練習冷水浴的人，當酌量自己的體力怎樣慢慢的進行，不可求速效。日本的裸仙人岩佐珍儀，是一個著名的冷水浴家。據他的意思：非經過二年以上的冷水摩擦法，使皮膚的抵抗力非常强健之後，不可就用冷水浸法。

六　冷水浴時應當注意的諸點

關於冷水浴的功效和方法，上文既已詳細講過，讀者如有志於冷水浴，可以依法逐步試驗。先用乾燥的毛巾摩擦，次用溫溼的毛巾摩擦，最後用冷水浸身法。行之日久，自能身體日强，疾病減少。但是每日實行的時候，也和深呼吸一樣，有種種應當注意的事件。今列舉如下，庶幾練習的人，不致因噎廢食，能實受其益。

冷水浴宜於早晨行之 冷水浴的功用，全在刺激皮膚，使全身的血液循環因而旺盛，所以刺激的力量愈大，血液的循環也愈盛。當早晨時，我們初從溫煖的棉被裏起來，全身和煕，這時候行冷水浴，皮膚也自然容易受刺激，因而功效也愈大。并且早晨的時候，我們因爲夜間休息了一夜，精神充足，不論做什麼事，往往容易見效。利用這時間去實行冷水浴，定能事半功倍。

冷水浴亦宜於臨睡時行之 我們白晝做事勞動後，每到夜間，覺得精神疲勞，全身各機關的行動，都變成遲緩；而以臨睡時爲尤甚。這時候假使我們用冷水來洗浴，因冷水的刺激，使全身的血液循環加旺，各機關的行動因而靈敏，使精神回復到未疲勞以前的狀態。久而久之，自能身體日强，作事能力增加。假使能够在冷水浴前，行深呼吸運動，則其收效尤大。

冷水浴時間不宜過久 在夏天氣候炎熱，冷水浴時時間不妨稍長。假使在冬天氣候寒冷的時候，行冷水浴的人，應當舉動敏捷，在短時間內，將全身摩擦完畢。這是什麼原故呢？因爲舉動敏捷，一方面可以助全身的血液循環加盛，一方面可以不使身體久赤露在空氣中受嚴寒的侵襲。

冷水浴的功效全在摩擦　冷水浴的功用，先是利用冷水的刺激，使皮膚裏的血管收縮，將全身血液奔注於心臟；次則利用摩擦，助皮膚裏的血管起反射作用，使心臟裏的血液放注於全身。因此行冷水浴的人，不可以身體沾有冷水，就以爲已盡冷水浴的能事；必須用力摩擦全身，直等到皮膚表面現出紅色爲止。

冷水浴須備乾溼毛巾兩塊　冷水浴的功效，既全在摩擦；但是最後的摩擦，應當用乾毛巾，庶全身皮膚上的水分可以吸收淨盡，不留絲毫溼氣。所以冷水浴時，須備毛巾兩塊，一爲溼摩擦之用，一爲乾摩擦之用。

冬日冷水浴時宜關窗戶　夏日氣候炎熱，冷水浴時，雖受戶外涼風之吹襲，於身體上尚無重大妨害。至於冬日，則不論用何種冷水浴法，都要關上窗戶，免致受寒風的侵襲，而生疾病。

冷水浴後不可少著衣服　天下的事情，應當順着環境，不可有意矯枉過正。冷水浴的目的在利用刺激。冷水浴後，刺激的效力既過，則所以保護體溫的衣服，必與環境相適應不可少著衣服，使身體受寒。

發熱出血或患怔忡病時宜停止冷水浴　已經實行冷水浴的人，如遇身體少有不適時，仍當繼續進行，不必停止。但是遇着身體發熱，或皮膚上有破裂出血的時候，或患怔忡病的時候，冷水浴可暫停幾日，等到病愈後，再繼續進行。

冷水浴是積極的養生法非消極的養生法　冷水浴的目的在鍛鍊身體，其功用在防禦疾病的侵入。所以是積極的養生法，並非消極的養生法。凡身體太虛弱和大病初愈的人，不必勉強練習。

冷水浴以夏日開始爲宜　我們作事都要利用機會，有良好的機會，事情自然順手。冷水浴也是這樣。凡開始實行冷水浴的人，最好從夏日實行起，因爲夏日天氣炎熱，用冷水洗浴，不至於有重大的不方便。以後天氣漸涼，習慣漸成，那怕到了冬日，也不感覺到困難。所以夏日實爲實行冷水浴的好機會。

實行冷水浴須有信仰心　冷水浴於我們中國人不很習慣，所以實行冷水浴的人，對於冷水浴，先要有十分的信仰心，方才能破除懷疑，堅持不輟。并且照心理學上講起來，信仰心不僅能使人對於一件事堅持到底，還能夠因心理作用，使人對於所作的事，容易見效。我國有句俗話說：『誠則靈』就是這個意思

第四章　結論

空氣和冷水這兩件東西，地面上隨處都有，人人可以自由使用。讀者若能依照上面所說的方法實行，對於身體的健康上，必有良好的效驗。從前哥侖布尋得新大陸，回到歐洲的時候，有許多人妬忌他的功勞，想用一個方法羞辱他一番。有一次當哥侖布在一個大宴會上，妬忌他的人向衆揚言道：『航海尋覓新地這件事，只要有船隻，人人都做得到。』說罷，衆人都露出一種譏笑的狀態。哥侖布受了這個侮辱，一聲也不響，半晌，才慢慢的問道：『諸位當中誰能够將雞蛋在桌上直豎起來？』衆人想了一回，都回說：『不能够。』哥侖布拿起雞蛋在桌上一磕，蛋殼微破，蛋就直豎起來了。衆人不免鬨然大笑，說：『這樣誰不能够？』哥侖布道：『原是誰也能夠做的，可惜諸位不去實行。』哥侖布這句話眞不錯，『知之非艱，行之維艱。』我願讀這本書的人，知了之後，還須繼以實行呵！

從前有一個大學問家叫做牛頓，他有一次坐在花園裏，看見蘋果從樹上落下來。他以爲奇怪極了：『蘋果怎麼會自己落下來的呢？』他研究了好久，終究發明了地心吸力的道理。從前又有一個大學問家叫做瓦德。他有一次看見水壺的蓋兒，當水沸的時候，不住掀動着，他也以爲奇怪極了，用心研究，後來被他發明了蒸汽力的道理。蘋果落地，壺蓋掀動這些事情，在普通的人看來，眞是平淡無奇，誰也不去注意的；而牛頓和瓦德却因此成爲千古名人。從此可知世上沒有可以看輕的事件。我願讀這本書的人，不可以深呼吸與冷水浴爲老生常譚而藐視之，須要立刻實行才行啊！

（完）

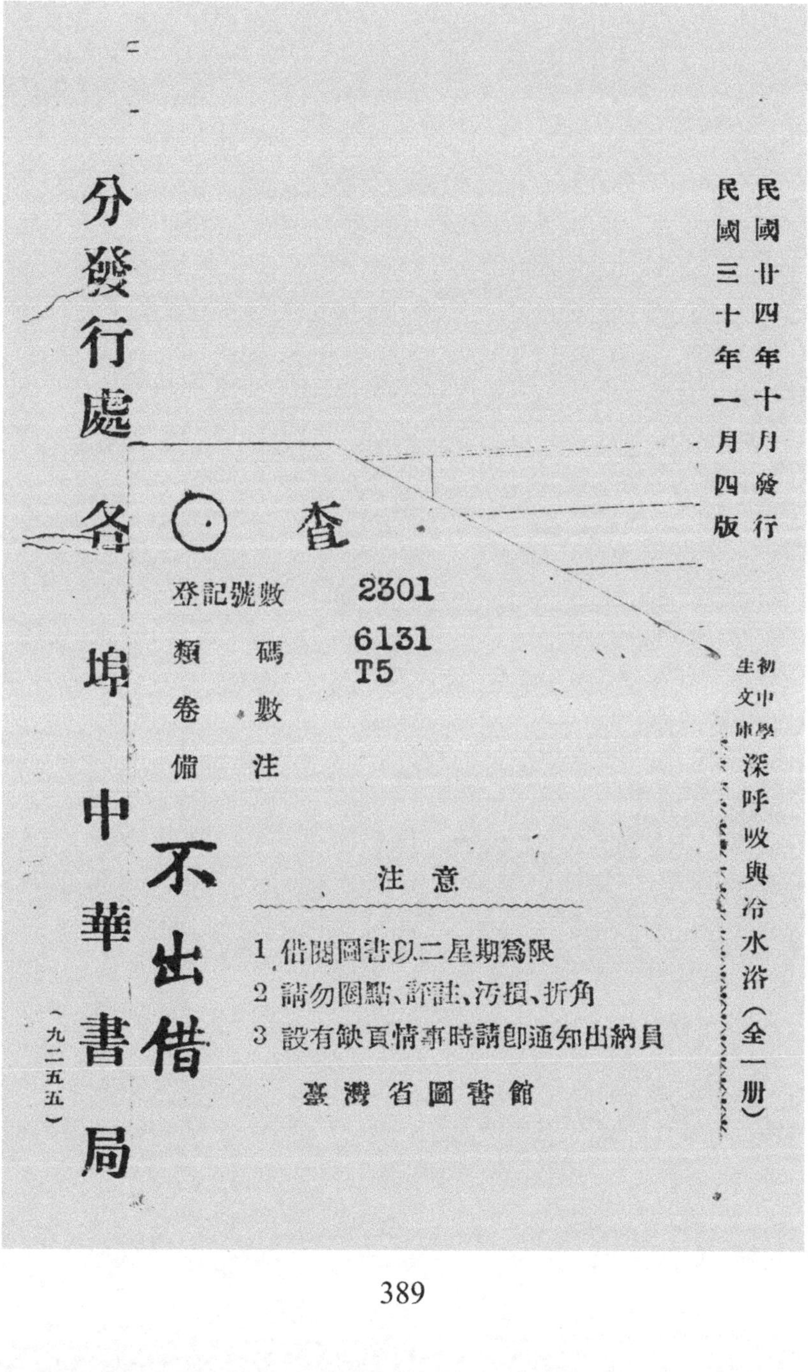

民國廿四年十月發行
民國三十年一月四版

初中學生文庫
深呼吸與冷水浴（全一册）

查

登記號數 2301
類碼 6131 T5
卷數
備注

不出借

注意

1 借閱圖書以二星期爲限
2 請勿圈點、評註、汚損、折角
3 設有缺頁情事時請即通知出納員

臺灣省圖書館

分發行處 各埠中華書局

（九二五五）

萬病自然療法

顧實 編纂

商務印書館

民國六年七月再版

武進顧實譯述

萬病自然療法

商務印書館出版

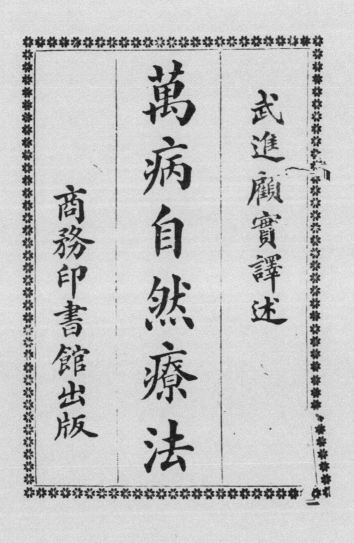

萬病自然療法目次

萬病自然療法

第一 論盆景之國民

自天演論出。而優勝劣敗適者生存之語。爲世人所習聞。抑知所謂優與適。皆順其自然之謂也。故自然之爲用。國家得之而治理。人民得之而壽康。鳥獸草木得之而蕃衍滋殖。語其大要。實不外反乎矯揉造作之人爲作用而已。

凡不自然之人爲作用。可以盆景一物代表之。而爲不自然作用所養成之國民。謂之曰盆景之國民也亦宜。

今夫植草木於盆盎之中。截其根。蜷曲其枝幹。限制其養分水分。欲枯死而不得。人之從事於此者。不過以爲庭戶間之裝飾品。供朝夕之玩弄而已。而在植物則甚屬困苦矣。夫極樹木滋長之本性。有高達數十丈。上摩霄漢而翳雲月者。今也加以人工。局之尺寸。植諸盆盎以供賞玩。而人類方且騁其心智。炫其巧妙。累代相傳。成爲東洋之藝風。此在樹藝上或亦自成一道。雖然吾曹固人類也。以處置植物之方法。處置人類。所不許也。讓一步言之。卽以處置動物之方法。處置人類。亦所不許。今也有以培植盆景之方法培養國民者。且有以飼蠶之方法。飼育國民者。是誠吾人之所大惑不解者也。

統一的義務敎育。由人爲科學上之敎育原則觀之。或自有其價値。而由自然作用上觀之。其可議者甚多。今夫兒童自十百以至千萬。皆各有其個性。而欲以同類之方法統一之。根本上未免錯誤。例如集多數兒童於一敎室中。施以同一之敎育。以視給桑葉於蠶。囿植物於盆盎。殆無以異。此種敎育。無以名之。名之曰盆景敎育。嗚呼。此最近敎育界改良之思潮。所以方興未艾也。

大抵盆景中之草木。對於外界之抵抗力。恒極薄弱。易爲寒氣所凌襲。風雨所阻毀。害蟲所侵損。而受盆景的培養之國民。處於困難之境遇。亦常乏其抵抗力。以其身心皆甚虛弱故也。試觀近代敎育旣已普及。文明亦大進步。而緣是所生之弊患。直接間接。日益蔓延。人民每苦萎弱。身心不耐疲勞。其患神經衰弱者。至十居八九。寧非根本上不自然之人爲作用有以致之乎。

抑豈獨號稱文明國之教育足以使然矣。凡半開未開之國。所流傳不自然之風俗習慣。其足以馳驟束縛自然之人身。使國民成爲盆景的生活者。尤有甚焉。傳曰水至清則無魚。有味哉斯言也。故每値亂世。一切之藩籬皆撤。回復其自然之原狀。而聖智出焉。若太公望之賢。老聃之明哲。孔子之至聖。其尤著者也。然則不自然之人爲作用。其結果固釀成人生之大患也。

疾病及夭死者。天罰也。非天命也。受盆景的培養之國民。而一切之疾病、夭折、羸弱、災禍、悲恐、貧乏。乃相隨而至。此自然之結果。無足怪者也。蓋必國民之體格健全。精神活潑。思想自由獨立。而後光榮也、富裕也、健康也、長命也。皆可得而享有。故與其取盆景的培養。不如取野生的之自然發達。彼野生之動植物。疾病極少。即其明徵。而茲所論者。則在於人體疾病之治療。要亦不外依據自然的生活及其方法也。

第二　人體非器械說

人類各有其身體。或以人體爲一種精巧之器械者。誤也。人體者。超絕乎器械。而位於器械以上者也。今世中縱極巧妙之器械。決不足比人體。固無待論。等而下之。卽極下等之生物。如黴菌。比於人工所造最精之器械。尙甚巧妙也。夫人類智識進步。漸能製造巧妙之器械。而據吾人今日所知。尙不能造成極下等之生物。據傳聞巴黎之學者。有唱以人工造蟬者。然亦不聞其同乎生物。能生育。能繁殖。且能自由飛翔也。是故吾人固能用人工以繁殖一切之生物。且亦能依自然之方法而使人類繁殖。然決不能創造或做造一生物也。

惟是近今多數之醫學者化學者。欲以人體作爲一種之器械。解剖之而研究其中之構造。分析之而審驗所有之成分。苟見其有何種障害。則卽以爲疾病。而施其適當之療治。斯亦誤之甚者矣。夫取人體而解剖之分析之。以知其疾病。而採用相當之方法。固甚合理。然試稍加深思。則此方法乃極淺薄。此其故易明也。例如解剖胃腸。悉知其構造並其狀態。然僅限於知之而已。至若何而可治病。則與此無大關係也。又如解剖肺及心臟或腦。而知其構造。殆於治病上。無甚價値。並非謂絕無效能。亦以其不過略供參考。而關於治病之效果固極少耳。

蓋人造之器械。若有弊壞。則詳知其構造者。自易加以修理。至於天然生成之人體。苟有疾病。不依造化之自然方法。決難平復。故治胃腸之病。無須究知胃腸之構造及作用。且卽欲究知其構造及作用。亦恐終不可能。而縱使不知其構造。苟能依自然之作用。自可祛疾病而保健全。何謂依於自然之方法。例如欲食卽食。欲飮卽飮。起居運動。隨意所欲而行之。則胃腸自能保其健全矣。

觀於世人因不自然之行爲。以致胃腸不適。而施治者更強飮以不自然之藥。食以不自然及素所不喜之粥與牛乳鷄卵等。又當不欲飮食之時。逼其飮食。或本欲飮食而反不許其飮食。凡此皆不應於自然之身體要求。且用不自然之方法。故其病惟有日趨於重而已。

大凡支配吾人之身體者。就根本上言。乃屬於精神作用之無形作用也。譬諸運轉蒸汽機關者。厥爲石炭。而運轉吾人之身體者。厥爲精神作用。天賦予吾人以喜怒哀樂之情。皆足以支配吾人之身體。而吾人之身體。本生物也。彼醫者及多數之生理學者。乃欲以生活之人體。視同死物而處置之。此疾病之所以不易療治。而病人之所以日多也。

總之人體者。斷非器械。乃應運乘機。千變萬化。靈妙不可思議者也。

第三　人體超絕乎人智

充兩間之物類。無論若何靈妙。蓋莫有能及人體者矣。故人體者超絕人智者也。目論之學者。不量一己智識及判斷力之淺薄。復不顧身分之不相稱。妄自以爲了知此靈妙之人體作用。欲恃其粗率之見解以治疾病。適足以草菅人命耳。

吾人對於解剖人體。且分析之。而研究其作用者。非謂其無用也。人體既超過人智以上。正須深加研究。今乃對於當世醫士及學者加以批駁者。無他。因彼等以超絕人智之身體作用。視同淺薄。以爲易知或且以爲盡知之。對於各病。輕下判斷濫與藥物。且指示種種不自然之治病方法。故覺其不足恃也。蓋吾人之身體。因其構造及作用之靈妙。故不易受障害而起疾病。縱使有之。大概於自然不知不覺之間。能漸趨於平復。其患疾病。實出於不得已。乃人之極不自然之行爲之結果也。夫既因不自然行爲之結果而起疾病。若更依不自然之方法。或用藥品。或反於生理。以冀其治愈。此疾病所以多不治也。

太空無限。吾等身體作用之靈妙亦無限也。驟觀之。不過一片之筋肉耳。然藉顯微鏡及化學分析之力。而研究其構造與其性狀及成分。則其生成之靈妙。眞不測也。夫天地之間。無論何種生物。皆不能以人力創造者。此一片之筋肉。其不能以人力製造。固無待言。而其甚者。卽此靈妙之構造及性狀與成分。吾人欲窮知其究竟。以現今學術之力。尚不可期。何則。現今所發明之顯微鏡。無論如何高度。不能視物擴至一萬倍之大。且分析之力。亦極不完全。故以學術上有限之力。欲周知無限靈妙之物。終不可能。要之。人智縱屬無限。而就現在言。吾人之身體。不能不謂爲在人智所及之範圍外。蓋已幾經研究。而不知其紀極矣。

然則處置此超絕人智之人體。苟徒恃人智爲之。豈非根本上之錯誤歟。今之醫士。皆徒恃人智者也。其愚與緣木求魚等。凡胃腸病、肺病、腦病、及其他諸般疾病。皆屬靈妙人體之一種障害。若醫士對之。而以藥餌及不自然之行爲。冀其痊愈者。等諸卻行而求前耳。

第四　人體之本能

飢而欲食。渴而欲飲。倦而欲眠。達於成年而欲求配偶。凡此所謂飲食慾色慾、睡眠慾。爲自猿類以至犬馬之所同具。且純爲獸類一般之通性。固有之本能。而亦即人類之本能也。然欲充足此本能。不能不爲自然之要求。苟使吾人飢不食。渴不飲。倦不眠。則身體中忽起障害。五官之作用變化而生疾病。充其極。不至於死不止。

所謂本能者。指生物之自然直覺者而言。以其不習而自然能覺之者也。其爲自然。

乃不能以人力而左右之者也。小兒之生也。首先求乳。其求乳也。非由母教而爲自然直覺者也。換言之。卽自然教之也。凡吾人之食慾。睡眠慾。乃至色慾。皆天所賦與者也。人類之欲充此慾者。天導之也。而所謂本能者。卽爲造化導人一種之方法也」

然則本天之所導。發而爲吾人本能之所表示。依之以動作。而無或違反。則疾病庶可免矣。是故眞能衛生者。必從天導之本能而行動。所謂欲食卽食。欲飲卽飲。而飲食必求其素嗜者。體倦則眠。力疲則息。爲其所欲爲。而不強以所不欲。衛生之道要不外此。然則吾人當未患疾病時。而欲保持身體之健康。本此行之。固極容易者也」

至從前及現在所行之衛生方法。大抵爲走入歧趨之學者。本其誤解之學問所構想而成。蔑視天賦人體自然之本能。而不知其作用。遂妄唱食物宜軟被服宜溫等說。而以人所不嗜之牛乳雞卵爲滋養品。謂胃喜軟物而齒惡堅物。凡此種種之說。無非視人體如器械。而不知適以弱之也。更自社會之思想及教育上觀之。徒蔑視人之慾望而抑制之。遂唱爲人道之說。不外欲以人力抑制天賦之各種情慾耳。

由以上種種之謬說。遂使世界人民顏色幽鬱。性狀陰險。而疾病夭折輻湊而至。此誠人類之不幸。要皆由於蔑視人生之本能。而不與以滿足故也。夫天賦之慾望。可滿足而不可抑制者也。天之力。遠勝於人力。逆天者亡。順天者昌。必然之理。此尤盡人所易領悟而得之者也。

第五　人體爲一國家

吾人各有其一身。而由自身觀之。則重於地球。大於宇宙。何則、吾人之身體。爲神所造。而神之精神寓焉。彼神造之地球。神造之宇宙。自較吾人之自身。爲輕且小。故爲人類之地球。人類之宇宙。而非地球之人類。宇宙之人類也。蓋吾等之身。若不生於此世。則地球爲何物。宇宙爲何物。皆不得而知。是地球及宇宙之萬事萬物。僅恃吾人之意識。而能覺知者也。而神賦與吾人以能理解萬事萬物之智識。則此智識。固重於地球大於宇宙矣。

人體必爲自動的。及自發的。無論何種事物不能強之。例如吾人之食慾。非可自他而強之也。彼自動車看似自動。而實不然。乃依人力而發明之器械。備有能運轉之之動力。故可視爲自動者也。人體亦有類似於此之關係。惟是人體乃神之智識所造之一器械。而其運轉之動力亦可視爲直接受之於神者。至前所云人體非器械之說。乃指人體非人造之器械。並非謂人體非神造之器械也。故人體者。實可視爲神造之一器械。而欲其能運動。故賦與以各種之本能及意識智識等。吾人從本能及意識智識之所指示而行動焉。斯可矣。

人體者。一堂堂正正之國家也。凡一國爲主權者之命令所支配。而人體則由神賦直覺之本能及意識而支配者也。此神賦直覺之本能及意識。極尊嚴而不可侵犯。侵犯之者則有罰。吾人若有違背本能及意識之舉動。則必受相當之罰。猶之一國內之人民。不能違反主權者之命令也。

吾人之食慾。生存慾、色慾、虛榮慾等。皆爲自發的。若果出於他動。則不至發生障害不止。雖吾人各種之慾望。常爲境遇所挑撥。然其挑撥。必有以感應於吾身體之一部。則謂之自發的也亦宜。

一國必有一種之特色。個人亦必有特有之個性。此個性最宜尊重者也。蓋人類縱使毫無教育。毫無智識。亦必有稟自先天之自然個性同於一獨立之國家焉。腦神經。即國家之主權者。故能支配身體各種之器官。隨其命令或意識而爲行動。故吾人但以人體視同一國而處置之。舉所謂幸福也。健康也。繁榮也。長壽也。皆駢踵接跡而至矣。

第六　人體之妙機

欲知人體之妙機。試舉其淺顯者言之。例如吾人猝不及防。忽有飛埃。將入於眼。此刹那間。眼瞼乃迅如電光石火。緊閉以防止之。此爲無意識之眼瞼筋肉作用。因防外物侵入而起之舉動。即一種人體之妙機也。又如意外驟遇火災。人體忽生大力。而能舉平時決不能舉之重物。此爲吾人所習知者。而不能歸功於人力。蓋無意識所爲之行爲。不得謂之爲人力。而當視爲造成人體之神力所偶一發現者也。

觀夫世間貧乏之民。隆冬大雪有以單衣而卒歲者。勞動之人。河冰欲合。有以徒跣而渡水者。若據近世似是而非之衞生學說。必以此爲甚不合理。而不知實一鍛錬身體之最良方法。故若輩能戰勝其困窮之境遇而不屈撓。耐劇烈之勞苦而不疲茶也。又嘗有人能憑一種法術之力。而步行於烈火之上。或能於十數日至數十日間絕食者。更有白晝常居黑獄之中。歷數年之久。食粗惡之物。而能保全其生命者。蓋人體善制境遇。而又受制於境遇者也。彼多數之動物。尙能應其境遇而爲變化。故神亦賦與可變化之性狀於吾人。無論何處。皆可見神之用意甚爲周浹。而吾人所意料不及者。皆爲神意之所注也。

吾人之身體及性狀應於境遇而能變化者。此之謂身體之妙機。然則吾人於日常生活上欲保身體之健康。必不可用一定之方法。且無可爲一定之方法者。良由人體。善於應變。本其先天的個性。隨時隨地。而自異其方法。此所以能無病而健康也。若僅如彼醫士及衞生學者所唱。謂人體宜規律於一定之範圍。決非能得其當也。

例如以冷水浴及冷水摩擦。爲有效於人體。然其實不皆有效。有行之而有效者。亦有無效者。要在相其人之體質性狀境遇之宜否耳。

要之人體者。超絕人智。具有人所想像不到之妙機。以吾人之體力及能力。終不能瞭知之也。吾人能知淚由何種之器官。因如何之生理作用而出者。又知此淚乃依於神經作用而出。且知其出由於悲。然所謂悲。果何爲者。究其原因。人各不同。而絕無一定者也。故吾人但知此爲人體之妙機而已。不能加以說明。即能說明。亦不過曰是自然之作用耳。

夫旣謂之自然之作用。則斷非人力所能抵抗明矣。蓋自古迄今。自然之力常勝。吾人之所得爲者。惟有深研此自然之作用。而服從之之一道而已。各種之疾病。咸由逆此自然之力而生者也。故依據自然所指導而行之。則舉世之疾病可不作。此吾人所以當隨在研究其作用而服從之也。

第七　靈妙之血液作用（其一）

今試以針刺指。卽見血液湧出。蓋人體無論何部分。除毛髮爪齒之尖端外。無一非血液所至之處。此血液運行循環不絕。具有營養周身及排除廢物之作用。當吾人尙在母胎未營呼吸作用。血液卽已運行。呼吸作用在離母體之後始有之。而心臟鼓動之音。則在胎內已有之。且在外部得聞之也。

此血液作用。先於人體一切作用而有之者。且爲人類根元之精蟲及卵珠。其自身亦由血液化生者也。而此流行人體之血液。其自身乃爲生物。試以顯微鏡觀之。但見有赤血球白血球浮游於透明之液體中而已。然此血球之自身能運動能攝取營養分。一如分裂繁殖之一生物也。是吾人之身體可謂爲無數生物之集合。不啻無數人民所集合而成之一國也。此生物集合體之血液。常隨心臟之鼓動。循環全身以營養之。遇有障害之物。卽發揮其抵抗力以排除之。而有抗萬難之作用者也。例如吾人偶傷手指。則見血直流出。然一面因防止流出。本血液自然之性。不待人力。亦自能凝固。以塞其傷口。惟是傷口過大。實際上須加人力以防止之。固不待論。

而此血液之自身。固自具止血治傷之相當作用也。

若照近日醫法。遇有受傷。常用石炭酸硼酸等消毒。外施繃帶。此法固不得謂爲不良。然卽血液之自身。亦自然具有療治之力者。事實也。據余所見。則傷口消毒。非屬必要。何則、血液之自身。既爲生物。自有抵抗外來微菌之力。雖其力不無強弱。然其力並非不完全也。至其力所以分強弱者。蓋有種種原因。(一)先天的體質。(二)食物之種類。(三)精神作用。此三者皆有重大之關係。故凡受傷之人。或可速愈。或且至於不治者。與其謂爲醫術之優劣。不如謂與此有密接之關係也。

以上僅就受傷畧示血液作用靈妙之一例。而此外尙有抵抗微菌及排除障害之作用。亦甚靈妙者也。凡人體當強健無事之際。則血液僅營養身體而已。兒童因之而成長。成人因之而發揮各種生活之機能。一似毫無足異者。一旦發生障害及疾病時。而始覺其作用之靈妙。吾人觀於血液之作用。而可悟自然之對於人身。其注意保護爲何如也。

第八　靈妙之血液作用（其二）

欲就血液之靈妙作用。詳爲說明。未免詞費。茲更略言其與微菌之關係如下。

現存於地面之微菌。其數目與種類之多。殆非想像所能及。而此無限數之微菌。實日在四圍以包擊吾人者也。當吾人生活力充足之際。此等微菌怵於人體自然之抵抗力而不得逞。苟吾人失其生活力而死。則腐敗之微菌。瞬息之間。四圍來集。不至於糜爛不止。故人若死於氣候溫暖之際。立卽腐敗而放惡臭。此皆由微菌之作用使然。至於人體中之血液。當其人生存時。對於微菌固具有抵抗力。及其人既死。血液亦失其生活力。而不能抵抗矣。人之死也。若究其原因。則由於血液之失生活力所致。凡人患有肺病。或胃腸病。以及體中各器官。受有障害。於是血液不能完全供給養分。或因其他種種障害。至停止其循環作用。因之血液自身。失其生活力。而身體亦失其生活力矣。

再試就彼可恐之鼠疫菌與血液之關係言之。當鼠疫菌乘間隙而混入人體之血液時血球對於此鼠疫菌之破壞力。而試其抵抗焉。彼發熱作用者。卽血球對於此病菌為抵抗。別無其他理由。吾人縱不知血球如何抵抗鼠疫菌。然其勢必劇烈。而其結果為發熱。此發熱乃人身之自然療法也。

故人雖患有鼠疫病。若體力之發熱作用。足以抵抗。或血液自身之抵抗力甚盛。則可無慮。此際吾人所應從事者。惟有靜養而已。若飲不自然之藥。或入病院而勞動身體。甚屬非宜。但當靜攝安眠。服食清涼飲料及野菜羹湯之類。而勿飲用繁殖微菌之牛乳等。以上所述。不過表示血液對於微菌作用之一例。至對於一切之微菌。無論如何。血液皆能依其靈妙之作用。而有應機處變之方法者也。

人身之毛髮齒爪。非受之父母。乃依據自然靈妙之血液作用而生者也。血液雖恃食物以為養。而其靈妙之性狀。則受之於自然。吾人對於血液。所可得而知者。卽恃食物以為養。由心臟及血管之作用而分布於全身。常為一定之行動。在身體生活期中。無瞬息停止者也。且血液循環。能保其平均。則吾人身體。鮮遭障害。惟遇有不自然之行爲。至使失其平均。生種種之障害而疾病興焉。要之血液實吾等生命之根元。本其靈妙之作用。而能自然治愈疾病者也。人苟能利用之。則可保其健康長壽矣。

第九　血液之循環作用

血液常循環於體中。其循環作用。就現今吾人所能知者。乃專屬心臟之所司。心臟每一鼓動。血液遂分布於全身。而又集注於心臟。心臟實爲周身血液所聚集。與肺腎二臟相關連。而司血液循環一切之事。此心臟動靜之情形。可由脈搏而知之。而脈搏之數。在平人一分時自七十乃至八十。若人體生有障害。如因疾病而發熱。或飲酒及受意外驚恐。與其他因於精神作用之際。則脈搏之度數增高騰至九十乃至百二十左右。而脈搏所以如此之速。乃由血液循環之速力增加。換言之。卽血液之循環速也。

凡血液循環既速。脈搏之度數因之增多。是爲身體之自然療法。在醫士及多數學者。以脈搏之速爲可憂者。而實則決無足慮。夫血液之行速。而脈搏之數多。誠非身體之常態。然必其身體一部分。發生障害。爲疾病之先兆。或將罹於疾病。故血液循環加速。脈搏加多。其情形恰如某處火起。消防隊以全速力馳赴之。其理一也。凡身體一部分。發生障害。血液出其必要且相當之速力以爲防禦。此卽身體之自然療法也。身體所在常具有能除障害之方法及手段。例如發熱之際。脈搏常增。至其障害及疾病之原因。無論如何。在人體自身常勉行其自然療法。此亦足表見自然之注意周浹也。

蓋脈搏增加。足見身體新陳代謝之猛進。血液之循環旣數。而身體諸部亦迅速而勃發其機能。夫身體中新陳代謝之猛進。與機能之活潑。皆所以導身體於健康者。此自然之妙用。亦可謂極矣。又吾人飲酒及湯。亦以速血液之循環。增脈搏之速度。而身體之健康由此增進也。

總之。血液之循環作用。極爲靈妙。能應於必要。而增減其速力。此臨機應變之作用。

實具有自然治愈身體障害及疾病之機能也。然則吾人脈搏之數。或減或增。皆可無慮。但須信賴自然之作用。出以靜養。可矣。彼多數醫士。用不自然之醫藥。如冰囊之類。欲防阻自然之作用者。其結果適以害身體耳。

曠觀宇宙無論何種事物。自然作用。皆在人力作用之上。更無有巧妙於此者。即此血液之循環作用。已足以表示其靈妙。吾人巧爲利用。可完全以自然的醫治疾病。以保健康也。

第十　靈妙之呼吸作用

人體常營呼吸作用。以呼吸作用。本爲無意識者。而其關係於身體極爲重大。苟使斷絕呼吸。則僅十數分間可使立死。

夫呼吸爲從空氣中攝取酸素。排出炭酸之作用。此普通習聞之學說也。顧空氣之成分。果如向來學說。僅由酸素窒素而成歟。且人體中呼出之氣。僅爲炭酸氣歟。此實大有可疑者也。蓋此種學說。僅據向來化學上相沿之智識而得知之。而現今所謂化學上其根本上已有可疑。故謂呼吸作用。但自空氣中吸入酸素呼出炭酸氣者。不能無疑也。

凡屬生人。但於斯須之際。不營呼吸。卽不能維持生命者。事實也。而此呼吸作用。與血液之循環。有密接之關係。血行體中。遂含有炭酸氣及其他廢物。至肺臟而呼出之。別吸取新鮮之酸素。及其他有用之空氣以資營養。而呼吸作用。專屬肺臟之所司。若肺臟見侵於黴菌。或受其他障害。則不能完全營其作用。而身體因以衰弱者。可無論矣。且呼吸作用。自吾人甫離母體而卽有之。直至於死。全不停止。抑且不能停止者也。而營此重大作用之肺臟。自其構造及機能觀之。實甚靈妙。就中密布毛細血管。儼如網狀。最易流通空氣者也。

人體胴部之構成。無論頑強如胸廓。軟弱如腹部。皆能伸縮自在。以助呼吸之作用者。設呼吸之際。用力於腹部而使之伸縮。則自成爲深呼吸。此謂之腹式呼吸。乃專由腹部之作用而呼吸者。此種呼吸。甚有益於身體。至如胸廓。雖爲肋骨所圍繞。然當呼吸之際。伸縮自在。常能助彼靈妙之呼吸作用也。

大抵呼吸之爲用在供給活力於血液。爲一種身體之重要作用。若有障害。生死攸關。故司此呼吸之肺臟。其構造本極健全。等閒不易患病。即偶患之。在理亦屬易治。然而世竟有難治或不治者。此皆由治法之不良。在造化生成。決不使此重要器官。易患不治之病也。

世人視夫患肺病者。喀喀作咳。將謂其病勢增甚。而不知其能作咳。正自身之自然療法也。凡因風邪而咳。或因氣管有障礙而咳。無論何者。皆其自身之自然療法也。此際病人所應遵守者。不外根據於自然療法。攝取完全之營養。及爲適當之運動與靜養而已。

人體各種器官。其構成無論如何巧妙。苟處置不得其法。則頓失其效用。又疾病縱屬輕微。若無相當之治法。遂成不治之症。彼倡肺病爲不治之說者。實則肺病本非難治。因治法不良。而變成不治也。良由彼用不自然之藥餌及方法。以至於此。倘能依據自然的營養及方法。則治之固屬易易也。

第十一　靈妙之筋肉作用

人體除骨骼以外。大部分皆由筋肉構成。就中連絡於腦及連絡骨與筋肉之腱。若神經及各種之皮膜。其構造及性狀異於普通所謂筋肉。然大略可視爲類似於筋肉者也。此等筋肉。若用解剖及由顯微鏡以觀察之。則見有種種複雜之構造及性狀。然大體皆由伸縮自在之筋纖維而成。其有彈力如橡皮。其強韌者又如麻縷。此種似橡皮非橡皮似麻縷非麻縷之物。其堅牢無比。然亦含有軟性焉。舉一切天然物人造物。無有如筋肉之靈妙者。蓋普通物質。使用愈多。則愈歸消耗。而筋肉不然。愈使用而愈增其強大。此由其作用之活潑故也。人之一身。多用手則手大。多用足則足大。若多運用其全身則全身肥澤而強健。凡此皆常人所目擊心知。毫不覺其奇異者也。然試問世有一物焉。愈使用，而愈強大者。捨人體筋肉外。可斷言其無有也，人體內部。營重要作用之諸器官。例如肺臟、胃腸、心臟、腎臟等。皆自筋肉而構成者。故此等諸器官。愈使用亦愈堅強。而機能愈見活潑者也。惟是使用不得其當。遂生障害。固無待論。然苟能適宜使用。則可日益強健。例如爲深呼吸及運動。所以運用肺臟心臟也。適宜嚼食堅物。及飽食諸物。所以運用胃腸。以使其作用強盛也。裸其體於日炙雨淋之下。嚴寒酷暑之際。所以磨鍊皮膚。使之堅實。而不易感受風邪也。至於腦及神經。亦因運用而愈良。運用愈多。其機能愈活潑。所以使吾人進德寡過。增智識。明義理。而享受無限之幸福也。此外如包裹於筋肉。依血液以爲養之骨骼。亦與筋肉略同。愈運用而愈發達。總之。吾人之身體。其大部分旣成於筋肉。而筋肉具有愈使用愈發達之性狀。此人體所以能卓然獨立。爲自動的作用也。

世人疾病之多。正由不運用其身體而起。而尤因其使用不平均而起者也。所謂使用之不平均者。舉其例如不運動手足。及其他身體諸部之筋肉。僅使用其腦。或僅使用胃腸。或僅用眼。僅用耳。皆是也。人若能平均使用身體各部。決不至發生疾病。

然則人體之有障害及疾病。必以使用不平均爲之原因。故自然療法之根本。在於應疾病之程度。而爲適宜運動。或適宜使用其精神。及食適宜之食物。以活潑胃腸之作用。注意以上數者。而與靜養互相消息。勿使至於過不及焉斯可矣。

第十二　靈妙之消化器作用

人體自口中以達肛門。有一長管。稱之曰消化器。直貫身體之中央。所以供給人體營養之器官也。吾人日常所食。自飯蔬魚肉。以及其他一切之食物。皆經食道。入胃達腸。消化之。分解之。吸取其精華而爲血液。排除其渣滓而爲大小便。驟觀之。似無足異。然試少加深思。則其作用之靈妙。誠有不可思議者矣。

世人皆以鬼物爲不可思議。然據心理學之研究。雖鬼物亦非絕對不可解者。催眠術之始發見也。人多目之爲妖術。而不肯信。殊不知人人就於一己之身體觀之。其不可思議之點。較諸鬼物與催眠術。以及一切神怪之物。未遑多讓。而世之人竟習然不覺也。

天給人以各種之食物、使消化之爲赤血。以養其全身。而賦與以有生之愉快。此非不可思議者乎。現世中無論如何竭盡人力。以化學作用。未有能發明化白米爲赤血者。至於使鬼物出現之術。則英國之心理學者。已有所發明。載於彼國最近之雜誌矣。是世間各種不可思議之事。行將依人力而逐漸發明。獨至人體内之消化作用。欲以人力爲之。恐未可必。縱其有之。而此關於人體之自然作用。至於易以人爲。恐亦居於最後之事耳。

或有據近日之化學實驗。於就玻璃杯中。依提亞司泰斯之作用。使米或麥變爲糖分者。然在此玻璃杯中之消化作用、與其在胃中之消化作用、是否同一。不能斷言。況此種人爲的實驗之消化作用。與人體中自然之消化作用。必大不相同。而卽欲以此應用之於自然消化作用、可謂毫無意義也。

蓋消化作用極靈妙。而不可思議者也。然此屬於自然的。吾人能隨自然之所指導而利用之。則卽能享受有生之樂者也。自然決不強人使領悟此靈妙不可思議之作用故吾人並無研究之必要。但依其作用可耳。即如前所云欲食即食欲飲即飲食當擇其所嗜者。不問其物之堅軟。要期於適宜而已矣。

凡此等自然作用。宜從而不宜逆。彼世人患各種之疾病與胃腸不消化所有苦痛。皆由逆自然作用而生者也。試觀太古之人。無如現今之虛弱、短命者。彼洪水時代之挪亞壽命之長殆近千年。其他壽命多有至數百年者。此非甚奇之事也。是故自然的生活與人生壽命之長短有不可分離之關係。吾人所宜注意者也。

第十三　靈妙之神經作用

人體各器官之機能及作用多屬神經之所司。凡肺臟之呼吸作用。及心臟之血液循環作用原爲無意識之行動而其機能之強弱根於神經作用者爲多例如吾人意外受驚。心即怦然而動。又或有所苦惱。則於不知不識之間爲深呼吸是也。至胃腸之動作。可謂全屬於神經作用。吾人食物時。神經覺其爲美者則即容易消化否則成所謂不消化物矣。又消化器中各種消化液之分泌。皆爲神經作用所專司者也。試觀人有受驚而卽泄瀉者。足以表示神經作用之大有影響於消化作用矣。人有冒寒觸暑。而或致疾或無恙者。一本於神經作用也。此外人體之一舉一動。莫不受制於神經。而吾等之智識。卽一切神經作用發動之結果。蓋萬事萬物。皆由神經感覺之記憶之判斷之集合而成爲智識者也。故神經者身體之根本也。

然則欲健康其身體。必先健全其神經。神經與精神及意識。三者似有區別。而其實則一也。其發動之狀態。隨各人先天所稟而有不同。如嗜好各殊。性狀差異。多自先天而來。其各異也。卽其本於自然者也。縱使竭盡人力。斷不能左右根於神經之嗜好。若其有之。必生禍患。試歷數吾人對於食物之嗜好。對於他人之嗜好。男女相悅之嗜好。及對於萬事萬物之嗜好。皆屬於自然而非人爲者也。雖其嗜好偶有變遷。然其變遷。亦以自然的爲多。而人爲的極少也。

由神經作用以指導吾人之肉體。則吾人自應使神經作用歸於健全。顧如何而能使其健全。自根本上言。必須研求自然之作用。凡人之精神與神經作用。其根本由神而來者也。由自然而來者也。橫覽現在之社會。凡百之事爲及其設備。姑置勿論。獨至關於人體之研究。與對於疾病之醫療。多流於不自然。而夭亡之多。疾病之盛。要皆不自然之思想與行爲所致也。

第十四　靈妙之腎臟作用

腎臟者。自循環人體之血液中分析其廢物而成尿。排出於體外之器官。卽尿之製造所也。血液之分析廢物。依賴於肺臟。肺臟吸入空氣中之酸素。同時分析血液中之廢物。卽炭酸氣。而腎臟以此炭酸製之爲尿而排出於體外也。自肺臟排出之炭酸氣及因腎臟製出之尿。皆生活作用之結果。當然須排出於體外者。若蓄積不通。則身體之運轉作用頓止。而失其生活機能矣。

惟然。則腎臟與肺臟心臟相對待。皆身體之重要機能也。而爲身體中廢物之尿。其性狀及成分。專視吾人攝取食物之種類而大有異。故食物之種類。大有影響於腎臟之機能也。近日中流以上社會所流行之腎臟病。可視爲偏於食蛋白質物之結果。致腎臟之機能變換。因而起此疾病也。蓋全誤於滋養說與肉食主義者也。此外關於腎臟病之糖尿病等。亦由多食蛋白質之物而來者也。顧近世醫士。殆全不注意。對於多食蛋白質食物而起之腎臟病或糖尿病者。仍使飲用含有蛋白質之牛乳以爲滋養。是實貽誤之甚者矣。例如醫士以爲患糖尿病者。其排泄之尿。含有多量之蛋白質。因爲補益計。謂須多食肉類及其他含蛋白質之食物。究之彼等是否知此糖尿病爲多食蛋白質食物之結果。乃其治療。適取反對之方法。是不知其病原而轉使之加重也。

凡患此等病者。勿食蛋白質食物。而宜食麥飯小菜果品海藻及其他蔬菜之類。近者日本人以誤信滋養說之結果。患此病者極多。每日登載於新聞紙。並載患者之食物等。皆宜注意者也。

要之。腎臟者。其自血液排出廢物之點有似肺臟。而其靈妙之機能。與血液之循環相對待。而發揮其作用焉。夫人體中各器官。本無一而非重要者。惟其程度各異。而尤以肺臟、心臟、胃腸、神經、腎臟、等。爲最重要之器官。凡此有一變害。卽能致人於死。且此等重要各器官。皆相互而逞其機能。決不能單獨以營作用。苟一器官受有障害。立影響於他器官。故欲保各器官之健全。根本上之注意。在擇取完全之食物。而同時又爲自然的行動焉。蓋吾人但研究如何行動。果協於自然的天意。而因研究此自然之作用。卽能知各器官之機能。如何靈妙也。

第十五　視力之適應作用

人類之眼。其視遠也。不及鷹眼。其視暗也。不及猫眼。然因鍛鍊而可使進步。近如阿非利加內地之蠻人。及臺灣之生番。其眼確比吾人爲能視遠。此因其生存上有必要。所自然賦與之機能也。卽鷹眼猫眼亦然。可見造化之對於一切生物。公平無私。苟有關於生存。必不惜爲特別之賦界也。

近日人類之眼。概不發達。而且因不自然之使用及處置。遂使近視及患眼病者日多。或老年視力早衰者。此皆自然之結果。一依其人之處置而分優劣。例如因常觀細字之書。而養成近視眼者。苟於觀書之際。能講求防護之方法。則可不至於近視。今不務求眼力之進步。而反戴用近視眼鏡。此眼力之所以益遜也。卽老年之眼亦然。視力稍衰。便恃眼鏡。皆非自然之良法。又如日本人之爲學生者。因避徵兵之苦。特戴用近視眼鏡。強使成爲近視眼者。此近來所常有。其爲不自然之甚。自不待言。然其後亦有不用眼鏡。而眼又不復如常者。觀於此。而知眼隨其人之行爲。適應於境遇而變化。是眼之器官。因人之處置而分優劣之確證也。

眼病之種類甚多。其原因。或由外部。或由內部。人所盡知者。而無論如何。在平時。務須養成對於一切疾病之抵抗力爲最要。縱使不意中接觸禿拉哈讀之病毒。苟其抵抗力強盛。則可無慮。至發自內部之眼病。可由食餌作用及自然的作用以祛除之。又對於禿拉哈讀病毒與其徒防外部之接觸。不如盛內部之營養。蓋眼之對於病毒。其抵抗力之強盛。本屬自然也。若但防病毒之接觸。猶之防肺病黴菌之接觸。終不可能也。

要之眼之自然適應作用本強。其患病時。若聽一醫士所爲。數用藥品。乃不自然之甚者。但當視其病勢。安心靜攝。得完全之營養。則自易愈。大抵疾病之原因。皆由不自然之行爲而生。若更加以不自然之行爲。則其病益重。或至於不治。此於眼病尤見其然。故特表而出之

第十六　皮膚之適應作用

凡人之身。當炎暑則裸體。値嚴寒則重裘。惟顏面通四時而皆曝露於外。由此觀之。可見顏面之皮膚。能適應寒暑而戰勝之也。不僅顏面爲然。卽手足與全身之皮膚。亦皆隨其營養之情形。與機能興盛之程度。而有善耐寒暑之性也。故寒則收縮。暑則弛張。應於氣候而營保護身體之作用者。皮膚也。

日本人著有裸體身心剛健術一書。詳述寒暑時裸體之利益。現在歐美人盛行裸體體操。此其故因凡人感受風邪。致消化力弱。或身體虛羸者。雖有種種原因。而其惟一之理由。確由於本當任其自然曝露之皮膚。而加以不自然之保護故也。

近社會上服西裝者漸多。此與外人交際上固甚相宜、而於衛生則未見其利。蓋歐美各國、概比東洋氣候寒冷。自須服用氈呢。而毛皮亦爲必要。至如氣候較溫。風光較和之東亞諸國。可無需此。且服用之轉致吾人皮膚漸成虛弱。而起各種疾病也。現在東亞人享年百歲以上者。所在不乏。大略以鄉農爲多。其長壽原因雖有種種。然彼等決未接觸現世界之文明。衣服僅足禦寒。甚有並衛生之名詞。亦復不識。然而彼等竟能享此高壽。此足證歐美人之服裝。與健康長壽。毫無關係者矣。

凡人之飲食衣服。須適應於其風土。今日世界交通頻繁。東亞人以與西人交際之故。見其服食新異。遂從而倣效之。殊不知此種不適於東亞風土之習慣。有背於自然。其結果適釀成虛弱、疾病夭折也。

無論何事。凡不自然之行爲。最能致患。不影響及於生命不止。吾人偏於保護皮膚。已成習慣。醫士又告以稍寒卽襲重衣。而不勸其磨鍊皮膚以抵抗寒氣。遂使皮膚失其適應之作用矣。至近日始有寒天泅水之一事。已漸盛行於日本。每年值極寒時。在各處河川中當衆游泳。此誠一改良之現象乃強健皮膚及鍛鍊身心之一方法也。

然非必欲強人爲此極端之舉動也。不過對於著衣過多。皮膚漸弱之弊習。欲以此補救之耳。每觀夫寒天泅水者人皆健壯。決無傷風以致身體虛弱者。此事實上可爲證明也。

第十七　人體非易患病者

世人以畏疾之故。常惴惴然懷疾病當前之恐。至於多病之人。幾以爲疾病乃人類之一職務。斯亦不思之甚矣。夫人體本非薄弱而易患病者。以健康之本體而至於疾病。皆不自然之行爲所致耳。例如人有先天之稟賦虛弱者。然亦非本來有病也。又有生而爲傴僂或跛足。所稱爲不具者。然此亦非疾病。因不具者亦自有其健康也。故可謂屬於先天者並無疾病。吾人之身體本能應於境遇。而保其健康生存者也。

人之身體。除如動植物自然備有適應外界之機能外。更有智識焉。所以遠勝一切生物。善於應變而保持其健康也。舉凡對於氣候風土。以及病菌寄生蟲。與不時之傷害。皆能抵抗。惟因不自然之行爲。而失其機能。於是疾病興焉。彼患胃腸病者。常由飲食過飽。及失於運動。或飲膳不良之故。若飲食有節。運動適宜。食物精潔。決不至害及胃腸也。大凡天下之事不起於起之日。盡人之所知也。疾病亦然。今之人不究其致病之原因。或不知防止之。而但欲盲爲施治。抑何愚之甚也。

疾病之種類。千差萬別。其原因亦各不同。固未易於判定。然大概可以不自然之行爲括之。所謂不自然之行爲者。不外於過度或不足。例如思慮過度運動不足等。皆吾人之常識所能判斷之者。而因過度或不足。以致失其平均。遂生疾病。人苟無不自然之行爲。決不致於患病。至所謂自然之行爲者。卽神所指導吾人之行爲。並非難事。例如吾人所有各種之慾望。如食慾、色慾、睡眠慾、及其他慾望。但使適宜充足。卽自然之道。亦卽神所指導之道也。彼用不自然之方法。欲以抑制各種之慾望。恰如以薄弱之堤坊。遏止滔天之洪水。而轉釀成巨害。不如決之使導之爲愈也。故人能順從乎自然。即免疾之道也。

第十八　何謂之疾病

人體之中。常有血液循環。肺臟常營呼吸作用。而胃腸司食物之消化。腦神經傳命令於身體各部。腎臟完全保持其機能。此各器官活潑運行。則身體健全而無病。然人動有不自然之行爲。遂生障害。或血行滯礙。或胃腸不良。以及腹痛發熱。身體倦怠。呼吸不靈。與夫頭痛及患歷節風病等。即成所謂疾病者焉。

此在世間普通之人。所認以爲疾病者。而實則皆其自身之自然療法也。自然之最極大。非輕易畀人以死。務盡其所能爲力者。期使斯世之人。永享有生之樂者也。例如人患胃腸病而覺腹痛。或嘔吐而食慾不進。人謂爲胃腸病之結果。此其爲胃腸有障害。固無疑矣。而抑知腹痛、嘔吐、食慾不進。可視爲其人之自身。因欲恢復健全之身體。所行之自然療法也。彼其腹痛。可視爲自然。因欲除胃腸之障害。而強人以靜養者。蓋腹痛則不能動作故也。世人有因種種情事。以非理的強用其身體者。苟其動作有害於身體。則自然因欲制止之。故使之腹痛而不能動。若仍無理強動。不肯靜養者。且將益其苦痛。其極則至于死焉。然則當此之際。吾人所應爲者。只有靜養與安眠而已。胡亂服藥。無故驚擾。皆所不宜。一任夫自然斯可矣。

又例如胃腸忽有不適。而食慾不進。此卽自然之警人使勿進食也。蓋胃腸縱有何等之障害。而莫如不欲食時。強勉進食之爲害大也。故當食慾不進之際。儘可斷食。俟至欲食時而後食。此斷食療法者。一種之自然療法也。又或患嘔吐及泄瀉者。其主因不外飲食過度。或運動不足之結果。苟能除其病原。則自能平復也。

右僅舉關於胃腸者以說明疾病。而各種疾病。皆可以此例之。如發熱。頭痛。倦怠。及其他障害。皆其自身之自然警告。且爲自然療法也。夫人工所造之器械。遇有損壞。必以人力修繕之。至由自然之力。所構成之人體。其有障害。亦非依自然之力。不能治也。今以疾病爲人身之自然療法。雖爲前人所未發。然固經實驗而常獲無病健康者也。

故人與其信賴醫士。無寧信賴自然力。尤爲安穩。試觀世之信賴醫士。以致疾病加重者頗多。卽其證也。彼患肺病者。當其咯咯作咳。卽其自身之自然療法。乃欲以藥止其咳。豈非不自然之甚者乎。夫世人多有過信醫士之弊。而醫士亦多過於自信之弊。果使有了悟自然大法之醫士。則人之有疾病者。固可訪問。然今之醫士。殆皆不免入於旁趨也。

第十九　疾病爲自然之警告

前言疾病爲自然之警告。茲更以例明之。如人患頭痛。無論何事。皆不欲爲。若散步。若運動。若進食。若觀劇。均非所願。計惟有靜養或休息而已。此卽爲自然所警告者。意謂從之則可愈。不從則更有害也。

考頭痛之原因不一。或過勞苦。或多思慮。或傷風邪。或罹熱病。及神經衰弱之結果。然不問其原因如何。旣患頭痛。則希望靜養者。萬人一律。是卽自然也。是卽自然之警告也。

然則當頭痛之際。吾人所應用最良之方法。只有靜養並食所素嗜之食品而已。若服藥餌。用冰囊。皆非計也。惟是力求靜息與安眠。而頭痛一症。卽此已足治療也。校上所舉頭痛之例。可見自然已明示吾人以應爲之事。無論何病。皆有警告。病人苟能順從自然之警告。則身體之障害。易於驅除。雖頭痛在疾病上可謂極爲簡單。然與此同一理由之疾病。亦皆可行之也。

凡病非最初卽爲重大也。疾病之重大者。必其療治非法。或不守最初警告之故。例如身體忽覺倦怠。不欲作事。及患頭痛者。此爲身體某部受有障害之自然警告。果能聽從。立卽靜養。則可痊愈。若仍繼續作事。置之不理。其病遂逐漸加重也。卽如鼠疫、窒扶斯、瘧疾、流行性感冒等病菌。侵入人體。最初不爲沈重者。必先有輕微之徵候出現。故此最初之徵候既現時。若知十分警戒。加意靜攝。並得完全之營養。則任何疾病及病菌。皆不易侵入矣。

大抵吾人身體。自平時須養成完全之抵抗力。而對於自然最初之警告。亦必留意體認。若忽視此警告。如頭痛體倦、食慾不進等。漫不經意。則自然亦漸加其警告。直至強使臥床不起。而有不得不靜養之勢。人至見此警告。遂以爲病重。然不如此。則病人仍不守其警告也。

顧世人病至於臥床不起也。反用不自然之方法以治之。服有害之藥。飲牛乳而食雞卵。使病人不得完全之營養。卽彼極爲廣大之自然。亦且無如之何。終至於死而已。夫死者天罰也。對於藐玩自然之警告。不順從自然之道者。最後所宣告之刑也。

第二十　疾病屬於人爲者

人體依於自然之作用而活動者也。不獨人體爲然。下至動物如一蟻一雀。不依自然之作用。不能活動。若人類所創製之自動車。飛行器。無線電信。及潛航艇等。以資應用。其運轉之者則人力也。然吾人之身體。非己所造。且並非父母所製造也。凡人自母體而生。固屬事實。然僅自母體生出。而非母所製造者。卽彼母體之自身。亦非母所能自造也。蓋父母不過補助自然之力而止耳。男女合而生兒。亦順乎自然之法則耳。至人類所創各種之器械。皆由發見自然之法則。依之以爲製造者也。吾人研究理學化學。惟務發見自然之法則者也。至於發見不自然之誤謬法則。而欲非理強行之者。則爲自然所不許。蓋眞正之人智發達。但期發見眞正之自然法而已。苟能發見而利用之。則萬事萬物能迅速發達矣。

人體當爲自然的行爲時。可決不至患病。彼世間一切之自然物。堅牢精巧。遠勝於人力所製者。況於號爲萬物之靈之人體。實比一切物尤爲堅牢精巧者也。然世之病人所以不絕者。此由罕悟自然之理。而爲不自然之行爲故也。且世人之放縱及執拗者。往往有之。明知有害身體。而飲食不節。操勞過度。思慮太多。於是疾病得乘隙而入矣。

雖然。使吾人日皇皇焉。以爲如此行爲或不致疾。如彼行爲亦不致疾者。均之爲不自然者也。但使能領悟自然之法。卽知何種行爲。則得何種之結果。早已有恃而無

萬病自然療法

恐。故吾人惟當竭力發見其自然法而從之耳。顧所謂自然法者。果爲何物。舉其大者。則彌綸於天地間之萬物。茲姑勿論。僅就人體之自然法。以次說明如下。

第二十一　不自然之行爲

欲就人類一切之行爲。說明何者爲不自然。其數無限。茲專就有關身體之生理衛生者言之。

疾病者。不自然的各種行爲之總計。而爲自然所不忍見且不能緘默者。故所謂疾病者。不過表示其不自然行爲之結果而已。所謂不自然之行爲者。例如不欲食而強食。或不欲飲酒而爲人所勸。不得已而飲之。亦其一例。又如體倦而思靜養。乃勉強操作。或外出。或運動。皆一種不自然之行爲也。

總之凡爲一己所不欲者。皆不自然之行爲也。自昔相傳有良藥苦口之一語。藥之難飲。爲人人之所不欲者。其對於身體實不自然之甚者也。由今觀之。良藥決無苦口之理。且決非人之所不欲。故良藥宜甘於口。又宜爲人之所欲飲者。自有此良藥苦口之不自然用語。而社會遂多疾病矣。由此觀之。無論何藥。苟屬不自然者。皆有害於身體者也。

吾人何爲而生斯世。此一大問題。雖未易說明。然至少亦可想見吾人非爲強以所不欲而受生者也。吾人所有各種之慾望。稟賦於自然。非爲抑制之。而欲充足之也。若但欲防自然情慾之發露。則惟有疾病而已。吾人無論如何。不能抵抗此自然之勢也。故不自然之行爲者。卽反於此自然之情慾。及欲防遏情慾之各種行爲也。

吾等欲食卽食。欲飲卽飲。欲行卽行。欲止卽止。是皆自然的行爲。可至身體於健全者。而反於此等自然的行爲。則皆不自然之行爲也。如對於身體及精神而妨礙其所欲。或強勉以所不欲者皆是。夫一己所好之事。爲盡人之所欲。爲此卽神界以作事之趣味於人者。循此行之。而覺其有趣味。是卽自然之行爲。所以保身體之健康也。

第二十二　疾病生於不自然之行爲

人體之腦筋手足，眼耳口鼻。可想像爲因欲使用而設備焉者也。凡人非可不作一事而優游以送日者。且計畫作事。本屬人情。亦即自然也。惟不可強作己所不好之事耳。人之性狀。千差萬別，故其職業之種類。與作事之趣味。亦千差萬別焉。吾人從中擇取一己所好而有趣味之事爲之可矣。

此神造宜於作事之人類。各隨所好而從事其職業，好學問者。宜爲學者。好土木者，宜爲工程師。好彈唱者。宜爲音樂家。好海行者。宜爲船戶。好貿易者。宜爲商賈。此皆天然調劑而成者也。人類之萬事如此。即關係心身。關係衛生。亦莫不如此。任何情事。吾人之精神及趣味與心思。即指示吾人之南針也。

人當體中不適。如頭痛腹痛等。猶復視爲等閒。或力學。或操作。或訪友者。實至愚也。而自今日世人觀之。方謂其勤勉精進。熱心盡職。篤於友誼。足以取法也。而不知其實不忠於己。忘身殉物。不能不謂之愚也。

吾人之身體。乍思之。似爲一己所有者。進而察之。則人之身體。必非僅爲自己所有者。亦非國家所有。非他人所有。而爲自然所有者也。神所有者也。蓋人之身體。神之所寄托焉者也。人之慾望。卽神之慾望也。神既警告以宜速行休養矣。乃背其命令而爲非理之動作。故至患病也。非理云者。不自然行爲之謂也。對此之報酬。惟有疾病與死亡而已。

世人之患病也。醫士不問其食慾如何。亦不問病人之好惡。但以牛乳雞卵爲滋養物。勸病人食之。其身體衰弱者。則云宜食某種食物。是不自然之甚者也。凡人食慾不進者。或病時不欲飲食者。是卽胃腸不欲受納之證據。表示進食物而反有害也。此際任食何物。不第不能消化。反停滯於胃腸。腐敗發酵。愈益爲害耳。故最良之方法。只有斷食療法耳。今世之醫士。不注重於病人之意思。而胃味從事。故疾病加重。至於不治。

而世所號稱爲重病者。皆不自然行爲之結果。故病當初期。能取適當方法。則易於治療。此卽今之醫士亦主張之。然則疾病早醫者。皆易治矣。但因醫士往往施不自然之方法。遂使易治之疾病。愈致沈重而死者多焉。實可慨也。

第二十三　自己之事惟自己知之

人有心中稍覺不適。卽馳詣醫士而求治。世無不笑其愚者。然世人之過信醫士以爲萬能。其愚亦不減此。蓋任何疾病。當其初期。究不可知。例如突然發熱。其發熱果爲何歟。醫士亦人而非神。豈能知之。惟其熱現於外部之度數。依於體溫器而可驗識。凡醫士之所知者。僅此而已。至心有不適。或腹痛。其抱恙之程度如何。在他人不能說明之也。

凡最能靠知疾病之情形者。殆莫若一己也。病人之委曲。在爲他人之醫士。不能悉知。固也。至於一己而亦謂不能知一己之事。世當無如是之愚者。苟病人不至於神經錯亂。則具有感覺。但依其自然之感覺。而身體之情狀若何。固可得而察也。余非謂人人皆應詳知人體生理。及組織與解剖也。但須略知其大體而已。若以爲人體之構造及生理。非盡知其詳細。則疾病之狀態不別。此種愚鈍。殆非天所造之人也。吾人有所謂感覺銳敏之神經焉。依於此銳敏之神經。而自己判斷自己身體之狀況可矣。彼心有不適。而欲休息。可無待人言而自靜養也。

凡人當以防疾病於未發。爲日常生活之要旨。譬之戰爭。能戰勝於未戰之前者。上策也。故防疾病於未發。爲吾人日常行爲之最重大者也。此種豫防。決非難事。當其初期。注意靜攝。或受納完全之營養。適宜加減其食量。及沐浴。隨一己之所好而行動。可消滅疾病於無形也。

或肺病。若鼠疫。若窒扶斯。若赤痢。若脚氣病。若胃腸病。若洩瀉症。以及其他種種。苟能注意於其初期。不誤其療治之方法。決不至於沈重。乃世人當其初期。每輕視之。或且任意行動。及病既加重。復以一己重大之身體。委諸醫士。任其處置。幸而醫士爲高手猶可。不幸而爲拙工。則將若何。況世之醫士。常用不自然之藥。施有害之方法。故委身於醫士。則危險隨之。可斷言也。

今爲世人告。凡患有疾病者。若無治法。不問其病之爲何。惟以靜養爲宜。靜養而食自己所嗜之物。取自己所好之方法。只此可矣。所謂萬病一元者。其意卽謂萬病只用適宜靜養之法治之。而此適宜靜養之意義。包含甚廣。惟自己爲能判定之。卽依於自己之意思而行動耳。如欲起則起。欲休則休。欲眠則眠。適應於其身體之情狀。從意之所向而行動者也。簡言之。則隨意任意者。治疾病惟一之祕訣也。

第二十四　疾病與其原因

古語有之。凡事不起於起之日。此雖陳言。大有眞理。觀於疾病。而可見矣。無論何病。皆不起於起之日。世人見鼠疫等。黴菌侵入人體。便現劇症。實則不然。必先有直接可爲鼠疫菌侵入之原因。潛伏於體中。此謂之患病之素因。不僅鼠疫而已。若窒扶斯。若霍亂。以及其他種種。人稱爲黴菌作用傳染作用之一切疾病。亦皆有其素因也。凡在外觀上。同視爲壯健之人。而因其內部之狀態。血液之性質。及體質之強弱等。有適於黴菌發育與否之區別。大抵各人之血液。但就外觀或顯微鏡上及化學分析上研究之。其成分似爲人人一律。而其性狀則大不同。卽對於病菌之抵抗力。

各有差異也。其差異雖別有種種之原因。然其先天的體質與日常之食物及動作。可視爲主要之原因也。

試徵之於事實。數人同感受肺病菌。或鼠疫菌。又或一同種痘。而有患病者。有無恙者。此盡人所知也。世人所視爲不意或偶然而起之事。苟細審之。決非不意或偶然而起者也。例如火災因過失而起。當其突發。似出於不意或偶然者。然細尋其原因。則必其家人平常漠不注意。或婢僕素不謹慎。有以致之也。疾病亦然。世人所視爲不可抗力之各種疾病。決非眞有不可抗力。皆其人平常不注意之所致。若無此原因。則疾病不作也。

然則世人與其但治已現於外之疾病。無寧先除其患病之原因。及不釀成病原之爲愈。至既患病之後。能注全力以除病原。可謂爲最良之方法。惟感染鼠疫窒扶斯等急病時。若無治法。亦惟有靜養而已。決不可亂服藥餌。及用其他不自然之方法也。

蓋自然始終保護吾人者也。當患病以前。與吾人以十分注意之餘地。至因人不注意而患病。則又限於體力所能勝。而施驅除疾病之方法。故當患病之際。所現身體發熱及各種苦痛。可視爲人體之自然療法也。例如因鼠疫菌或窒扶斯菌而發高度之熱。此卽欲因體熱以驅逐病毒也。此外病人所感之苦痛。皆其自身所發現自然之警告也。

世間多數之人。不悟病原。或不細加體察。徒欲依不自然之方法。以爲治療。如此而欲保其健康。不亦類於緣木而求魚乎。且病原不除。縱使暫時治愈。不過時間問題。早晚復發矣。又如腎臟病等。全由食過度之肉食及蛋白質物。無論用何療法。苟不除其病原。則終成不治之疾。此當然之結果也。

第二十五　自病應歸自醫

所謂自病自醫者。乍觀之似爲極難之問題。而決不然。吾人不須若醫士之細知生理、與身體組織、及解剖的知識、並各種之藥名。但知如何而得保健康。及身體如何而最安適並所食之物。何者最宜於胃。可矣。又如頭痛但須知其原因及如何療治。最爲適當而已。譬之甲以浴於温泉爲適體而乙以出外遊獵爲快意各隨其自覺的快樂以行動。卽適於健康之法也。

吾人雖不須深知人體之生理作用。然對於胃之性狀。腦之作用。及如何而能保其健全。亦須悉其自然道理之大體也。夫人果能詳知身體各部自然之道理固屬上策並非謂無知此之必要也蓋見解既深。則知識眞確。自能身體力行。而常保其健康。永其年壽矣。

凡人之健康夭壽與曉知身體自然道理之深淺。成爲正比例。觀於上古之人及近代之鄉農。類皆未嘗學問。不知文字。不通外國語而居然保有健康及長壽者。要不外能直覺自然之道理。而實行焉者也。

近世享壽八九十以至百歲之人尙多。試調查其平常之思慮、動作、飲食物、及精神狀態等。則覺其較諸讀破萬卷之學者。尤大有所發明也。彼等日常之動作。協於神意。協於自然之意。故天許其長生久視於斯世也。雖彼等關於政治上或社會上。毫無見識。然對於一己。則甚忠實也。

世多謂古人之能長壽。由於先天稟賦之健全。爲其主要原因。然人體猶如飴糖然。常隨其人之行爲。而分健康與虛弱。故可不問其先天之體質如何。但當深知自然之道理也。彼因胃腸不健。而常食軟物。或因傷風而常着厚衣。皆不自然之甚。結果轉以弱其身體。故必以研究自然的方法。身體而力行之。爲根本的重大之事務也。顧人之性狀及體質。千差萬別。何者爲最適於身體之方法。其最能審知者惟在一己。故曰自病必須自醫也。凡保持健康及治療疾病所適用之最良方法。皆宜審之一己而施行之。若以此重大之身體。委諸爲他人之醫士而信賴之。愚莫甚焉。

第二十六　發熱爲自身之自然療法

凡人驟患疾病。不須驚恐。蓋自然之保護人體。其用意甚屬周到。如病而發熱。所以視爲自身之自然療法者。蓋徧查身體各種發熱情形。不問原因如何。要由於血球多吸收酸素。其結果而體溫遂高出尋常之上。當此之際。血液之循環盛。心臟之鼓動劇。此爲盡人所知。要皆因欲治身體之障害而自然發現之現象也。

吾人試以小刀割其指端。則其處覺痛。同時並見發熱。此發熱卽因欲治指傷。而血液特集注其處之結果也。又如胃腸生有障害而發熱。此發熱。卽因欲治胃腸之障害。血液集注其部分。於是全身血液之循環。不能不均。一方面血液更活潑其機能。着手於胃腸之修理。此由血液起有變動而發熱之現象。遂表現於外部也。

至於因鼠疫、窒扶斯、流行性感冒、猩紅熱、等病菌而致病者。考其發熱作用。亦由身體或血液之自身爲抵抗病菌之作用。而活潑其機能之結果。心臟之鼓動甚急。所以促血液之進行。同時並吸收多量之酸素。有如大張旗鼓以撻伐來侵之寇敵也。

換言之。則發熱之自身。猶如產婦之產育。必非疾病之作用。乃身體生理上豫定行動之特殊作用也。舉其證據。卽如患此等熱病。而平復之後。身體較前更健。此人所經驗也。尤以患窒扶斯等病而發劇熱。身體甚見瘠弱。及其治愈。忽變成異常之強壯。非自然之作用。何以致此。故發熱者。因欲驅除障害。或對抗病菌所起之作用。及身體自然之生理的機能。不能視之爲病也。

是故當此之際。病人應用之最良方法。惟有靜養。至於維持其體力之方法。在受納適當之營養。或飲清涼之飲料皆可。而靜養更爲重要。若亂服藥品。或用冰囊。皆有害之方法。況身體自身必要上所發之熱。反欲以藥品之作用停止之或減輕之者。實不自然之甚。決不可爲。尤以熱病而施冰囊。極爲有害。以其大反於自然之作用也。

然則身體者自然能令其發熱至於必要之程度者也。例如人雖熱至四十度而躁暴不安。亦因自然之必要而發此高熱者也。故人與其信賴醫士。不如信賴自然。此造成人體之自然。始終能盡其責任。當身體有障害之際。善用驅除之良法者也。然則信賴自然之力。靜聽其作用。卽吾等處置疾病之良法也。

第二十七　咳嗽爲自身之自然療法

不獨發熱爲自身之自然療法。卽咳嗽亦然。例如傷風而發咳嗽者。乃因風邪害及喉與氣管。欲治療之而發者也。恰如人飲食之際。食物誤入氣管而喀喀作咳。以使之吐出也。彼小兒因患百日咳。或氣支管加答兒及肺病而作咳。凡此咳嗽非爲自身之疾病。乃因治其障害。而自然發作者也。

試詳察咳嗽時之狀况。當其發咳。則喉或氣管之黏膜及筋肉。起一種之衝動。與刺戟之作用也。此種衝動及刺戟。並非有害於身體之一部。實活潑旺盛其一部之機能。對於障害而加以抵抗力也。況咳嗽大作時。不但引起肺之運動。且能促胸部及腹部之運動。甚者影響及於全身。面見赤色。能使發汗或遺尿。是皆人之所知也。彼小兒之患百日咳。甚見苦楚。或且至於喘息。與夫成人咳嗽之至出汗。同爲激烈之衝動。所以旺盛活潑全身之機能者。明矣。

是則就咳嗽之自身觀之。本非疾病。乃由使身體起咳嗽之原因而發作者。咳嗽既作。則於不知不覺之際。旺盛活潑其一部或全身之機能。因之以除其障害。然則此際欲用止咳藥等。以止其咳者。實大反乎自然。決非所以治病也。此際病人所應從事者。在取適宜之溫暖。與適當之營養。專務靜攝。與咳嗽相持。而內外互應。則自能治愈身體之障害也。雖在肺病、氣支管加答兒病、至於喘息而多吐痰。亦決無慮。如此發作。正可視爲自然之盡力治療也。若但欲止其咳。實大誤也。世之醫士及常人。不悟自然之根本。而徒欲治其末。用粗率之方法。適以致其病於重而已。卽幸而愈。亦非醫藥之力。乃醫藥失其妨害之作用。而爲自然之力所制勝。卽爲自然所治愈者也。大抵體中平復。多由自然之力制勝之故。或不自然之力加入甚少之故也。若不自然之力勝於自然力。則疾病益重。終至於死而已。

第二十八　人體之抵抗力

人體有抵抗寒暑之力。盡人之所知也。常人酷暑則衣葛而用扇。嚴寒則重裘而御爐。其實可不需此種方法。而自有抵抗寒暑之機能。此任屬何人不能否定者也。本此理推之。人之胃腸。善能消化堅物。齒牙善能咀嚼堅物。以至眼能耐強光線。耳能耐強音響。鼻能受強臭味。而且皮膚之強韌。有能受草木刺而不傷腕力之強大。能舉千斤之重量。極之眼所不見之病菌。亦有抵抗之之力也。

惟是抵抗力。各自有其限度。卽耐寒暑之力。亦有限度。然其限度。隨境遇而不同。又依於修養及習慣而異。且因其人之智識及能力之動作而變換也。苟人類之智識能力爲無限。則依於智識能力所及。而能發揮無限之抵抗力者也。凡住居於氣候溫暖寒暑不劇之地者。若移於西北利亞之嚴寒地。及印度之酷暑地。身體亦不乏抵抗力。然則吾人依於修養、習慣、及鍛煉。其必能耐平常之寒暑無疑也。

舉人體中之筋肉、胃腸、心臟、肺臟、皮膚、腦筋、神經、眼齒等。非如世之衛生家醫士生理學者所想像之虛弱。且亦非病菌所易侵害者。惟食物過飽。或飲酒過度。遂使胃腸變弱。凡身體之弱。皆屬人爲所造者也。不食堅物。不忍寒冷。不多用腦。不近強光。凡此種種不自然之思想。爲世之衛生家醫學者所鼓吹。而世人遵行之。致養成如斯虛弱之身體也。

近代之衛生學醫學等。非導人於強壯。而導人於虛弱者也。非能強健身體之抵抗力。而反使之成爲薄弱者也。夫自然賦與以甚強之抵抗力於人體。而治醫藥生理衛生之學者。誤入歧趨。反導之使弱。世人亦瞢然不知信賴自然之力。轉信賴醫士之謬說。以致於虛弱多疾且短命者。固其宜也。故人人須自信一己之身體對於萬害具有甚強之抵抗力。自信者。信神者也。何則。人體爲神之所造故也。

第二十九　身體對於徽菌之抵抗力

人體對於徽菌之抵抗力原有限度。故有時或患肺病、鼠疫、窒扶斯、癆疾等症。顧發生以上各病者。常因遭遇此等之病菌乎。而決不然也。蓋雖受此等病菌侵入。而安然無恙之人固屬不少。此無可疑者也。試種此等病菌於十人。十人中不皆患病。閒有成病者耳。世有歷種若干病菌而尚安然無恙者。此據多次之實驗所證明也。由此言之。吾人之身體自然備有對於各種病菌之抵抗力。故能善保其健康。至其抵抗力。果奚自而來。則與下述各種有重要之關係。(一)先天的體質。(二)食物之種類。(三)身體強健之程度。(四)境遇與時期此四種中食物亦有重大關係者蓋因食物之種類。而異血液之性狀。故可視爲對於病菌之抵抗力有差異也。人體當其生存之際。凡圍繞四周各黴菌中之腐敗黴菌。不能加以侵害至於死後之一瞬間。卽被攻擊而不能禦。成爲自然之腐敗作用。然則當其生存。固具有不使此等黴菌侵入一步之抵抗力也。推此理而言。對於各種之病菌。亦復如是。

今試略說明人體對於各病菌之抵抗情形。蓋人身本爲無量數之細胞集合體。而各細胞皆同其構造。有類於黴菌。僅由皮膚及內容物而成立者也。人體之自身既係集合有類黴菌之細胞而成立。故與病菌抵抗者。各細胞爲之也。所謂單騎相鬬。我勝敵勝之問題。不過如此。

而此能單騎出鬬之各細胞。當人身元氣旺盛之際。其性狀亦強。故其抵抗力甚大。而人在不時受納完全之營養。則身體強壯。而其構成之各細胞。亦從而強壯。所以對於病菌之抵抗力甚大也。

凡人之先天的體質。與其精神狀態及平常動作等。皆相倚相待。以大其抵抗力者。一方面又與身體之營養相待而排除萬害。以導身體於無病健全者也。然則吾人無須畏懼病菌。惟務大其抵抗力而已。抵抗力果大。則身體與精神皆可保其強健者也。例如鼠疫窒扶斯赤痢等症流行之際。若不注意強健其身體。但兢兢然恐懼之者。必易受病菌之侵害者也。彼自然之造成人體。非如最下等生物易爲病菌侵襲者可比。故吾人當勉保身體之強健。使對於病菌常有強大之抵抗力。與其治病。不如免病。能講求抵抗疾病者。實最良之方法。亦卽吾人所應勉之方法也。

第三十　養成抵抗力之方法

將欲對於各疾病及各病菌。而養成抵抗力。要在根本的強壯其身體而已。然強壯云者。非使身體肥滿之謂。又非僅從事運動及冷水摩擦。使外觀強壯之謂也。其必要之行爲如下。(一)鍛鍊精神。(二)受納完全之營養。(三)保全胃腸之強健。(四)寒暑暴露其身體。(五)常行運動。(六)行裸體身心鍛鍊法。(七)勤於沐浴。此皆養成身體抵抗力所必要不可缺者也。凡鍛鍊精神。於養成對於疾病之抵抗力上。極爲必要。人之精神不完固者。其身體亦必薄弱。縱使外觀似乎強壯。而精神未經鍛鍊。對於疾病。常惴惴然。是轉以導病。而非所以抵抗之也。

人須具有無物敢當之強意識。此種意識。專由鍛鍊而得之。而在抵抗疾病。驅除障害。可謂爲極重要者也。例如人患肺病等慢性的疾病或將患病之際。兢兢焉心懷畏懼。若曰吾非患有肺病者乎。肺病非險惡之症乎。愈思愈懼則愈成病。縱使本無肺病亦必成病。而輕微之肺病。且將因是而漸重。此常有之事也。

其次爲保胃腸之強健。應受納所謂完全之滋養食品。亦於養成身體之抵抗力上。極爲重大。蓋凡對於病菌之抵抗力。可謂專自強健之胃腸及完全之營養而來。至所謂滋養食品。要不外菜食主義。此從實驗與深思而得者也。

人欲保全胃腸之強健。須一反限制食量與喫取軟物之說。而爲積極的行動。務在常食堅物、其食量亦隨時之所宜、而不加限制、是卽鍛鍊胃腸、以強盛身體之抵抗力也。

又欲使身體之抵抗力強盛者。須常暴露於寒暑中焉。近日人體抵禦寒氣之力極弱。由於衣服過多之趨勢養成之。遂致衣服稍薄。卽感風邪。故多衣之結果。適以弱身體之抵抗力者也。況東亞之氣候溫和。冬季單衣一事。不爲罕見。彼住於南亞美利加之土人。其氣候尤寒於東亞。然且通四季而裸體。語見大類世界周遊記中。此旅行家所親見也。犬馬牛羊。及其他獸類。長年無衣被體、所謂裸體狀態也。彼等之毛皮。異於吾等之衣服。冬夏無異。卽非僅爲冬季保持其身之溫暖也。故人之皮膚。若依鍛鍊之工夫。則亦可通四季而無須衣服也。

總之。吾人務在薄其衣服。以與沐浴及其他各事相待。所以旺盛身體之抵抗力。而排除萬害也。

第三十一　裸體之療法

裸體治病。爲極新之療法。近始發表。經多數學者之實驗。與其他各種自然的療法及食餌療法相待。而收其效果。日人著有裸體身心鍛鍊法一書。與此所言裸體療法有關。然其尚有未說明者。茲畧述之如左。

近人身體所以虛弱多病且短命者。雖別有種種原因。然其著衣過厚。遂使皮膚減少其對於寒暑之抵抗力。同時衣服厚重而緊小。壓迫身體。亦所以導身體於虛弱。可斷言也。例如通都大邑。近多時行緊小之衣服。隆冬常衣重裘。束以腰帶。全體均受縛束。不利運動。夫肉身之受壓迫。猶如精神之受壓迫。非所以保身體之健康也。至於西裝。近人尤多倣效。其壓迫身體。較諸吾人常服爲尤甚。西式女服。腰部過於緊小。其有害身體。爲世人所公認。而如日本衣服。尚屬寬大適體。惟緊繫腰帶。亦非所宜。而尤以婦人纏縛既厚且重之帶於腰部。並壓迫胸腹各處。甚有弊害也。故吾人平時着衣宜薄。束帶宜緩。勿使緊迫身體。而當患病之際。尤宜裸體而臥。以毛布作被覆於身上。既不受寒。又遠勝絮衾之重厚。極爲適意。此對於各種疾病多有效驗者也。且牀中既墊厚褥。則上蓋之被自宜於薄也。

各種疾病所應用裸體療法。不能具述。茲僅說明其根本之理由。總之身體斷不宜受有壓迫。致妨血液之循環作用。與皮膚之發散作用。尤以酷暑之際。體溫不能發散爲有害也。而世之因病發熱者。故著厚衣。以防熱之發散。極無謂也。至於衾被亦須輕薄。蓋衾被過於厚重。則不知不覺之間。壓迫身體。妨血液之循環。有釀成疾病之害也。

要之。裸體療法之主旨。在於養成近於裸體之薄衣而已。夫人當裸體之際。起居自由。毫無壓迫。身心皆覺輕快。血液之循環活潑。皮膚之發散便利。此所以與各種之療法相待。而爲治萬病之方法者也。

第三十二　心有不快爲天之警告

吾人當身體健全之際。一切皆見愉快。而所謂身體健全者。心身健全之謂。卽精神肉體兩皆健全。始爲眞正之身體健全也。夫旣心身兩皆健全。則人安有不愉快者乎。

顧人何爲而心有不快。必其肉體同時亦有不快也。故心中不快。往往不能說明。而此覺爲不快。卽所以說明其自身。此外別無說明之法也。故頭痛。心所不快也。胃腸有障害。心所不快也。肺與心臟有障害。心所不快也。凡身體某部有障害。皆心所不快。吾人不必尋其原因可也。

在普通人之思想。以爲何故心有不快。必先調查其原因焉。其心有不快者。果爲心有病歟。肺有病歟。腦有病歟。胃腸有病歟。腎臟有病歟。凡欲求知其原因者。一般人之思想。與醫士之思想也。此固非無益之事。且亦甚爲必要者也。

第人於欲知其原因之前。尚須知生理之作用。吾人身體之各器官。皆相待以全其機能。決非能單獨健全者也。例如胃腸之健否。關係於神經之健否。神經之健否。關係於肺臟心臟腎臟之健否也。此等各器官。決不能獨立。而單獨維持其健全。猶如車之兩輪。鳥之兩翼。必相待而始得全其機能也。人苟但恃醫者之力。例如欲治心臟之障害。然非胃腸肺臟之皆健全。終不能全愈也。因治肺病。而就於營養肺臟之胃腸。飲以藥品。害其機能。更無望其能達目的也。總之人身各器官。相互連屬。而有密切之關係。欲單獨治其障害。終屬難能也。故吾人但覺心有不快。當視爲天之警告。而速行靜養。或用摩擦法。或澡浴。或食美味。一切隨己之所好。而動作焉。可也。

或謂心有不快。必先究其原因。若不除其原因。則任取何方法。決無效力也。此說似爲甚是。然未爲合於全部之眞理也。例如今有因心臟有病而心覺不快者。果能實行靜養。或食美味。或安眠。或用摩擦及其他方法。使心覺爽快而愈。同時卽治其心臟之病也。故心有不快。不必究其原因。而取相當之方法。卽其他種種方法亦可治之。又況卽能究其原因。而欲單獨治療。終不可能也。

第三十三　諸痛爲自身之自然療法

凡頭痛、腹痛、胸痛、足痛、筋肉痛。此各種之痛。果何自而來乎。就生理上言。則與組織有關。而學說有種種。大都與血管、神經、食物、氣候、病菌、各有關係。其起痛之原因。種種不同也。

茲所欲說明者。卽不問其痛之種類及原因若何。而皆爲自身之自然療法也。例如最普通之頭痛及腹痛。就痛之自身觀之。非爲疾病之結果。乃自然因除其障害。使身體處置自身之結果也。卽身體自身因排除所受之害。而努力於其局部之結果也。

然則當其腹痛頭痛。但忍耐之而加以靜養可矣。至於欲查明痛之原因。而驅除之者。此在治病上固極重要。然亦有其原因不明。或原因雖明而又無治法者。計惟有靜養之一法耳。若因食有害之物。或誤飲毒藥者。則湧吐之法。固爲必要。除此之外。祇以靜養爲宜。倘用不自然之方法。或飲藥品。或施注射。或用冰囊。而欲除其痛者。一時似見有效。其結局乃貽害於身體。故不可單治其痛。而當計及身體將來之健全也。

凡對於各種疾病。非但以治病爲目的。當以統籌全身之將來健康爲目的也。例如欲治肺病。而飲有害胃腸之藥。縱使肺病可愈。而因胃腸受害。轉致身體衰弱。終至喪失生命矣。

要之發熱。或咳嗽。或痛。皆自然之作用。所以除其障害也。而世人乃用藥品及種種方法。欲以人爲的妨害自然之治療作用。豈非至愚者乎。

再自一方面觀之。則吾人之覺頭痛腹痛。及其他各種之痛者。可視爲一種之天罰者也。自然因欲警告吾人行爲之不良處身之非法。而界與一種可稱爲罰之痛。且以之治其身體之障害也。其狀正如吾人責罰兒童之惡行爲。而務欲矯正之者。故自然之作用。無論何處。皆可信賴者也。

第三十四　對於發熱之處置

人當傷風。或患窒扶斯。鼠疫。肺炎。及其他各病。多見發熱。此盡人所知也。此等發熱。

不問其原因如何。總爲自身之自然療法。前已說明。然則對此發熱。應如何處置方爲最良之方法。則可答之曰。是在靜養而已。蓋凡有疾病而發熱。必心見不快。常欲靜養。且往往患有頭痛者也。無論爲窒扶斯之發熱。鼠疫之發熱。肺炎之發熱。大體相同。故任何疾病而發熱。其治之之最良方法。總不外靜養而已。

凡病不問其種類爲何。多見身體發熱。食慾不進。口中作渴者。此生理上自然之結果。當其食慾不進之際。無強使飲食之必要。而凡患熱病之人。多喜飲清涼飲料。如檸檬水。香蕉水。蘋菓水。蘇打水。林檎水。葡萄水等。隨所欲而給之。則自能促進食慾。食慾既進。則任其食素嗜之食物。此極自然而無害者也。至如習俗之所謂滋養。強使飲牛乳食雞卵等。此屬非策。而尤以飲藥爲厲禁。蓋藥者有百害而無一益。可斷言也。

凡對於病人最良之處置。以任病人之所好。爲最自然。病人之所好。從其自身之自然要求而來者也。自然之要求。無論何處。必尊重之。庶能協於自然之意。而可治愈其病也。

有如小兒當發熱之際。抱之而行動。或行求遠方之醫者。愚之至也。又嘗見患鼠疫及其他傳染性之病人。當其發熱之際。移入於遠方之避病院。亦病人之所困苦者也。至對於發熱之病人。施用冰囊。爲害尤大。因其能妨害自然治病所發之熱也。獨怪世間多數之醫士。猶常用之。至喪失無量之生命。而不知變計。亦可哀矣。

第三十五　對於咳嗽之處置

咳嗽爲自身之自然療法。已如前述。然則對於咳嗽。如何處置乎。夫既以咳嗽爲自身之自然療法。則止咳之方法。固屬有害而不可用。然亦不使咳嗽增甚也。但任其自然而已。咳嗽與發熱不同。其輕微者。則並不須靜養。其甚者。或從喉及氣支管出血。如兒童患猩紅熱或肺炎之際。多隨咳嗽而出血。此際惟有靜養之一法。若用法療治。反致貽害。每見醫士當此之際。或敷溼布於胸部。或加以冰囊、甚屬無謂。尚有可盡力者。在於食物。嬰兒則爲母乳。兒童成人。則應注意擇其所嗜之食物而與之。

若如彼醫士施用溼布以止咳嗽。直妨害自身之自然療法。縱使咳嗽停止。轉於身體有害也。又對於百日咳及喘息。亦欲止之。乃根本錯誤之方法。須知咳嗽惟有放任自然。用營養澡浴、及其他導身體於健康之方法。則自然治癒也。

故無論當發熱、咳嗽、腹痛、及其他諸痛之際。皆相其情形。而爲適宜之靜攝。並受納適當之滋養。根本的導身體於健康。乃爲自然之法。亦即完全且迅速之治病方法也。此固無論吾人無治疾病之目的。縱使一病治愈。而其結果或致身體衰弱。或發他疾病。則如之何。吾獨不解於今之醫士及多數人。不由根本上健全其身體。惟務求治一病。或圖免一時之苦痛。而飲藥餌及用不自然之方法。誠愚之至也。語有之。蝮蛇螫手。壯士斷腕。吾人因救全身。或欲保其健全。必忍一時之苦痛。況於發熱、咳嗽、及各種之痛。究其根本。皆因一己之不注意。或不悟自然之天理。而至於墜落。其罪在於一己。則對於自然所加之罰。惟有靜以耐之耳。

第三十六　摩擦之效果

凡病人不宜服藥。及任醫士施各種之治法。而獨宜於摩擦及按摩。摩擦與按摩。其方法。稍有不同。而皆對於各病爲有效也。

摩擦者。用手輕揉其筋絡。並摩擦其身體也。其效力有種種。(一)活潑血液之循環。(二)能使心神爽快。(三)能促身體之新陳代謝。(四)能增進食慾。(五)能促安眠。此皆有益於身體者也。雖出於人爲的。用人手或器械而行之。然其目的能協於自然之方法。可視爲補助自然之作用。比之澡浴之能使人愉快。而其效尤多也。

自然無論如何。決不以不欲之事強人。而吾人卽爲不自然之行爲。限於不致天罰者。其精神及肉體上。決不感有苦痛。且自然決非無理由而加人以苦痛者。彼摩擦及按摩。能使筋絡柔和。血脈流利。以助血液之循環。故甚有效於身體也。

然則無論何病。皆宜應用之歟。此當隨一己之意思而決定之也。凡因過度作事。而或筋脹。氣鬱。或行路疲勞。或忽然心緒不佳。及頭痛。試行按摩及摩擦。而覺心神爽利者。應用之可也。又或稍有發熱。及腹痛。試行之而不覺心有不快者。亦可應用。

摩擦所以能增進食慾。或促其安眠者。乃自然之結果。蓋血液之循環活潑。則新陳之代謝旺盛。新陳之代謝旺盛。其結果自然食慾增進。而睡眠亦因之恬適也。故摩擦者助成身體自然之作用。凡有疾病。試用之而不覺其有不適者。皆可應用之也。」凡人爲之治病方法。雖一時見爲有效。而後不無貽害者。例如人有因大便祕結。而用灌腸之法。初行一二次。或不見其有害。及屢次行之。成爲習慣。必須常用灌腸者。此即遺留後患之一例也。然摩擦等法。決無貽留惡習慣於後之患。縱使有之。亦無大害也。

然則摩擦及按摩。無論應用何病。俱屬無妨。向來醫士僅依於疾病之種類。而應用之。實則一己既覺其適。則皆可應用之也。至應用摩擦。雖與年齡稍有關係。然老人小兒皆可施之。惟大概老人常喜之。且事實上老人應用之。其效亦多也。

第三十七　音樂之療法

凡應用音樂以治疾病者。謂之音樂之療法。抑人之喜聽音樂者。自然之情也。鳥之鳴囀也。或因自欲聞其妙音而發。卽指爲雄之呼雌。亦足見彼等猶有聞音識別之本能也。又如蛙聲閣閣。能使人樂。所謂兩部鼓吹者。然其鳴音。必非爲人而發。乃隨其本能而有自然之必要者也。然則音聲之爲物。在各種動物。猶重視之。具有必要之作用。況於人類之喜聽音樂。苟能充其欲。必於肉體及精神上。多所裨益也。

凡病室宜備置蓄音器。隨病人之所好。或作樂。或唱歌。以之慰藉病人。於治病上之效驗甚多也。夫人之身體。依精神所指導。精神不快。則身體蒙其害。精神愉樂。則身體受其益。此不可爭之事實也。至精神上之娛樂。雖有種種。而尤以音樂之娛樂。爲極靈妙之神祕的作用。其影響於精神及肉體。無形中大收其效果。蓋聲音之道。感人最深。故聞美妙之音樂。而人之心身。覺有無量之愉快。此亦依自然之力以治病之一法也。

病人以靜養爲第一義。前已說明。然病人既不能長日睡眠。亦不須心如禪定。置一切事物於不聞不問也。當其沈悶之際。音樂足以解之。惟喧鬧之聲樂。或爲病人所厭聞而至如美妙之聲樂隨所樂聞而奏之。實足以治病而導身體於健全也況音樂或歌聲之作用。又能助病人之靜養。且能促其安眠。試觀乳母之噢咻小兒每唱一種之歌以促其安睡。即其證也。音樂之有益於病人如此。故病院務須備有洋琴風琴。以及樂師歌婦。皆甚必要者也。

第三十八　芳香之療法

位於人面中央之鼻。自其本身言。亦足見其任有重要之職務者也。凡人所依賴於嗅覺者不少。例如食物時僅依舌之味覺。不能滿足其食慾而鼻所有之嗅覺。實與食慾有重要之關係者。吾人對於食物。常用香味之一語。即香與味不可離之證也。由此觀之。鼻所有之嗅覺。與身體有重大之關係者。不已明歟。彼名花之可愛。不徒在於顏色。而尤在於芬馥之能爽心神。佳餚之適口。不徒在於風味。而尤在於香氣之能興食慾。美人不徒以倩盼見長。而必沐以薌澤。衣服不僅以麗都爲貴。而又熏以麝蘭。此香氣與吾人以美妙之感覺。畢竟不能置之度外。蓋具有通達關竅。振作精神之作用。以之治療疾病。增進健康。其效果蓋不可以數計矣。而茲所謂芳香療法者。即謂病人須應用此等芳香也。凡病室必置百合薔薇等花。即病人之牀。亦用香料塗布之。能奏偉大之效果也。

第三十九　花之療法

使病人玩賞名花。亦精神的自然的治病之一種療法也。夫花者。美之化身也。天下之美者多矣。無論何種之天然物人工物。其美無及花者。花者美術之精華。亦即萬物之精華也。其對於人也。足以賞心悅目。愉快精神。未有能及之者。萬紫千紅。競鬭芳妍。若牡丹。若芍藥。若海棠。若桃李等。其穠香豔色。直使人之心神為之飛越矣。故病室中須備置各種鮮花。或栽於盆。或插於瓶。皆可。惟不可以人造之花代之。因人造之花。無論如何精巧。不能及自然之美麗。且缺香氣也。病人因觀花而心地覺其愉快者。為治病之第一步。在氣候適中花卉繁盛之東亞諸國。尤與治病以絕好之機會。此與音樂療法。芳香療法。同一必要。且此等自然的療法。並須同時應用之。使病人口嘗甘旨。目覩名葩。耳聞妙樂。鼻嗅清香。能助其靜養。促其熟眠。自然治愈其疾病也。

病人有時須用外科手術者。有時須制限其食物者。有隨疾病之種類。須選擇其食物者。又有須休養其目休養其耳休養其鼻者。然無論如何。苟適宜應用此自然之療法以慰其心身。皆為有益而無害。其他事物。或有應於時地而異其去取者。惟玩賞花枝。使之心身暢適者。無在而非必要者也。彼處病人於無趣味不自由之病室。有如獄囚籠鳥。而欲治其病者。豈非極不自然之處置歟。夫在氣體健康之人。且須玩賞花卉。況乎鬱悶之病人。其為必要更不待論也。

第四十　理想之病院

所謂理想之病院者。鳥鳴花開之病院也。香氣布濩。珍味充盈之病院也。妙樂悠揚。清歌婉轉之病院也。又須無備藥品籌治法。而作雜色之醫學博士。與夫嚴冷如比丘尼之看護婦乃可。

蓋病院必須使病人覺其愉快。於治病上始有效驗。凡人爲感情的動物。而病人比於健康之人。感情尤爲用事者。此實在之事實也。故處置此感情用事之病人。務爲自由開放。設種種之娛樂。使之心神愉快。愛病院逾於家庭。而所用之看護婦。對於病人。尤須關切。而勿懷厭惡之念也。

病院者。當使病人視以爲極樂之所也。如前所述。疾病可視爲己身行爲不善所受之一種天罰者。既患病矣。與其因人爲的導之使入地獄。何如竭力導之於極樂世界。故病院者。當以極樂感化病人。以復其健康也。而在常人所想像之極樂。不外充足其慾望而已。有如美色妙音。清香佳味。皆爲精神上之治法。能收效於無形者也。」

此種病院。即無醫士亦可設立。因治病既不需藥物。故并不需用藥之醫士。即如文人學者教育家等。凡善解人性。信天道。悟自然之作用者。無論何人。俱可設立者也。且對於病人不爲調藥。並不觸犯何等之法律。蓋由於靜攝與營養。或精神作用。而爲自然之療法。任由何人行之。皆屬無妨也。

至病院之組織。宜同於寄宿舍。要在病人起居自由。隨意所欲。比其家庭。更覺愉快。果得此設備完全之病院。其有益於病人。誠非淺鮮矣。

第四十一　對於輕病者之處置（其一）

茲所稱爲輕病者。不問其疾病之種類如何。能自由起居動作。有相當之食慾。並能外出。係患慢性之疾病者也。例如肺病、脚氣病、腎臟病、胃腸病、神經衰弱症、胃癌、及其他疾病。凡未至日在床蓐者皆是。

疾病之種類雖多。然至於失起居動作之自由而臥床者。自應視爲重病。反是而尙能隨意活動其身體。固不妨視爲輕症也。而此輕症。以如何處置爲最良。雖因其病之種類而異。然其根本主義。則當任病人意思之自由。卽病人爲所欲爲。食所欲食。視所欲視。聞所欲聞。此最良之方法也。

世人驟聞此說。或且目爲狂易。然此種主張。並非謂一任病人無制限而妄行。如瘋人之任意舉動也。當此之際。因年齡與智識而有制限。又因性狀及疾病之差異。而亦有制限當然之理也。

玆所欲言者。從來對於病人用勿字主義。如勿爲彼。勿爲此。彼不良此亦不良云云。無論何如。總以制限病人爲得計。而專採壓抑主義禁制主義者。可謂爲極其不良也。夫謂病人宜爲某事與不宜爲某事。此近今醫士治病時所習聞者。其說種種錯雜。不遑枚舉。其於某病。以某事爲宜者。果以何理由而云爲宜。至其所謂不宜。則更無從知。且無從證明也。或者謂此爲某某醫學博士之說。某某學士之說。或德國大醫家之說。然某某醫學博士某某學士與德國大醫家之說。果足憑信與否。則更屬不可知。而不能決定也。

况進而詳考之。則世間關於疾病之學說。立於反對者甚多。例如患胃腸病者。某醫士謂不宜食堅物。然又有某醫士。謂胃腸病。轉以食鹽蘿蔔硬米飯爲宜。在實際上。後之說乃大有效。又如患肋膜炎者。某醫士謂不宜運動。然又有某醫士。謂宜於運動。其結果以運動治肋膜炎者具有成效。卽此所舉一二之實例。可見治病之法。在各醫士所主張。尙且全然反對。則不知醫之病人將何所適從乎。夫病人雖聽醫士之說。從其何者爲可。誠苦難於判斷。世有多數人常惝怳於此之迷途也。當此之際。吾人亦將如何而可。要須知自然斷不使吾人至於如此。欲就此事爲解決。因自有主旨在也。

第四十二　對於輕病者之處置（其二）

凡事無論如何。與其從多數謬誤之人所指示之方法。不如從天所指示之方法。爲甚自然而且確實也。而天所指示自然之道者。不外病人自身意思之所欲。任其所欲而行動。其效力之多可斷言也。

夫吾人之意思。從何而來。若究其本。則皆從己身所要求而來。亦卽天所指示之意。自然要求於吾人者也。其欲踆與否。欲食欲眠與否。凡皆自然所指示以應爲者也。

吾等信從此自然之指示。其爲有效。不待言也。

前言自然亦有制限。有因疾病之種類。與人之年齡。及智識之程度。而須設制限並加以注意者。又有須集世人各種之說。以供參考或實驗者。然以病人自身之意思。爲標準而行動者。最爲緊要也。

大凡一切疾病。實無一定之治法。例如肋膜炎、脚氣病、及其他一切疾病。欲施治療。不可用一定之方法。藥品。及食物。此由人之體質。性狀。境遇。年齡。慾望等各有不同者也。故主張對此個性不同之人。概施以一定之治法者。在根本上早已謬誤也。自實際上觀之。有患胃腸病人食硬飯及蒟蒻而愈者。然他人仿行之。則又無效。故謂此法足治胃腸病者。非也。且即使同爲胃腸病。其病之程度不同情勢各異。即病之性質亦復迥殊。而食硬飯及蒟蒻。亦因其堅度、分量、及食法之異。其效能遂有差異也。

要之。吾人所應從事者。詳審天地自然之道。適於己身。而應用之。其應用方法之良否。即其效力之有無。由之而判者也。故吾人務求對於身體之智識。與對於疾病之智識。及對於疾病之各種方法爲必要。然亦但求其知之而已。不求其本所知而盡行之也。蓋即使知之。仍須加以十分研究。必求最適於己身而後行之。此當由自己之意識加以判斷而應用之也。若爲自己所不能判斷者。則亦不可救藥矣。至所謂判斷。並非困難。只從己意之所欲而爲之耳。

以上所述之要旨。不外注重人人意思之自由。凡一己意思之所欲。無論如何。可認爲身體自然之要求。亦即天之要求。不第不可違背。且須求所以充足之。而後身體之健康可期也。凡病人能不受醫士及他人無謂之制限。在不逸軌道之範圍內。自由行動。此合於根本主義。以之治病。所以多效也。

第四十三　對於重病者之處置（其一）

所謂重病者。指起居不能自由。常臥於床蓐者而言。其爲肺病。爲脚氣病。爲肋膜炎。爲胃腸病。爲鼠疫。爲痉扶斯。爲赤痢。爲癱疾。俱可不問。

對於重病人所宜用最良之方法。務在竭力使之安靜休養而已。勿與以藥。而當與以素嗜之最良食物。惟當發熱而不欲食時。決勿強使之食。且對於食物尚不欲食之病人。而反與之藥。是謬誤之甚者也。

重病之人最宜注意者。務使其身體不至衰弱。而竭力施用防止其衰弱之方法也。

大抵不論何病。無不受自然療法之作用者。如前言發熱、咳嗽、疼痛、皆爲自身之自然療法。遇有以上各症。當使病人忍受之。切勿用法以除其發熱。止其咳嗽。及去其頭痛或腹痛也。此因發熱咳嗽及疼痛。乃自然所現治病之作用。故對於此等。不能用何方法。亦不能加以何等方法。而吾人所應爲者。在於宜使身體能忍受此等之發熱咳嗽及痛。要在養成身體所必需之力耳。

欲養成此種體力。有給以適當之飲料及食物者。有使之靜養者。有振起其精神者。方法縱有不同。而其目的。則一也。若施用藥物。雖一時能刺戟身體而使之興奮。然至藥性已過。則身體比前更爲衰弱。故決不可用藥也。

據從來之醫術。惟知除熱去嗽止痛而已。此實妨害自然之療法。大不可也。夫發熱咳嗽及痛。在病人雖不免一時受苦。然尙不至害及生命。況疾病固爲一種之天罰。

病人既受正當之天罰當然須耐其苦痛。若妄思逃免。而取種種不自然之方法者。是適所以甚天之怒。決無倖也。惟有小心謹慎靜服天之罰。以待其寬宥而已。靜養者。即小心謹慎忍耐天罰之方法也。

至靜養及取適當之營養外。尚有其他種種方法。亦爲必要。然斷不可飲藥。及用其他可去苦痛之不自然方法。不惟不能治病。反使之加重也。縱使苦痛可逃。不過一時而已。必有更甚之苦痛。隨於其後。故宜從根本上注意。當治病之前。須一計及維持永久之生命也。

第四十四　對於重病者之處置（其二）

前言發熱咳嗽疼痛爲自身之自然療法。此與現今之醫學。爲根本上反對之主張。乃經詳細之研究。確實而無可疑者也。故治重病。須屏去現今之一切醫術。至少亦須屏去內科病之用醫藥。無論如何。須令病人耐其苦痛。且養成其忍受苦痛之能力焉。

凡人對於不可抗力。以不加抵抗力爲最良之方法。重病者。不可抗力也。有必然之原因。而自然之結果。立即到達者也。故宜爲重病者告。亦惟曰靜養爲最良之治病法而已。

乃世間多數人一覩病重。便大驚擾。或服藥物。或行注射。或用灌腸。更進屢試。直促其死。誠至愚而可憫也。夫用此方法。無益於病。轉以加重。即幸而愈。亦非此法之效果。苟放任其自然。不施治法。亦可愈也。况放任其自然。可以速愈。而亦無後患。若以醫藥、注射、及其他方法。縱使病症稍減。而流弊甚大也。故處置重病。勿用醫士。任其自然靜養可也。或謂此法似甚慘酷。而實則不然。夫對於不可抗力。不肯服從。反起紛擾者。是自速其死期者也。

其次則置重營養。對於重病人。須預備種種之羹湯。稀粥果汁。務廣應於病人之所好而與之。是可謂爲用藥之變調。而尤須精選其營養品也。營養爲身體之根本。吾等之精神意識與肉體。皆自營養而來者也。關於此營養之注意。日人著有滋養食品詳說一書詳之。

第四十五　止瀉藥及瀉藥之不合理

凡醫藥對於身體自然之作用，如何爲不自然且不合理。茲就止瀉藥及瀉藥略說明之。以示其一例。

據各國新聞及雜誌之賣藥廣告。或醫士所用之藥。有曰皮司密脫者。爲止瀉藥劑。係對於洩瀉所常用者。今試就此洩瀉。由人身生理上考之。則人體之普通狀態。大抵日出大便一次。以保其健康。而此則變而爲二次三次乃至五次十次。或更增加焉。就中水分不爲胃腸所吸收。而自肛門排泄之。是曰洩瀉。而此洩瀉之原因有種種。或起於飲湯水之過多。或起於食物之過飽。或起於黴菌之作用。或起於氣候之關係。或起於幾時受冷等。雖其原因有種種。然其成爲洩瀉。係迫於自然之必要者。無可疑也。

究其病源。卽胃腸失其消化及吸收食物之力。而遺留過剩之食物於中。引起腐敗發酵。能爲害於胃腸。故特排泄之。是卽迫於必要而起洩瀉者也。然則對於洩瀉而用皮司密脫等之止瀉藥劑。非不自然之方法乎。非蔑視身體自然之作用乎。縱使服藥而暫時止瀉。然亦出於不自然之停止。胃腸轉因此受害。將必復發。或此發現種種之症候者。此又盡人之所實驗者也。

此外治瀉之法。更有不自然之甚者。卽不先就洩瀉之原因。詳加調查。而反用瀉藥。使之加劇者也。試叩其理由。則謂洩瀉本因胃腸中有惹起下痢之有害黴菌及原因潛在。今欲一掃而空之。故先與瀉藥以蕩滌胃腸。而後與以止洩藥劑云云。此說無一是處。依此爲之。是重以兩度之不自然也。又有當洩瀉之際。以固形食品爲不宜。而令食流動食品。如牛乳、半熟卵、及粥等。雖食粥或屬相宜。而飲牛乳。則轉以助黴菌之發育。使其洩瀉加劇也。

要之洩瀉之起與止。皆有相當之理由。故不可不問其理由。而貿然下之止之也。對於洩瀉之自然療法。惟有大減食物之食量。或全然斷食。其甚者不可運動。但務靜養而已。食物以稀粥爲宜。而決不可用藥。此爲對於洩瀉最良之方法。所以使胃腸毫不受害。至洩瀉停止。卽可健全也。若洩瀉不卽停止。乃由其原因未除之故。或由於飲食過度。或由於運動不足。皆是。至有因病菌而洩瀉者。亦宜於食粥或斷食。苟能靜養。則自能痊愈也。

第四十六　對於赤痢及窒扶斯之處置

患赤痢及窒扶斯病者。因其病菌之性狀。而異其疾病之情形。然二者同有害於胃腸。且同由黴菌之作用也。

凡患窒扶斯病者。聞諸醫士。別無適當之藥。當其病勢方盛。可視爲藥而與之者。有似乎清涼飲料而已。又如霍亂之急性洩瀉症。醫士亦無可用之藥。此係一般醫者之所自述。其爲事實無疑也。

不第赤痢及窒扶斯而已。關於一切急性胃腸之疾病。如患霍亂及急性腸加答兒。亦同此處置。凡患此等各疾病之際。吾人所應爲者只有靜養並食少量之流動食品。或飲清涼飲料。或絕對斷食皆可。但有最宜注意者。凡由於病菌而下痢者則普通所服之牛乳。決不可用也。嘗見患赤痢及窒扶斯者。往往難治時有至於死者。正由醫士以牛乳爲其主要食品之故。蓋牛乳爲黴菌之絕好滋養品。培養黴菌而用牛乳者。細菌學上之所常見也。而人之患赤痢及窒扶斯者。其胃腸中病菌已占有勢力。此際更飲以牛乳。其胃腸既不能消化吸收。反使病菌得營養而繁殖焉。適以增益其病勢。此不可爭之事實。譬之與寇兵而賚盜糧。其爲害盡人所易明也。似此不合宜不自然之行爲。從來許多之醫士都未窺破。不亦可怪也哉。

故患赤痢及窒扶斯者。絕對勿飲牛乳。而可易以清涼飲料及種種之羹湯。並極稀之粥。有時且須緘嘿不語。至於靜養之爲必要。不待言矣。

大約此等疾病。其熾盛也有一定之期間。苟放任其自然。亦自可愈。吾人但須忍耐苦痛。維持身體可矣。凡疾病之自能消滅。乃極自然之道理。而常見於事實者也。故吾人決無須畏懼赤痢及窒扶斯。因此等疾病。決非致命症。比諸慢性漸漸加重之肺病、心臟病、脚氣病、轉無可恐。其有喪失生命者。必因處置之不善。誤用其治法故也。果能信自然之力。專主放任。乃最良善最安全之法也。

第四十七　斷食療法之應用

既述自然療法。則斷食療法。勢不能免。斷食療法者。疾病中不食各物。或半斷食。或全斷食。一種治病之法也。歐美諸國早行之。近時日本亦有一部人提倡。而認其有效能焉。

今略就此斷食療法而說明之。凡爲疾病之原因有種種。無待言者。然自飲食過度而來者多矣。尤以胃腸病爲甚。蓋飲食過度。偏食一種之物。或多食有害身體成分之物。常足以發病者也。例如牛肉及豕肉。非必有益於身體之成分。吾人不食牛肉。不食豕肉。尙能維持其健康也。而多數之人。近來迷於誤謬之滋養說。忘其多食之有害。但以肉食爲有益。遂不免於多食。因之致起各種疾病。如腎臟病胃腸病肥滿病是也。對於此等之治法。有於一定期限內斷食而得愈者。然亦有專食可解肉毒之蔬菜及穀類。而不食肉類。亦爲極有效之方法者。可不必概用斷食療法也。要之。欲適用斷食療法者。須因其人之年齡、體質、境遇、及疾病之種類與其狀態。而決定去取者。非無論何種情形而皆可行也。

大抵欲養成吾人身體組織之成分。務須廣食各種之食物。無如世間多數之人。常偏食一種之物。貽害胃腸。虛弱身體。遂起種種疾病。此所以當主張食餌療法也。凡身體組織之某成分過剩。能起一種之中毒作用。已如前述。故宜食解毒之物。然有時宜於斷食以待其中毒作用之消滅者。亦一法也。

故茲所謂斷食療法者。非絕對不許食物之謂。乃變換其食品。而食與前全不相同之物也。又平常一日三食。今則易爲再食或一食。更有竟日不食。及絕食至於三日或一星期者。是皆斷食療法也。

在患洩瀉症之際。以一日或二日間絕食爲宜。然亦因人而異。或有不宜斷食。致使身體衰弱者。然當洩瀉時。幾於任食何物。不能消化吸收。是進食益以使病勢加劇。

而決無效果也。又各種之胃腸病亦然。隨其種類及原因。本無一定。但時有經數日間之斷食。而奏大效者。

斷食之作用。爲身體一種之休養。且亦所以休養其胃腸也。凡對於各種疾病。最良之自然療法。在於靜養。故此種人爲的靜養之斷食療法。亦多宜於應用也。患熱病之人。不欲食時。卽應斷食。決勿強勸之食。苟強飲以牛乳等。實不自然之惡方法也。蓋不欲食之病人。其斷食決無足慮。應用種種興起其食慾之方法。待其自然欲食而後與之。方爲有益也。

第四十八　精神之療法

精神療法者。卽專依精神作用。以治萬病之法也。近今世人多唱導之。溯其源本出於宗敎。惟至今日始冠以精神療法之名而盛行於世焉。

此精神療法。亦爲自然療法之一種。與前述之花療法、芳香療法、音樂療法等相關連。而前述之各療法。俱可視爲一種之精神療法也。蓋精神療法。本於精神左右肉體之理論。而欲治肉身之疾病。必先健全其指導肉身之精神也。

人之肉身有形。而精神無形者也。然無形之精神對於肉身。有無上之威權者。事實也。吾人肉身之各種疾病。究其根本。則自精神作用而來者極多。且有時可認爲全基於精神作用者也。

人之生斯世也。當嬰兒時。其精神作用極少。及漸次成長。而好惡生焉。此好惡卽爲精神作用也。作所好之事。食所好之物。則身體有益。若強作所惡之事。強食所惡之物。其身體必受害。當傳染病流行之際。人苟兢兢恐懼。則因之害及胃腸。以致身體衰弱。而易爲病所侵。是正從精神作用來也。

然非謂一切疾病。皆與精神作用有絕對關係也。何則。如犬馬牛羊等。可想爲精神極劣等者。而不免於疾病故也。顧彼等獸類。亦有好惡。卽非全無精神。或爲吾人所不能悉者。然獸類之精神作用。比於人爲極劣等者。事實也。

又非如宗教家之所信仰及其主張。與夫專門提唱精神療法之人。謂一切疾病。概本於精神作用者也。然各種疾病與精神作用要有關係。卽各種疾病。可信爲關係於精神作用而起。又可由精神作用而治之者也。

前所主張之花療法。芳香療法與音樂療法。皆不外使病人精神愉快。而自然治愈其疾病也。大凡一切疾病。非使其人精神健康者不能治。如使其覺愉快。有趣味。則已去病之大半矣。若惟是顰眉蹙額。將無平復之期。縱使偶見爲愈。難保其不復病也。

病人而能使之笑。爲無上之效果。舉凡滑稽戲劇。滑稽小說等。皆於病人甚爲有效者也。其在輕症之病人。可自隨意觀滑稽之演劇。讀滑稽之雜誌及書籍云。

第四十九　精神療法爲自然療法

精神療法爲自然療法。病人不問何症。必以靜養爲自然療法之根本者。卽使精神亦同時靜養故也。靜養所以平心。心不平則身體亦不平者也。疾病者可視爲身體一種之不平也。向來謂疾病曰違和。和卽平和之義。因身體有障害。故起不平。其不平現於外而成爲疾病焉。而肉身之不平。多自精神之不平而來。心有不平。則不能治現體之不平。而疾病亦未易愈也。

所謂靜養之法。不僅以使病人靜臥床蓐爲已足。彼病人亦當自調和其身心也。嘗見病人臥床。外觀似爲安靜。而心中沈悶不堪者。決不能愈其病也。蓋不問他人自己。皆當勉力於安其心也。

人之境遇。千差萬別。年齡差異。男女有別。性狀不同。先天異稟。且各人皆有不能使他人知之事。此其無量之苦痛與不平。橫亘於心中者。必不少矣。大抵疾病之多。究其原。常自此心之苦痛與不平而來者。及其成爲疾病。現於外部。其治法。亦惟有從根本上除去其心之不平。此實吾人不能不勉者耳。

此欲平其心。並去其苦痛。如前述觀戲看書等。固爲一種之巧法。若能更進一層。欲永久治愈之者。則當用種種之方法。必使信神而服從自然也。夫神者超絕理論而爲直覺的。其在吾人可由種種之形式。及種種之精神作用而顯現者也。人當依於一己最良之理解。與適宜於己之方法而信從之。既能信神。則心得平和。而身亦健康。而不致患病矣。凡患病者。皆信神淺薄之證據也。是故精神療法者。信仰療法之事也。彼救世軍在道路上高唱之歌有曰信者得救。實含有一面之眞理者也。

第五十　自然療法之睡眠

睡眠者。由於身體自然之必要也。觀天地間一切生物。無不睡眠者。則睡眠之爲必要明矣。吾人必費一定之時間於睡眠。而有時或一夕或數夕不睡眠。亦能維持生命。然此與斷食正同。人不能常時斷食。亦不能常不睡眠也。

睡眠出身體自然之要求。然可視爲專休息人之神經者也。卽吾人神經。因睡眠而得休養也。吾人當醒覺時。縱使閉目靜臥。亦必心有所思。心有所思。卽足以消耗神經。而旣經消耗之神經。必須睡眠以爲休養也。

人之神經。本爲使用而設者。故使用之消耗之。俱屬不妨。且愈用之則愈良者也。然使用之方法亦有優劣。例如妄起憂慮。以耗神經。遂致餘留病毒於後。而發生惡結果焉。若用於愉快及有趣味之事。則有極良之結果。吾人不問體之健康或疾病。常向於愉快方面。使用神經。且得適宜之睡眠。以休養之爲最善也。

人當發熱或大咳之後。與腹痛。及其他苦痛之後。皆能引起睡眠者。此自然之結果。由於疾病及苦痛。多費神經。當然引起睡眠也。此際之睡眠。極爲自然的。且於治病上多有效驗。故病人務以多睡眠爲佳也。

況靜養之者。不僅休息其身體。且因充足其睡眠。而使神經得所休養焉。自實際觀之。如患熱病及其他疾病之人。當其睡足。則苦痛必減。此病人所以務須靜養。而以充足其睡眠爲最要。至患重病者常臥床蓐。其睡眠之時較多。當其醒覺之際。務以愉快有趣味及滑稽之事。使之觀覽聽受。俾使用神經於娛樂而忘其痛苦也。

凡病室及病院等處。宜毗於陽。不宜毗於陰。向來醫療病室。每多罕覩陽光。務求陰沈幽鬱。謂與病人合宜。實大誤也。在俗習以爲病室而閙喧笑之聲。非其所宜。然以此拘泥。轉出於不自然。且過於沈寂。易起悲觀。每導病人於鬱悶。決非良法也。

又如敲木魚而高誦法華經於病人之側者。似屬愚人所爲。而決不然。此隨其人智識及信仰之程度爲之而可奏效果者也。蓋由毗於陰氣而使用其精神。更使熟睡而加以休養。可謂治病之一良法也。

總之。睡眠爲病人需要之極重大者。務用各種方法。促其睡眠爲宜。無論睡眠本爲自然的。即人力亦能左右之者。故須講求使之熟睡之方法也。惟是睡眠與飲食略同。飲食過飽。有害身體。而過度之睡眠。亦有多少之害。此所宜注意也。但舉其大概。則病人睡眠過度而有害者較少。

第五十一　灸之療法

灸法自中國首行之。傳至日本。名曰灸點法。在古代皆著行於民間。訖今日本猶有一部之人傳習之者。

灸之作用。能加劇烈之溫熱於身體之一部。使血行流暢。亦自然治病之法也。日人有用灸法以治脚氣病者。其法就足指近傍七八處。逐日灸之。約半月而全愈焉。

其他有眼病灸法。胃病灸法。肺病灸法。肋膜灸法。及其他諸病各有特別之灸法。又欲使虛弱之小兒健康而用灸法者。爲日本俗傳之療法也。

灸法治病。有無效果。在醫士間大有議論。其絕對批難者不少。然實際上效驗顯著。則固無從阻止之也。此法決非自迷信而來。卽使自迷信而來。亦屬不妨。何則。有迷信者。比於無迷信者。一切爲優勝也。

迷信之一語。固有語弊。而謂之爲一種之信仰。決無妨害。而且其效果極多。蓋無論如何。信仰強者。比於信仰薄者爲優也。

凡用灸法欲其有效。要在繼續爲之。至少須半個月或一個月間。能使血行爲之一變也。蓋各種疾病。可視爲由血行之不調和而起者也。例如眼病。可視爲流行於眼之血液。因有障害。故起眼病。胃病。可視爲循行於胃之血液。因有障害。故起胃病。脚氣病。可視爲循行於脚部之血液。由種種不自然之原因。致生妨害而起病者也。

要之。體中血液循環之情形。平等周徧而迅速流行者也。苟血液能順行無滯。則疾病不起。若其血行不調和。而欲調和之。則灸法爲大有效者矣。例如因脚部血行不調。而起脚氣病。則施行灸法於脚部。連續至半個月或一個月。逐漸促血進行。俾之平復如前者。實爲自然的而且有效者矣。

要之灸法者。可視爲一種自然療法。自古東亞所行良好之一種療法也。然自西醫輸入以來。此自然的東亞固有之療法。將爲世人所唾棄。顧世運無往而不復。不自然終爲自然所戰勝者。此又自然之勢也。彼歐美醫術。東來已久。歷經多人試驗。其有害無益。確有證據。是歐美之醫術。轉導人於多病且短命者。早爲人之所覺悟也。自昔東亞廣行之各種自然的療法。此後將顯其效能。然世界不進化之物。無有能長存者。故非謂昔之灸法復活。但使勉力研究。俾令進化。益廣其應用之範圍。冀有正大之效用於世耳。

第五十二　齒之自然療法

齒者猶之守身體門戶之號兵。爲人體所必須備置者也。夫美人之白齒。與朱脣相配。而益其妙態。是口之因齒而增其莊嚴者。爲何如哉。

然至近日。此天然之齒。乃故意損傷之。而代之以人工的金齒。齒有稍損。卽以西門汀塡之。或塡以橡皮。於是人工之齒。大見流行焉。

近世之人。不獨多病且短命。卽齒亦多不良者。事實也。自醫士及醫學博士日增。而病人亦日增。自齒科醫士愈多。而齒之不良者亦愈多。此其故可思矣。夫齒之堅實者。身體因之而堅實也。而身體之堅實者。齒亦因之堅實。是齒與身體相待而致其健全。今世人身體虛弱者既多。則齒之不良者。自亦增加。勢所必至。顧如近日齒之益多不良。乃多由齒科醫士不自然行爲之所致者。例如有一小兒病齲齒。於是齒科醫就患處用器械。開大穴。而塡以西門汀或橡皮。在當時。其痛可止。數年內可保無恙。然其齒因此而受大害。將來必早脫落。試觀兒時曾經塡塞之齒。達於其成年。已不能保存矣。

近人無論何事。輙妄加以不自然的人工。是可謂謬誤之甚者也。齒既爲身體之一部分。依於其處置之情形而有堅實或脆弱之別。縱使兒時患蟲齒。仍應任其自然。決不可塡以西門汀或橡皮。且不問其患蟲齒或他病。常用重炭酸蘇打。以牙刷細刷之。但保其清潔可耳。

謂蟲齒本於黴菌作用。或亦事實。然亦有如身體之他部分。因本來之不健康而起者。苟平常注意保其健康。決無此患。而保齒之健康。以常保其清潔爲必要。又齒本受血液所養者。苟能充足其營養以健全身體。是又根本的必要者也。至蟲齒既成。而徒加人工。以西門汀橡皮或金或銀嵌爲義齒者。儘可不必。但仍任其自然。保其清潔。且務充足其身體之營養。則齒自堅實也。

據向來之說。謂齒爲蟲蛀。其一部已破損。不能使之恢復。其實不然。苟營養充足。則已破損之琺瑯質。亦能自然長成也。觀於老人齒落尚能再生。非其確實之證據乎。又近人且有炫裝金齒。自以爲外觀之美者。不徒有害於齒。卽外觀亦轉覺其做作。決不如自然者之美也。蓋無論如何。無有勝於天然之美及自然之法者也。

第五十三　眼之自然療法

眼病有種種。若禿拉哈謨。若星眼。若血膜炎。若盲膜炎。若角膜炎。皆是也。而凡有眼病者。人人咸極力研究用種種之藥品以治之也。

凡治內科病所用之藥物。必當屏斥。獨外科所用之藥品則不然。如眼病所用之藥品。時亦有效。而不能大效者。此由藥品與身體之營養相待而後能見功也。

爲眼病之原因本屬不少。然雖呈種種之病狀。其根本要在營養之不充足。故各病得乘間抵隙而侵入也。例如禿拉哈謨爲一種之黴菌所致。因於接觸病人或從手巾等傳染而來者。此爲近日小學校研究豫防之大問題者也。然僅竭力豫防禿拉哈謨之傳染。抑末矣。與其徒事紛擾。不如就根本上注意兒童之營養。以期身體之健康。身體健康而營養充足。則眼得健全。而禿拉哈謨決不傳染矣。卽使傳染亦易治愈。否則本末倒置。終有防不勝防之勢矣。

凡有眼病。用硼酸蒸蒸之法。雖爲必要。然不用其他手法。及其他不自然之行爲。但能注意於營養而加以靜攝。自可愈也。又眼病比於他疾病。其愈較遲。有需時頗久者。然能注意營養。則亦逐漸易治也。又醫士雖因病用藥。然亦常勸告病人。宜注意營養者。是營養爲眼病之必要。已爲世人所知。此實自然之方法。確無可疑者也。

近世多數之少年。稍有近視。或因避塵埃。便濫用眼鏡者。又有因逃徵兵。特欲作成近視眼而戴用較深之近視眼鏡。此等行爲自衞生上觀之。別無何等目的。或欲保護其眼。或徒炫其外觀。而濫用眼鏡。適以損其眼力。眞可謂其愚不可及者矣。

夫自然所造之眼。非如人所思之脆弱也。卽使稍犯塵埃。或接觸黴菌。若本屬健全之眼。不易受害。顧人乃加以過度之保護。轉所以使之不良。不亦傎乎。

第五十四　俗傳之療法（其一）

世有一種治法。自昔多由世俗傳授。而爲醫士所不甚採用者。例如洩瀉。用蘿蔔葉湯。以浴腰部。患霍亂則飲酸梅汁。並敷芥子泥於腰腹兩處。肺病則煎蠶豆作粉末食之。歷節風則宜食狸及鱠。口吃則宜食百舌鳥。凡茲種種。皆向來俗傳之治法也。

近自歐美醫學。輸入東方。而凡東亞世俗相傳之治法。悉爲彼習西醫者所排斥。彼等不徒爲自己立脚地而出於反對。且迷於泰西謬誤之學說。而不覩俗傳治法之優點故也。

試加以審察。則東亞俗傳之各治法。其中原不無可議者。然儘有經多次試驗。著有功效。而爲合理的自然的。決當採用者。大抵俗傳之各治法。有應注意之點。在於某疾病。宜食某物。其多數皆有關於飲食者也。雖有時用蚯蚓之煎汁。爲解熱劑。以白蠟樹蟲之燒炭。治肺病。然其多數專關於飲食者也。

凡治各病。可不借藥劑之力。而當依藉食餌之力者。此其根本在於食物之成分。蓋一切之病。多由食成分不完全之物所致。故以廣食一切之食物爲宜。此由理論上實驗上所深加研究而得者。試思多數之俗傳治法。所以專主食物之故。可謂得食餌治病之意者也。

覩其治口吃。用百舌小鳥作羹食之。人皆相傳爲有效。是否果效。未經嚴密調查。然常人之普通食物罕用之者。故食此小鳥。決無損於身體者也。况現今人類所知化學的食品之成分。極不完全。由現今化學之力。終不能知百舌鳥含有若何之成分。但百舌比於其他鳥類。其成分必有差異者也。蓋百舌含有超過吾人知識以上靈妙之成分。故於治口吃上奏有效果。未爲不可。此所以信其必含有能治口吃之成分也。凡自古俗尙相傳者。不無一種理由。縱使古人智識常遜於近人。然謂所傳皆屬無稽者。斷無此理也。

今之醫士。信現在之醫學及衞生學。以爲萬能。是不過醫士一流之自信而已。至其果有眞正之道理與否。尙屬疑問。此在根本上所以不能使人確信之也。

第五十五　俗傳之療法（其二）

近今之醫術。何以比較的爲多數人所信。此非以其多有效也。不過心醉泰西學術及其他情事之結果。以爲無一不良。且因乏自覺心。故身處東亞而不悟己國固有出色之治病法也。

自古在昔。東亞相傳之方藥。實勝於泰西之化學的醫藥也。蓋方藥者。專爲動植物質所煎之汁。可視爲一種之飲料。與泰西輸入之化學的藥品大異其性狀者也。即如燒炭品大有效果。爲自古以來普通多用之一種藥品也。世有半解歐美理學之人。謂燒炭者一種之炭質也。以炭質而有藥品之效果。無此道理。是大誤也。夫燒炭者。於炭素以外。因其原料之異。而含有相當之一種成分者也。其證據則從其燒炭之原料。而異其香味及組織是也。故燒炭者可視爲超過現代化學所能知之上。具有神祕的成分。以著其效果者也。

抑且服用燒炭亦大有效果者也。近日本人於農業上。應用熏炙。具有大效。有因思吾人食炭。或於身體有靈妙之作用。遂取普通之木炭。於食後嚼食之。頓覺腹中空虛。此足見其大有益於胃腸焉。而其始乃出研究燻炭農法。知炭於植物之生育上有偉大之效。意其於動物。亦應有效。遂發見此新事實也。

第五十六　燻炭之療法

燻炭本應用之於農業上。取諸般之有機物燒之成炭。如燒稻草及樹枝爲炭是也。此炭於植物之生育。實有不可思議之效果者也。

凡栽植物。施炭於根。比向來能增其二倍三倍之生育。其理由雖有種種。然要爲炭對於植物之根。有一種未經發明之靈妙作用。逐加研究。乃發見炭之性狀。在凡生物之生育上或其健康上。大有效果。因之應用於衛生上及其他有關於人體者。亦著效驗。茲限於篇幅不能具述。僅略說明其所謂燻炭療法焉。

燻炭療法者。專應用於胃腸病。係將米豆麵包及其他食品。或煎或燒。使成焦黑而食之也。此與前述服食木炭同其作用。然服食木炭。雖於胃腸有益。但不能以此希望之於一切人者。又自其效果上而言。亦不如以米豆之類爲之也。

蓋身體各種之疾病。起於胃腸之不健全。故治病者。須先計及胃腸之健全。而如何能堅強其胃腸。實爲根本所必要者。若肺病。若生殖器病。若神經衰弱症。及其他疾病。但使胃腸堅實。自然可愈。且於實際上所見爲然者也。

至堅強其胃腸之方法有種種。日人著有胃腸病食餌療法一書。詳爲說明。此外可認爲最自然且多效驗者。卽茲所述之燻炭方法也。今試審查食此半焦黑之麵包、豆、米、麥等。入於胃腸。有如何之作用。可列舉如下。(一)能促消化液之分泌。(二)具有消毒的作用。能防胃腸中發生有害黴菌。(三)有助食物消化之效。(四)因燒焦所生之苦味。有靈妙之效果。以上四者。皆其有效之作用也。大凡人當稍奇異之事。或多效能之藥。一經發見。則卽勉力研究其理。必非無益者也。然若在現今吾人思想所不能及。則無論如何。多超絕於世間之理論者也。就藥品而言。以現今所具之智識判斷之。縱一向所見似無此效果者。而於實際上竟能顯著其效果。豈非在吾人智識之上者乎。

故所謂燻炭法。或亦有關係。例如燻炭對於胃腸之效果。僅就上所可得說明者而論。似不須燻炭。亦可收此效果者。然而捨燻炭外。更無他物能代之者。是可不謂燻炭之效果。超過吾人之智識以上者乎。然則燻炭對於胃腸之效果。僅據前之說明。

不能滿足。而可信其必有在吾人所知以上之靈妙作用者也。

第五十七　外傷之自然療法(其一)

此爲最近有趣味之事。曾載於日本某新聞紙。茲述之如下。

外傷與日光　外傷之治療。可謂爲最有效者。凡負傷之際。隨時加以適當之處置。現今外科醫術。殆已達於極點。惟就創傷豫後之處置。尚不少改良之餘地。尤以戰場之負傷者。未得其應急之方法。最近德國那儀氏發表關於此問題研究之結果。謂施與生物以生命與發育之日光。對於外傷之治療亦有最偉大之效力云。

日光及於外傷之效力　日光對於自然的或病的變化之組織。有特殊之醫療的效果者。就倫得根療法之研究而知之。其應用之於外科療法者。瑞士之彼倫哈得及魯克歐二氏具有成績。據二氏之研究。及其他各方面實驗之結果。則稍完全之日光。能愈外傷。能畀極便宜之變化於組織者也。即曝其創傷於日光時。能減創傷液之分泌量。薄其惡臭。縮小傷口。平復瘢痕。並能減其疼痛。比一般施用繃帶者。較能早日痊愈也。

日光療法之缺點　直曝創傷於日光之效果。已如上述。然而在繃帶療法所有之效果。不能不爲日光療法之缺點。卽自止血殺菌等。以至防隔外界不潔之黴菌。保護創傷。藉繃帶所含醫藥之吸收作用。而誘導體內之血液於外部。因之而生新肉等。皆爲繃帶療法顯著之效力。而日光療法皆無之。不寧惟是下層之外氣。多含塵芥黴菌溼氣等。且其高氣壓能妨礙新組織之發生。故直曝創傷於日光。不能不謂曰極危險也。

理想的外傷治療法　從以上之觀察。那儀氏思併合日光療法。與繃帶療法而用之。就普通之繃帶。改用最善通過紫色光線之透明體物質。既能保存繃帶之醫療的效果。又可利用日光之效力。於是苦心研求。發見賽爾洛伊特及雲母板之物質。爲最合於理想者焉。據那儀氏之新繫法。以賽爾洛伊特或雲母板作爲帽子形。適應於身體之部分。務須長闊相宜。勿使觸及傷口。兩端各塗以膏藥。用麻布繫之。賽爾洛伊特之下。插入含有藥液之紗。以吸收創口流出之液汁。此紗每一日一換。而賽爾洛伊特。則除無特別之理由外。不須更動。且宜取適當方法。爲間接之保護焉。那儀氏創此方法。不但完全具備日光繃帶兩療法之特徵。並處理亦爲簡便。故主張之爲理想的外科療法焉。

以上爲最近之所報告。於外科之治療上。一新面目。然亦自然的方法。大可參考者也。

原夫外傷有大小。有深淺。又從身體之部分而異。故其處置亦自不得不異。然從前但知厚捲繃帶。從各方面觀之。其不自然可想矣。要之外傷者非疾病。乃由外部破其皮膚及筋肉。但使之照舊長合斯可矣。

第五十八　外傷之自然療法（其二）

日光於治愈外傷。爲有效果。而由自然療法之立脚點觀之。尤爲必要者也。惟是因治身體之創傷。而僅曝其受傷部分於日光。亦有實際上行之不便者。故現今對於外傷之繃帶療法。尙不能廢棄之。然若手若足。常時外露之部分。如有受傷。則最宜用日光療法也。

夫日光有絕大之功德。吾人無論何處。不能不蒙其恩惠。而利用之以治外傷。其效果之多。殆無可疑。然則吾人手足有傷。施用極薄之繃帶。以曝於日中。當有效也。至其傷口所用之消毒藥。或用硼酸。或用硼酸軟膏。皆極必要。而欲其早愈。在實驗上。撒以稻草灰之細末極效。前此日俄戰爭之際。對於負傷之兵士。間有應用之者。若以此稻草灰之細末。與硼酸等分配合。尤爲有效。炭之效用。已如前說明。有一種不可思議之靈妙。而尤能使傷口速愈。故宜用此配合末。薄敷傷處。量施繃帶。俾易於觸受日光。其效極多也。蓋稻草灰之細末。所以於外傷有甚異之效果者。以其能刺戟混在筋肉中之神經末。而使之速愈焉。

夫燻炭之於胃腸。有特異之效果。除稱其爲靈妙之作用外。不能加以理學的說明。已如前述。茲於稻草灰之細末。治癒外傷。亦奏特異之效果。仍不外目爲靈妙作用而已。顧本爲說明日光有治愈外傷之效果。而思及炭之效果。因炭之爲物。可視爲日光之化身也。凡植物藉日光之作用而生育。植物體中。有日光之潛在。而所潛在之日光。變化而爲炭。然則炭者日光之化身也。故以炭敷傷口。與以日光照傷口。同一之關係也。炭之自身。既可視爲日光矣。其入於體中。觸於傷口。有一種靈妙之作用。細察之。決非難於理解也。據此理由。可斷言爐炭亦於外傷有效。人或疑此說等於遊戲者。是決不然。惟尚須加以精深之說明耳。要之用炭於外傷。其有大效者。不可掩之事實也。

且不僅限於外傷。凡帶有各種溼氣之皮膚病、腫瘍等。皆可用之。但敷以稻草灰之粉末亦可。若與亞鉛末硼酸末各等分混合用之尤妙。卽治凍瘡之類。亦多有效。

第五十九　花柳病之自然療法

花柳病者。指淋病及梅毒也。此等疾病。人以爲極可恐且不治之疾也。而實則決非可恐。亦非不治。但由人誤其處置之方法。乃至於此耳。

每見患淋病者。普通醫士所用之治法。先使服一種之藥。而後洗滌尿道。此轉使病毒深入內部。且爲淋病加重之原因也。普通治淋症之藥。種類雖多。然既有害於腸胃。縱使目前服之。病可小減。而害及胃腸。因致身體衰弱。病毒且乘機復發也。況淋病菌性極頑強。縱使累次服藥。終不易殺其病毒。既不能除其病毒。反陷身體於衰弱。甚非所以治病之道也。吾人之身體。苟營養充分。其勢旺盛。則卽漸有驅逐一切病菌之作用。彼淋病菌在營養充分體力旺盛之身體中。決無抵抗之力。而世人乃轉自飲有害胃腸之藥。以致身體衰弱。豈非本末倒置乎。

又以消毒藥洗滌尿道等事。比之服藥。更不自然。緣是反驅病毒入於內部之深處。蔓延其受害之區域。結果或發膀胱炎焉。或發睪丸炎焉。是以醫家之有識者。近亦不用洗滌之方法。惟極愚之醫士。猶用此法耳。

要而言之。不問淋病黴毒。決勿飲藥。亦決勿用法射。及其他種種不自然之方法。但務圖根本的強健身體。完全供給營養於身體。爲最自然之方法也。蓋此等花柳病。

苟身體健全。營養充足。自可治愈。有如彼患淋病時之苦痛。除勝之以忍耐。別無他法也。

凡事自種其因者。終必自收其果。原夫梅毒及淋病。本由自己妄爲。過於自由行動之所致。既自招其病矣。則痛苦自不能不忍受。若求之於醫士。採用種種不自然之方法。不但不能治。而且漸重其病也。

最可恐者。不自然之行爲也。就此等花柳病觀之。則不自然之行爲有害於身體。而自然的行爲有益於身體。益明矣。蓋自然的行爲者。任諸自然者也。有如日浴二次。及食良好之食物。注意根本的營養。與身體的健康。爲最要之事。此所謂自然療法也。確實而且減少苦痛之方法也。

世人不着眼於根本。而務趨其末。故致患難治之病。苟身體獲得根本的健康。彼花柳病。決無可恐。世人誠能信斯言。不取不自然之方法。則此病斷不至如新聞廣告及世人故意鼓吹者之可恐。人有謂花柳病爲亡國病者。徒虛語耳。

第六十　婦人病之自然療法

茲所稱婦人病者。即俗所謂血海病。實則係子宮病也。世之婦人患子宮病者極多。其治之也。不外醫藥或洗滌。要皆不自然之方法耳。大抵子宮病。其含有淋毒性與否。必非一律。然要由於種種原因。致子宮發生障害。其侵入內膜者。爲內膜炎。甚者出血。顏色蒼白。身體衰弱。百病叢生。致成不治者。往往而有也。

夫子宮病。在世人見爲難治。亦猶之於花柳病。乃由於用不自然之醫藥及手術所致也。本來子宮病非如他種疾病之易愈。因之逐日服藥。服藥既久。由其中毒作用。而身體愈弱。病勢愈熾。幾爲世之婦人患子宮病者必經之徑路。寧非至愚之事乎。又用洗滌子宮之法。猶之患淋病者之洗滌尿道。使其病毒愈益深入。其害可勝言哉。

至對於子宮病。應用之自然療法。大要如下。(一)絕對不用醫藥。(二)不用洗滌及其他不自然之方法。(三)注意於營養。(四)靜養。(五)時常澡浴。(六)安靜以保精神。(七)病甚者則用溫泉浴。就中尤以注意營養。及安靜以保精神爲必要。此外房事有節。亦宜注意及之。苟能如是。則子宮病決無可慮。雖其全愈。稍需時日。要當忍耐而已。若欲速行治愈。而飲有害之藥。施不自然之方法。轉致其病加甚。惟用自然療法。雖或少需時日。究屬無可奈何。但須安靜保持精神。取適當之營養。確可保其病之全愈也。

惟是婦人宜以何等食品爲營養乎。則勿食通行之牛乳鷄卵等。亦勿妄主張現代之肉食主義。而凡食物中如豆餡。如餅。如甘薯。及芋等。凡爲本人所嗜好者。卽無上之營養品也。彼牛乳及鷄卵。決非營養品。向來言營養者。專尙此等多含蛋白質之物品。實謬誤之甚者。故實際上其效不著也。

要之。依營養之方法。以堅實胃腸。食自己所嗜好之物。從事靜養。卽爲最良之自然治法。且速愈之方法也。至於房事。隨自己之所欲。要在有節。若強制斷絕。反爲有害無益。蓋禁慾者。適所以害及身體也。但應於人之年齡及境遇而適宜行之。却爲健全子宮之道也。

第六十一　萬病一元說

萬病者歸於一元者也。夫疾病之名稱。亦云衆矣。醫士每命以新奇之名。或加多疾病之數。若以爲疾病隨世運之進步人事之複雜而其數亦復增加者。是誤之甚者也。

有如肺病。非起於肺臟自身之不良。必身體他部受有障害之結果。不過表現之於肺臟耳。譬諸肺猶鏡也。肺病者正如身體他部之障害。映於其鏡者也。胃腸健全而患肺病者無之。心臟及腦健全而患肺病者無之。腎臟及其他身體各要部健全而患肺病者。更未之有也。

凡患肺病者。縱胃腸似乎健全。腦及心腎似乎健全。而實非眞正健全者。以比於他人之健康體。則其健全之度。甚差異也。故肺病者。可視爲身體諸器官不健全之結果因於動機專集於肺臟而發生者也。蓋身體之諸器管衰弱。則肺臟受其影響而亦衰弱。偶接觸於結核菌。斯發生肺病矣。

然則肺病雖以病菌爲其直接之原因。而其間接之遠因。則偏於身體之全部而存在。至於結局必歸諸精神作用。吾人之身體。一隨精神作用之所向也。夫神者限於某程度。賦與吾人以意識之自由。復賦與以精神之自由。心之喜怒哀樂。凡皆自己之自由也。故心和平則胃腸健。胃腸健則營養充。營養充則心臟肺臟亦皆健全。如是身體諸器官。俱健全無病。卽保健康而長壽也。故眞聖人無疾病。眞達人必健康。眞哲人必長命。而萬病之基。一歸於精神狀態。所謂萬病一元說者。正謂萬病一歸於精神作用也。世以爲因病菌發生各病者。抑亦末矣。

且精神健全。則意識亦健全。意識健全。則各種智慧不求而至。智慧至而眞知所以保養身體之道。及何爲適於自己之食餌。旣知之。且實行之。則無病與健康。亦不求而至矣。

又例如吾人突然患有不明之皮膚病。謂是黴菌作用固也。然使黴菌得以寄生其處之原因。必屬自己之身體無疑。而此身體爲精神之所左右者也。然則雖一皮膚病。其結局一歸於精神作用。殆無不可也。此外各種疾病。靡不皆然。是卽所謂萬病一元說也。

橫覽兩間。森羅萬象。究其道理。萬物皆歸於一。簡言之。吾人所住之地球。本爲太陽之分身。而存在於地球表面之動植物無慮種類幾千億萬。皆自太陽而稟受生命。其結局一歸於太陽者也。據現今所知之元素七十餘種。亦必可歸於一。苟區別之。則其數之多。至於無際限也。是故散而爲萬。集而歸之理。天地間之萬物皆如是矣。

第六十二　防止衰老說

凡人自離於母體。而爲嬰爲孩。爲青年。爲成人。爲壯歲。爲老年。夫然後由衰老而至死。蓋自生以至於死。無一時無變化。吾人之一呼吸。心臟之一鼓動。卽表示其變化之現象也。天地間之萬物。皆屬無常。而人體亦同此理也。

所謂變化者。指生育成長。及衰老而言也。紅顏之美男子。花容之美婦人。終爲白髮之老翁老媼。此事實也。吾人目前所見之事實也。且吾人自身常受此變化者也。顧如此之變化與事實。果屬於天理者。爲吾人所無可逃之運命歟。抑亦爲吾人之不幸歟。生者。人之所欲。而死者。人之所惡也。然無論何人無可逃之運命。吾人終必服從之歟。天既與吾人以生。胡復與以悲慘之死也。且吾人胡欲生而不得生。不欲死而不得不死也。凡此皆吾人所欲解決之問題也。

夫人之衰老。既經其時。必不能逃。然其衰老之時期。與吾人各種之智識。進步之程度爲比例。得以使之延長也。常人身體未衰老。而精神已衰老。此皆由於不自然之思想。使之然也。吾人苟能排除此不自然之思想。而抱有任至何時終不衰老之精神。研究適於自己之食餌。從事合於素好之行爲。以保身體之健康。則自能防止衰老也。世有年未老而早衰者。其非天行而屬人爲可無論矣。試觀長壽之人。老而益壯者。必其能研究最適宜之法。而行之於不知不覺之中者也。

近有醫士主張食品中含沃度者。有防止衰老之效用。其說或近於事實。而世之研究防老必要之食物。唱爲學說者甚多。要之吾人依賴精神之作用與食餌之講究。並日常各種之行爲。實是有能防止衰老之作用也。

第六十三　生命之觀念

所謂有生必死者。自古相傳之成語也。夫生者果有死歟。天旣生人矣。而又使之經過一定之時期而死。何也。

舉世界之生物。靡有不樂生畏死者。至於下等生物亦然。吾人所以大惑不解者。苟死而出於天命而生者必死。則吾人其以不生爲愈。父母何故而生吾。天何故而生吾也。故論夫樂生畏死之心。實根於天性。世縱偶有自殺之人。不能以是判定爲人之不欲生。吾人惟由於欲生之心而努力焉。誠吾人所得爲之事耳。

是故生也者。至善也。至美也。至眞也。眞善美三者。生之極致也。吾人縱犧牲其所有而猶欲生。卽吾人所信之神。斷無反於人之意思而與以死者。其所以死者。大多數爲天罰也。故人之欲生者。要在自行努力而已。努力者。所以免陷入於死之道也。吾人必勞動而後得食。必研究而後得智識。如就於生命爲研究。就於人體之健康爲研究。就於衛生爲研究。以至就於天變地震爲研究。是皆努力也。皆吾人所應爲之事也。蓋努力者。導人於光明者也。即所以導之於生者也。

吾人努力以增智識。知所以遠於死之道。由其所知之比例。而可得相當之長命也。若吾人之努力及智識無限。則吾人之生命亦必無限者也。更進而言之。吾人之智識進步。能通於神而知神。親於神而與自然同化。具超絕生死之觀念。則且無生無死。縱肉身有變化。亦斷可享永久之生命也。

以上所述。非從宗教上之立脚點言。乃由一己所能知之智識而信之者。所謂生命無限。即由此來也。要之吾人必須努力研究萬事。得關於萬物之智識而利用之。以應付吾生日常之要求。正吾人之所宜勉。至是而生之意味。始油然而生。即生之觀念。亦在其中矣。

第六十四　自然療法之實例

日本農學士井上正賀提倡自然療法者也。茲引其所自述之實例如下。

實例一

余有九歲女兒。素體不甚強健。平日余恆加注意。顧余縱竭力注意。而以非自己身體。往往有不自然與不注意之行爲。時感風邪。或犯一種熱病。本年四月間突然發熱。兩日不食。勢頗危險。余妻憂形於色。若無所措。然余夷然如故。並不介意。只令安靜休養而已。約二日後。食慾稍進。乃與以平日所好之蓬虆子拌和牛乳砂糖一皿、甜麵包、與粥少許。並佐以梅乾、餅乾、蛋糕、葡萄汁、林檎香蕉等。隨其所好而各少量與之。於是其熱漸退。食慾漸增。二三日後。即離病床矣。

此事本無甚奇異。惟余於兒童患病發熱之際。常用此方法。務使力求靜養。其在食慾不興時。任其自然而不與食。一俟稍思飲食。則種種應其所好而與之。用以代藥。殊甚煩瑣焉。若是者。余絕未遭逢失敗。而病常因之而愈。如三四歲之乳兒。乃至自

萬病自然療法

四五歲至十二三歲之小兒。縱有種種疾病。或患肺炎猩紅熱窒扶斯等病。決無庸過慮。祇令其靜養。而應於其食慾。給與淸涼飲料及果品。稀粥肉湯麵包餅糕之類。惟須注意其分量而與之。則疾病自然治愈也。

實例二

余有相識友人。自四五年前患肺病。尋常之醫藥勿論。卽注射及其他號稱有效於肺病之方法。無一不試。然終不愈。時發時已。如在夢中數年。已成絕望之病。醫藥亦時用時不用。後漸信余之自然食餌療法。將醫藥注射。一概廢之。專用日光浴空氣浴療法。內則優游自適。而常注意於營養。今其肺病已全痊愈。不復發咳。體量增重。甚爲健康。遂爲熱心於自然療法之一人。且願力爲勸導。以期普及而導人於幸福焉。

實例三

有患淋病者。年二十七八歲。訪於余。據云二三年前。感受淋病。甚爲劇烈。雖經醫治。

未易斷根。時常劇痛。不堪其苦。連服藥餌。而病益甚。未審有何良法。時余細審本人。見其顏色憔悴之甚。知係營養不良。全由醫藥害及胃腸。胃腸受害。不能完全消化吸收食物。故告以首宜盡廢醫藥。而後努力於適宜之運動及入浴。並常保局部之清潔。且爲說明余所謂完全營養之實例。患者守此。不日全愈。

實例四

有一婦人年三十五歲。患子宮病已多年。因產後大發。甚爲危篤。百藥罔效。後漸悟服藥之無益。欲求治於自然食餌療法。特來訪余。余爲講所有之方法。照例應先廢藥。以健全胃腸。而後指示本人所思最適當之營養法。並懇切說明以信賴自然之作用爲本。本人甚能守之。而身體竟得健全無病矣。

以上所述諸例。不過略舉一二。不遑多述。要之余所欲說明者。凡一切疾病。苟能依照自然之所指而行。斷無不善。絕非難事。不用醫藥。而注意營養。病自可治。讀者可由此一二之實例。而知自然之神秘的暗示也。

第六十五　自然療法與自然律

凡主張自然療法者。即遵循自然律而行動焉者也。自然律者、自然法則之謂也。非人造之法則、而自然所造之法則也。有如國家之法律。苟爲人羣之所團聚。必設一定可以統御民衆之規則。乃至學校有學校之規則。兵營有兵營之規則。病院有病院之規則。劇場有劇場之規則。是皆人爲之法則也。既爲人爲的。則當應於時地之不同。而可以人爲作用變更之者也。

至茲所謂自然律者。決不如人爲之薄弱。乃窮天地之所有。盡吾人智識之所能判斷。而一定不動者也。例如水以在攝氏零度之溫度而成冰。太陽每日有一定之時間。出於東而沒於西。故吾人多食。及食不良之物。必害及胃腸。無故抶人。必致人怒。犯罪者必有恐怖之心乘之。是皆自然律也。一定不動之法則也。無論何人何物。窮未來。亙永久。而不能動之惟一法則也。

若此者。謂之自然律。水流就下。木易若火。吾人飢欲食。渴欲飲。年稍長則知男女之愛。又應於時世。而喜操藝術。是亦自然作用也。此自然作用。無論如何。不能以人力左右之。而玆所謂自然療法者。卽服從此人力不能左右之自然力。善守其規律。更進而研究之。實施之。以治萬病。而保身體健全之法也。

吾人若常依自然律而行動。則一切疾病不能侵犯身體。得安然而無病。此出於自然之理。然吾人時有反於自然所指示之法而行動。因之發生種種障害。是卽世所目爲疾病也。

人旣患病矣。而猶不悟其爲背畔自然律之結果。尙欲依賴不自然之人爲的醫藥以治之。徒使病益加重。而終至於不可救也。

抑亦知自然賦與吾人之身體以健康。而不與以醫藥乎。在稱說神法之聖書中。不能覓得醫藥二字。醫之爲物。本係人爲的。起自現代。其在太古。近於自然的生活。無所謂醫士也。故夫醫也者。實自人之離於神。離於自然之後。而發明自苦之方法也。

夫欲治疾病。保健康。應服從如何之自然律而後可。前已說明。無待覆述。而吾人之所可勉者。在益加研究此自然律也。夫自然律曾經頒布何條。人所不知。蓋人造之法律有限。而天造之法律無限也。例如吾人以現今之智識程度。謂適當之運動。於健康上爲有益。然身體之情形。千態萬狀。而所謂應行運動之程度。更無從知。況夫運動者。果於治病上或健康上爲有效及必要與否。並其程度如何。更無從知也。是以吾等惟有應於各種情形。精深研究。而受自然之暗示或明示。遵依而實行之。以益得完全之健康長壽而已。

第六十六　自然療法與風土

並世幾多之人類。於身體健康。惟爲適當之地域。必推乎氣候溫和風光明媚之區宇焉。居於亞洲大陸。居於美洲大陸。或居於瀛海之島嶼。擇其適良者可也。雖然。無論何處。凡天時氣候。活物也。縱使已知其溫度溼度、風向等。而欲判斷其氣候風土之適不適於身體。究爲皮相之見耳。世界各國之名都大邑。其所在之空氣。於理化學上之性狀及成分。縱或不異。然以吾人靈妙之神經所感。其影響及於身體之作用者。不能盡述其微妙之差異也。

近代科學上之智識。極爲淺薄。若吾人之身體。其靈妙超越乎人智以外。則吾等身體外之萬物。亦自不能不視其靈妙之作用。爲超越乎人智之外也。

凡風土優美之地。爲行自然療法最適好之場所。而在氣候不良之地。則吾人對之。不能不施種種之人爲的作用。惟是若覺其氣候適於吾人之健康。則不妨一切任諸自然也。夫吾人者自然之兒也。必認知爲自然之兒。而後得保無限之健康也。所謂自然療法。乃不用人爲的醫藥法術。而專應用自然力。以治萬病。且保健康之法也。是以自然的作用宜加多。有如水浴療法、日光療法、空氣浴療法、幷食餌療法。皆宜巧應用之於身體。而竭力勵行之者也。例如海水浴療法。多種之慢性的疾病及結核的疾病。爲主要之治法。世人多知其效用是已。

若在大陸無海之處。則不便於行海水浴。惟是大陸往往有溫泉。可供利用。要之吾人之生。實荷天惠。能巧利用其天惠。自可得健康繁榮而享久長之幸福也。其利用天惠之第一步。首在健康身體。欲健康身體。必先依從自然法。以除去身體之諸病。此則巧於利用天惠之風土。第一當注意者也。

第六十七　自然療法與舟行

世界之交通。日益發達。而水行乘舟。亦人生常有之事。近今歐美人。盛行乘舟一法。以療養諸般之疾病。其愉快爲何如。可知矣。舟行亦自然療法之一種。大有益於人也。所謂舟行者。指乘舟離陸之一切行爲而言也。此等行爲。於治疾病。保健康。有無上之效果者也。其效果大別言之如下。（一）精神上之效果。（二）吸受清新空氣之效果。

常人居住於一定之場所。加以世故紛擾。往往不足以散懷抱。及夫乘舟浮海。彌望無際。輕舟一葉。空水相連。而吾人置身其間。頓覺氣象廣闊。煩憂一滌。而安有不呼壯快者哉。至此則身雖有病。一時若忘。而病亦自然脫體。此卽精神療法之一種。故可謂之自然療法也。

凡海上空氣。比於陸上空氣其治疾病尤爲有效。以言理由。雖有種種要不外於含鹽分之多也。鹽分之於人體。絕對必要。其效果之大。盡人所知。而海上空氣。適於人體。正以含有鹽分故也。是故舟行海上。能得他處所不可得之一種精神上效果。及效力最多之空氣。併合二者之作用。而成爲特殊之自然療法。人誠善利用之。良足以治萬病而有餘也。

惟是舟行固於治病有效。而更當注意食物之調和也。彼水兵船員。往往患脚氣病者。由其日常之飲食物不良故也。蓋食物者生人之本也。人無食物。不能生存。是以縱使如何實踐舟行之法。冀保身體之健康。而食物不調和。則決不能達其目的者也。彼歐美人以舟行爲治病之一方法。而又能注意食物。船中之烹飪。特別精選。擇彼等之所好。蓋船中之於食事。乃主要之一愉快事也。彼且創造數萬噸之巨大汽船。爲水居之樂國。故船室之中。盡善盡美。而其食堂尤爲美善且愉快之中心也。

中華民國五年十月初版
中華民國六年七月再版

（萬病自然療法一册）
（每册定價大洋伍角）
（外埠酌加運費匯費）

編纂者 武進顧實

校訂者 永泰黃士恆

發行者 商務印書館

印刷所 上海北河南路北首寶山路 商務印書館

總發行所 上海棋盤街中市 商務印書館

分售處 北京天津保定奉天吉林長春龍江濟南 東昌太原開封洛陽西安南京杭州蘭谿 吳興安慶蕪湖南昌九江漢口武昌長沙 寶慶常德衡州成都重慶瀘縣福州 廈門廣州潮州汕頭香港桂林梧州 雲南貴陽石家莊哈爾濱新嘉坡 商務印書分館

三四四八

益壽延年

長生不老法

一冊五角

長生爲我國道家秘法自上古迄今流傳不絕特未有科學之研究世或以爲神怪耳此書本道家精義以科學證之如撥雲霧而覩靑天使吾人知長生不老若依法修養本人人可以自致壽短夭折非天地自然之道願國民人手一編同登壽域豈非最大幸福

靜坐三年

一冊八角

靜坐即道家呼吸養生法自本館因是子靜坐法出版後大受社會歡迎不及二年行銷已萬餘冊此書乃日本岡田式之靜坐法其中論三折姿勢逆呼吸凝腹鼓腹諸法精妙得未曾有隨在足與因是子靜坐法相發明凡研究靜坐法者當無不以先覩爲快也

上海商務印書館發行

因是子靜坐法 一冊三角
人生二百年 一冊八角
廢止朝食論 一冊六角
樂天却病法 每冊五角
精神衞生論 一冊五角
家庭醫學 一冊八角
萬病自然療法 一冊五角
中西驗方新編 一元二角

丙(342)

商務印書館出版

醫學衛生

家庭醫學 八角

陳繼武編　全書分爲八編。(一)人體解剖及生理學。(二)衛生學。(三)(四)(五)病理學診斷學製劑藥。(六)藥物學。(七)各科治療。(八)救急法看護法等。凡家庭日用之衛生常備之藥物習見之病症及療法皆詳備無遺。

衛生治療新書 一元

社會文化日進。衛生尤爲重要。況近來傳染病發生愈多。凡家庭防病治病之方法。宜人人略知大意。庶不至倉卒誤事。本館特編是書。搜集東西名著。門分類別。區爲衛生治療二篇。以備家庭普通衛生及應急時檢查之用。

中西驗方新編 一元二角

陳繼武編　是書每一病症。均列中西病名。並爲病解以述其症狀。次列西藥驗方若干。皆西醫中最通行而確有效力者。次列中藥驗方。皆有所根據。且與西醫之方藥並行不悖。方藥以外。更附攝生法。使病家注意衛生。尤裨實用。

鼠疫 二角五分

譚其濂編　是書分爲上下兩篇。上篇敍疫史、疫源、疫性、疫狀。下篇言防疫治療諸法。極爲詳備。編者畢業北洋醫校。本其心得著爲是編。並參以古籍。證以東西洋名醫之新學說。尤臻美備。

丙(230)

商務印書館

譜

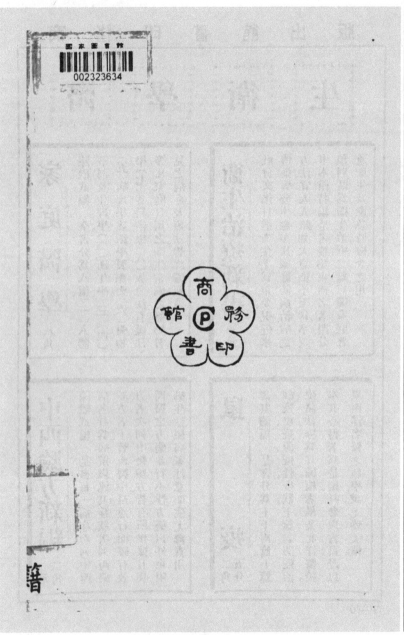